四川省心血管疾病防治报告

邓 颖 王 卓 查雨欣 何予晋◎主编

SICHUAN CARDIOVASCULAR DISEASE PREVENTION
AND CONTROL REPORT

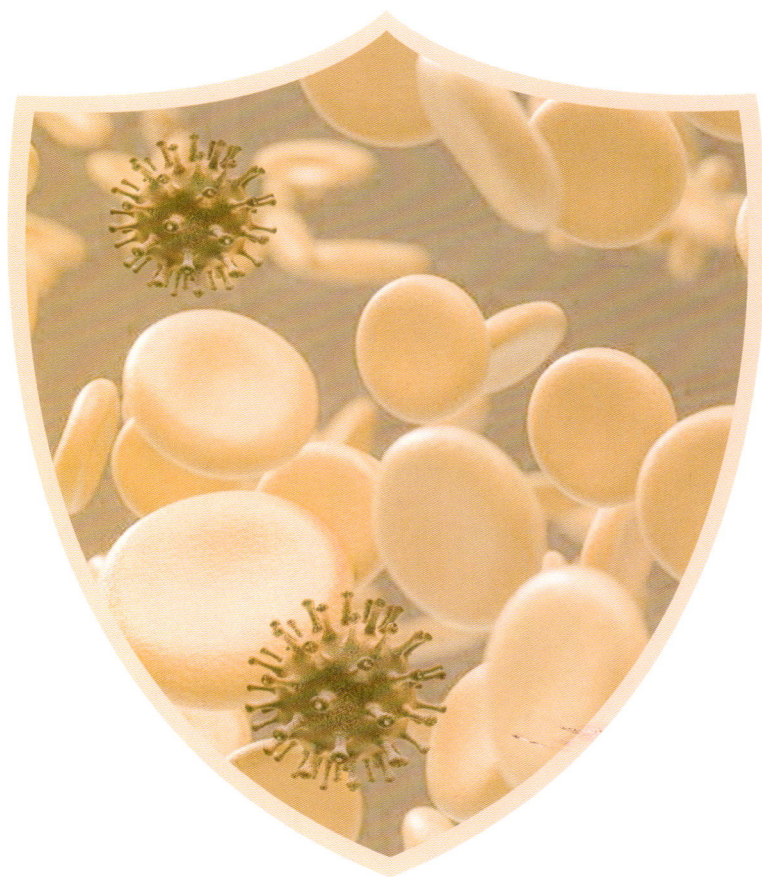

电子科技大学出版社
University of Electronic Science and Technology of China Press

·成都·

图书在版编目(CIP)数据

四川省心血管疾病防治报告 / 邓颖等主编. -- 成都：
成都电子科大出版社，2024. 9. -- ISBN 978-7-5770
-1096-0

Ⅰ. R54；R743

中国国家版本馆 CIP 数据核字第 202463E93F 号

四川省心血管疾病防治报告

SICHUAN SHENG XINXUEGUAN JIBING FANGZHI BAOGAO

邓　颖　王　卓　查雨欣　何予晋　主编

策划编辑　韩　昊　苏博麟
责任编辑　苏博麟
责任校对　杨雅薇
责任印制　段晓静

出版发行　电子科技大学出版社
　　　　　成都市一环路东一段159号电子信息产业大厦九楼　邮编　610051
主　　页　www.uestcp.com.cn
服务电话　028-83203399
邮贴电话　028-83201495

印　　刷　成都新恒川印务有限公司
成品尺寸　210mm×285mm
印　　张　11
字　　数　271千字
版　　次　2024年9月第1版
印　　次　2024年9月第1次印刷
书　　号　ISBN 978-7-5770-1096-0
定　　价　81.00元

编　委　会

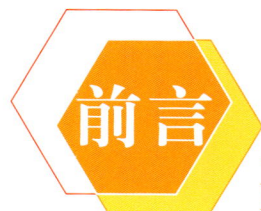

前言 FOREWORD

在我国，心脑血管疾病在城乡居民疾病死亡构成比中占比最高，并且患病率依然处于持续上升阶段。《2022年四川省人群健康状况及重点疾病报告》显示，近十年来脑血管疾病、缺血性心脏病分别居于四川省单病种死因顺位第一位、第三位。四川省于2011年启动脑卒中高危人群筛查与干预项目，2014年启动心脑血管事件监测，2015年启动心血管病高危人群早期筛查与综合干预项目，十多年来四川省心脑血管疾病监测与综合防控工作在不停地完善。

为落实《健康四川行动（2019—2030年）》中的有关要求，本书参考了中国居民心脑血管事件报告、心血管病高危人群早期筛查与综合干预项目、脑卒中高危人群筛查与干预项目、全国死因监测等专业报告，分析了近年四川省心脑血管疾病发病和死亡情况、相关危险因素流行情况、风险防控现状、诊疗情况。四川省疾病预防控制中心慢性非传染性疾病预防控制所组织编写了《四川省心血管疾病防治报告》，希望本书能为政府相关行政部门的政策制定提供参考依据，能为专业机构提供科研素材，能为大众客观展示四川省心脑血管疾病发病率、死亡率、危险因素流行等现状，也能为同行分享四川省有代表地区关于防治心血管疾病的经验和做法。

由于编者水平有限，本书如有不妥之处，敬请各位读者批评指正。

《四川省心血管疾病防治报告》编写组

2024年2月19日

目录 CONTENTS

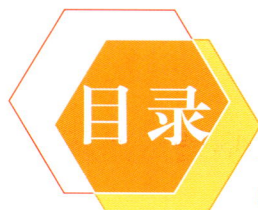

第一章　概　　述

心脑血管疾病是全球居民的首要死因，致死人数占总死亡人数的32%。我国是全球心脑血管疾病负担最高的国家之一。中国心脑血管疾病现患人数3.3亿，是导致死亡和残疾的主要原因，致死人数约占总死亡人数的45%。目前，中国心脑血管疾病患病率正处于持续上升阶段，老龄化将进一步加重我国心脑血管疾病负担。四川省老年人口规模大、老龄化程度深，2022年全省65岁及以上人口达1518.21万人（居全国第3位），占比18.13%，心脑血管疾病负担大。因此，掌握我省居民心脑血管疾病健康状况是做好心脑血管疾病防控工作的重要基础。

本报告数据主要来自2014—2021年中国居民心脑血管事件报告、全省死因监测、2015—2021年心血管病高危人群早期筛查与综合干预项目及四川省人群健康状况及重点疾病报告。中国居民心脑血管事件报告采用5个国家级监测点数据，监测覆盖常住人口298.56万，全省死因监测采用31个国家级监测点数据，监测覆盖常住人口1705.36万；心血管病高危人群早期筛查与综合干预项目选取12个项目点的筛查数据。

第一节　心脑血管事件报告概况

一、概况

为应对心脑血管疾病带来的重大公共卫生威胁，贯彻落实《健康中国行动（2019—2030年）》《中国防治慢性病中长期规划（2017—2025年）》相关要求，动态掌握我国心脑血管疾病及其危险因素的流行现况和变化趋势，指导制定科学的心脑血管疾病防控策略和措施，评价心脑血管疾病防控工作的效果，2014年，中华人民共和国国家卫生健康委员会（原中华人民共和国国家卫生和计划生育委员会）印发了《中国居民慢性病与营养监测工作方案（试行）》，在全国31个省（自治区、直辖市）的100个县（市、区）开展对辖区常住居民心脑血管事件报告工作。

二、内容

包括：1.脑卒中（I60、I61、I63、I64，不包括I62，包括蛛网膜下腔出血、脑出血、脑梗死及难分类脑卒中）；2. 急性心肌梗死（I21-I22）；3. 心脏性猝死（I46.1），2022年增加心绞痛（I20）报告，只监测接收经皮腔内冠状动脉成形术/支架植入和/或冠状动脉旁路移植术的心绞痛病例。

对辖区常住居民开展脑卒中、急性心肌梗死、心脏性猝死急性发病事件报告，按一病一事上报，并录入中国居民"心脑血管事件监测信息系统"。如图1-1所示。

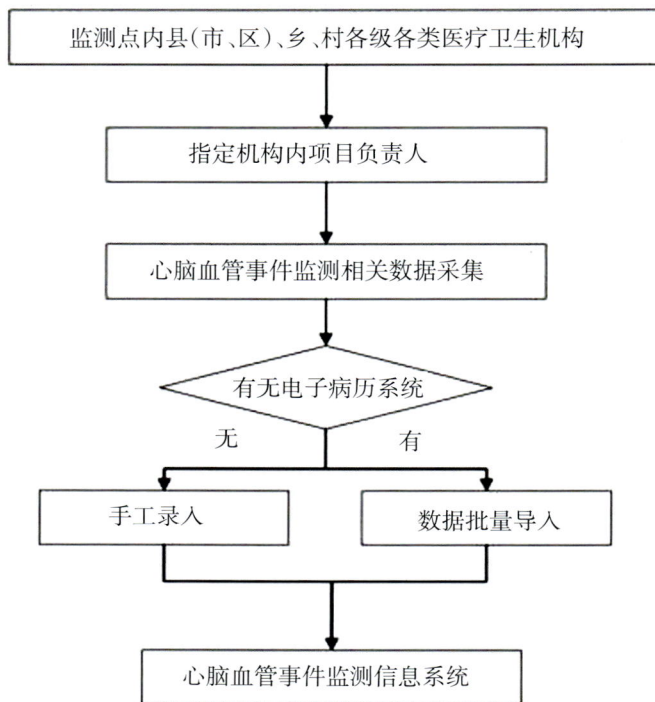

图1-1 医疗卫生机构心脑血管疾病发病事件报告流程图

三、进展

2014年，在国家统筹下，四川省在成都市金堂县、攀枝花市米易县、广元市旺苍县、内江市资中县、乐山市代管峨眉山市5个地区启动了"中国居民心脑血管事件报告"监测工作；2022年，监测点扩展至19个，同时，四川省65个慢性病综合防控示范区按照国家监测方案的要求开展了监测报告工作。

第二节　脑卒中高危人群筛查与干预

一、概况

为应对脑卒中带来的重大公共卫生威胁，原中华人民共和国卫生部在2011年正式启动脑卒中筛查与防治工程，同年，四川省开始承担项目工作。2013年，中华人民共和国财政部和中华人民共和国国家卫生健康委员会批准在2013年中央财政转移支付地方卫生计生项目中设置"脑卒中高危人群筛查和干预项目"试点专项。

截至2021年底，四川省有9个市州16个区（县）开展了此项工作，分别为成都市武侯区、金牛区，德阳市旌阳区，南充市顺庆区、嘉陵区，泸州市纳溪区、龙马潭区，绵阳市游仙区、涪城区，自贡市沿滩区、自流井区，遂宁市船山区，宜宾市叙州区、翠屏区，乐山市市中区、沙湾区。

二、内容

（一）院外筛查与干预

针对各项目点乡镇或社区40岁以上常住居民，采集其基本信息、生活方式、既往史、家族史等并完成身高、体重、血压、血糖、血脂等测量，完成危险因素评估，确定干预对象的风险评级。对不同风险评级的对象进一步完善相关检查，明确其风险暴露因素，制定个体综合干预和随访方案。如图1-2、图1-3所示。

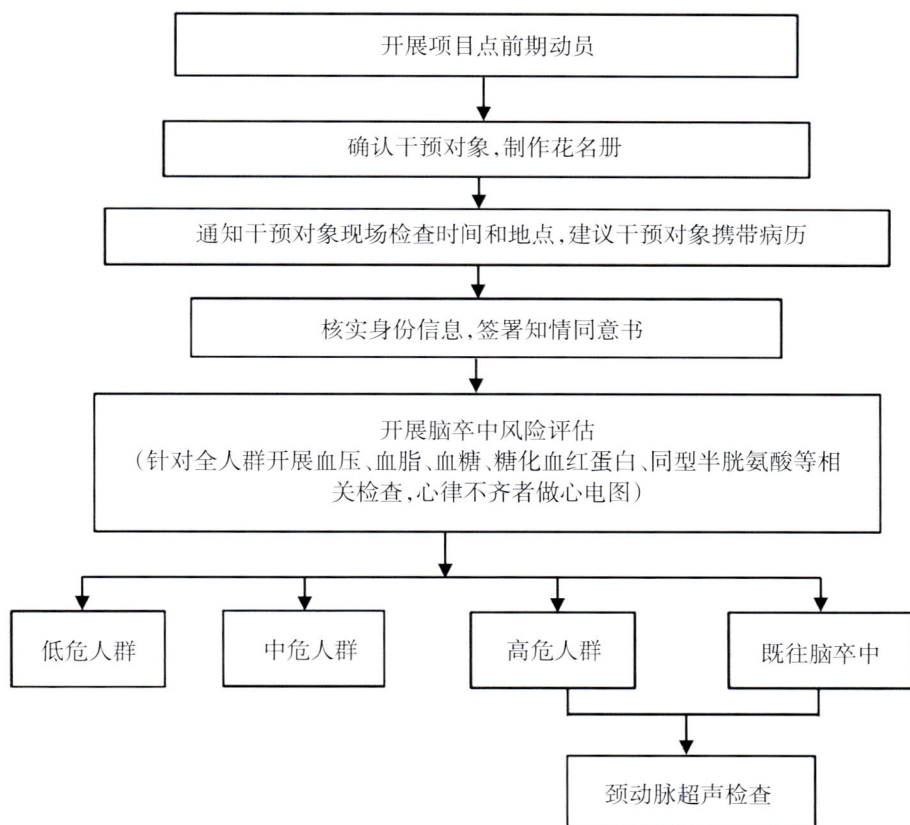

```
            ┌─────────────────────────┐
            │      开展项目点前期动员       │
            └─────────────────────────┘
                         │
            ┌─────────────────────────┐
            │    确认干预对象,制作花名册      │
            └─────────────────────────┘
                         │
        ┌───────────────────────────────────┐
        │ 通知干预对象现场检查时间和地点,建议干预对象携带病历 │
        └───────────────────────────────────┘
                         │
            ┌─────────────────────────┐
            │    核实身份信息,签署知情同意书    │
            └─────────────────────────┘
                         │
   ┌─────────────────────────────────────────┐
   │           开展脑卒中风险评估                  │
   │ (针对全人群开展血压、血脂、血糖、糖化血红蛋白、同型半胱氨酸等相 │
   │        关检查,心律不齐者做心电图)             │
   └─────────────────────────────────────────┘
          │         │          │          │
     ┌────────┐ ┌────────┐ ┌────────┐ ┌────────┐
     │ 低危人群 │ │ 中危人群 │ │ 高危人群 │ │ 既往脑卒中│
     └────────┘ └────────┘ └────────┘ └────────┘
                              │          │
                         ┌──────────────────┐
                         │    颈动脉超声检查      │
                         └──────────────────┘
```

图1-2　院外筛查流程图

筛查完成后，现场打印脑卒中风险评估报告，当日或次日将数据直报国家卫生健康委脑防委脑血管病大数据平台。

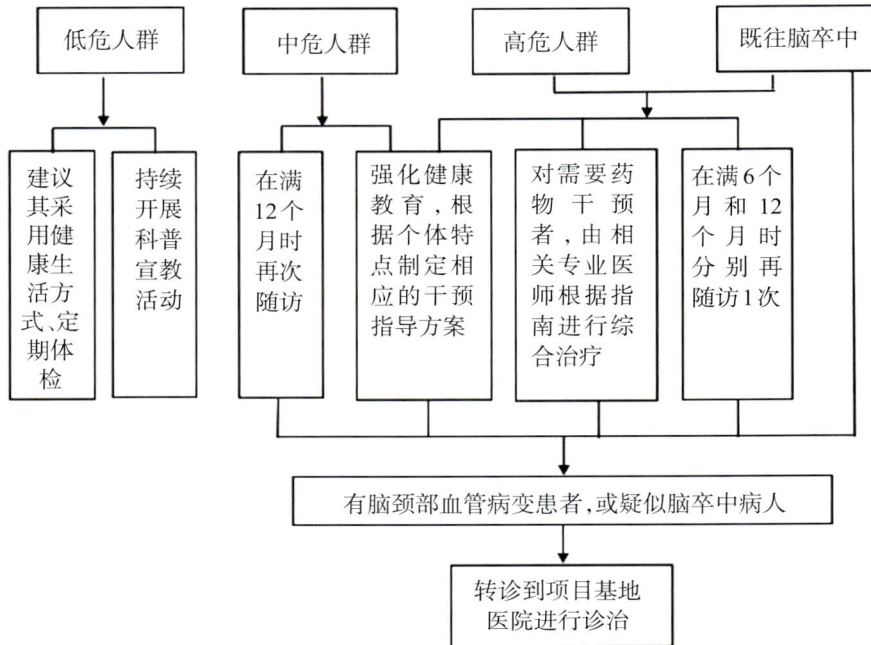

图1-3　院外干预流程图

（二）院内干预

对各基地医院院内的脑卒中患者或者符合"脑卒中高危人群干预适宜技术研究及推广"条件的对象开展院内干预、随访。院内干预项目包括院内综合干预、院内院外的实验室检查，并及时进行院内数据的录入和网络填报等工作。如图1-4所示。

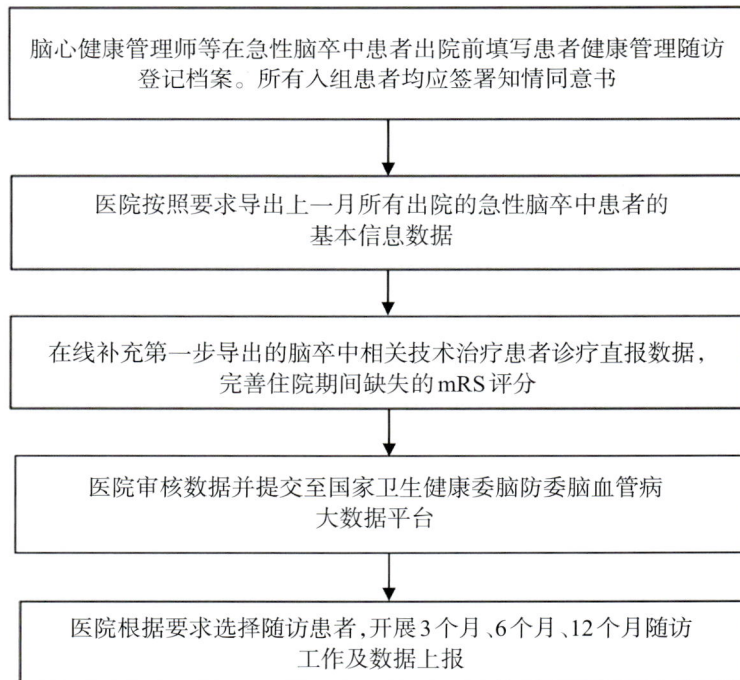

图1-4　院内干预流程图

三、进展

截至2021年底，四川省累计建立院外筛查/干预档案686 116例，累计建立院内脑卒中患者干预档案112 948例；累计完成院外随访76 944人次，累计完成院内随访165 957人次。危险因素中，高血压占27.91%，缺乏运动占27.45%，吸烟占17.58%，血脂异常占16.74%，超重占12.53%，糖尿病占9.20%，卒中家族史占5.57%，房颤占1.44%。

第三节　心血管病高危人群筛查与干预

一、概况

2014年，中华人民共和国财政部与中华人民共和国国家卫生健康委员会将心血管病高危人群早期筛查与综合干预纳入国家重大公共卫生服务项目。四川省自2015年度开展项目以来，试点地区由最初的6个市（州）的6个县（市、区）增加到现在18个市州的18个县（市、区）。

二、内容

项目针对35～75岁常住居民，实施心血管病高危人群早期筛查与综合干预。

（一）初筛调查

在知情同意的情况下，对筛查对象开展问卷调查、常规体格检测、血压测量以及空腹指尖血快速血糖和血脂检测，了解筛查对象心血管病相关危险因素情况，评估心血管病风险，确定心血管病高危对象。

（二）高危对象调查及干预

项目数据采集系统根据初筛对象的疾病史、血压与血脂、心血管病危险因素三方面情况自动判断筛查对象是否为心血管病高危对象，对高危对象将进一步开展心血管健康状况询问、十二导联心电图检查、心脏超声和颈动脉超声检查。最后，依据疾病防治指南，对高危对象提供规范干预建议。

（三）高危对象随访管理

全部高危对象都要实施干预随访管理，当年检出的高危对象3个月后进行短期随访（主要内容包括体格检查（血压、体重）、空腹指尖血快速血糖和血脂检测、心血管相关药物使用情况等，并向高危对象提供针对性的干预建议。每年对既往检出的高危对象进行1次长期随访，主要内容包括体格检查（血压、身高、体重、腰围）、实验室检查（血生化和尿常规检查）、心电图、颈动脉超声、心血管健康状况长期随访调查及综合干预。如图1-5所示。

	初筛	高危对象调查	短期随访	长期随访
现场工作开始前	社会动员、现场筹备 ↓ 确认符合条件的居民，提交花名册 ↓ 通知筛查的时间、地点	社会动员、现场筹备 ↓ 从筛查现场获取高危检查项目核查单 ↓ 通知高危对象调查的时间、地点	社会动员、现场筹备 ↓ 获取短期随访名单 ↓ 通知短期随访的时间、地点	社会动员、现场筹备 ↓ 获取长期随访名单 ↓ 通知长期随访的时间、地点
现场工作进行中	核实身份信息、签署知情同意书 ↓ 分配初筛ID、基本信息登记 ↓ 血压测量 ↓ 指尖血快速血糖、血脂检测 ↓ 身高、体重、腰围测量 ↓ 初筛问卷调查 ↓ 〈高危对象判别〉 否→结束 高危对象或特殊对象→绑定高危ID，预约高危对象调查	核实身份信息 ↓ 高危问卷调查 ↓ 十二导联心电图 ↓ 心脏及颈动脉超声 ↓ 干预咨询 ↓ 预约短期随访	核实身份信息 ↓ 体格检查（血压、体重） ↓ 指尖血快速血糖、血脂检测 ↓ 短期随访问卷调查 ↓ 干预咨询 ↓ 预约长期随访	核实身份信息、签署长期随访知情同意书 ↓ 体格检查（血压、身高、体重、腰围） ↓ 采集4 mL静脉血和10 mL中段尿 ↓ 实验室检测（血生化、尿常规、尿生化检测） ↓ 颈动脉超声、心电图 ↓ 长期随访问卷调查 ↓ 干预咨询
现场工作结束后	核对各环节工作完成数量 ↓ 数据同步	核对各环节工作完成数量 ↓ 心电数据拷贝和超声图像编码、保存 ↓ 数据同步	核对各环节工作完成数量 ↓ 数据同步	核对各环节工作完成数量 ↓ 生物样本分装、留存；实验室检查结果录入数据采集系统 ↓ 心电图数据拷贝和超声图像编码保存；5%血生化、尿生化、尿常规结果编码、保存 ↓ 数据同步
备注				

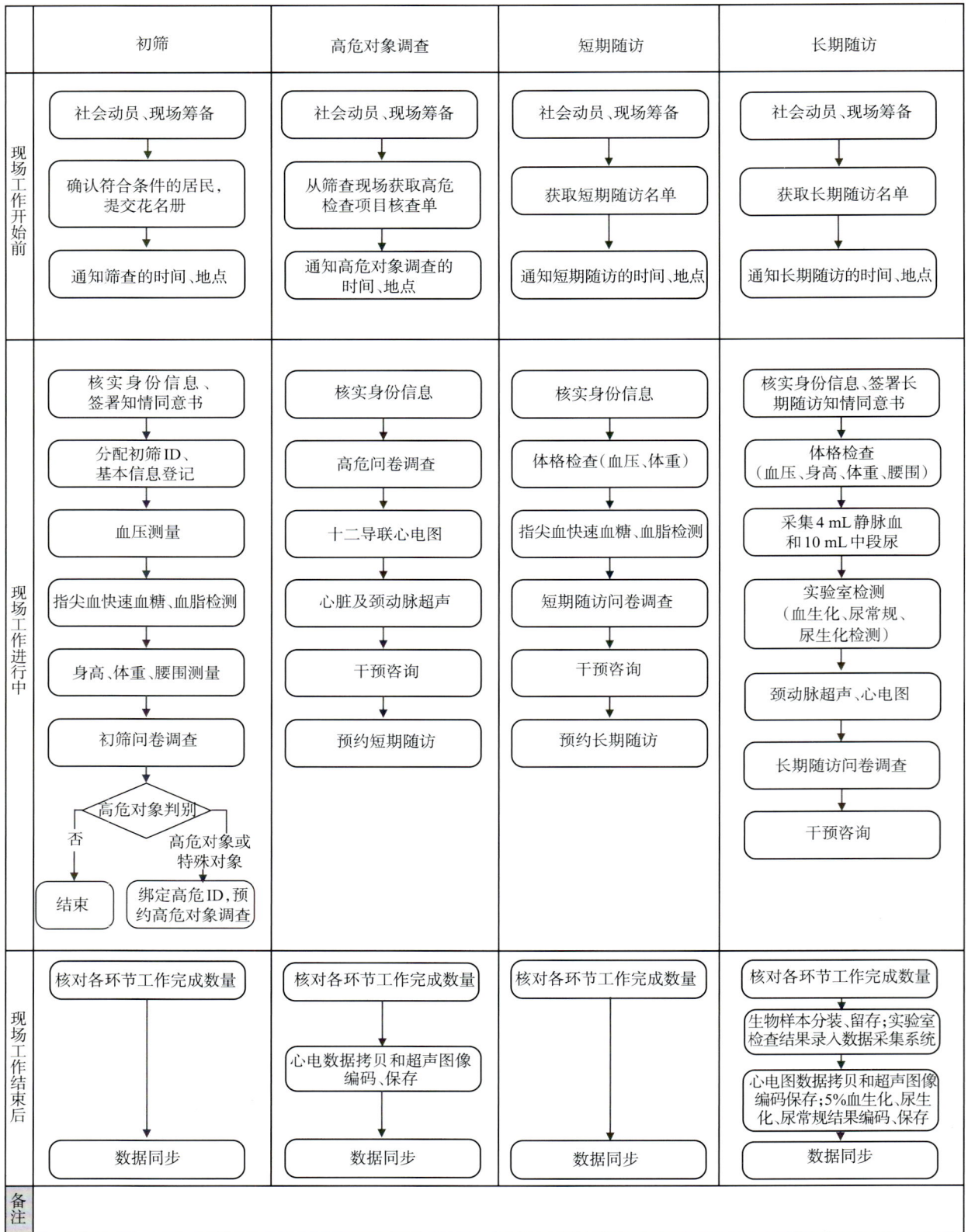

图1-5　高危筛查项目工作流程图

三、进展

　　截至 2021 年底，四川省累计完成 35 岁以上成人筛查 16.47 万人，高危干预 3.91 万人，短期随访 3.41 万人，长期随访 8.76 万人次。遂宁市船山区、自贡市富顺县、资阳市乐至县、攀枝花市米易县、德阳市广汉市、乐山市代管峨眉山市 6 个县（市、区）先后获得"国家先进项目点"的称号。

本章编写人员：何予晋　秦小雲　查雨欣

审核：何　君

第二章　心脑血管疾病流行情况

第一节　心脑血管疾病发病情况

一、心脑血管疾病发病总体情况及变化

2014年、2021年心脑血管疾病粗发病率分别为384.81/10万、572.43/10万，发病水平呈波动性上升趋势，总体、男性、女性粗发病率分别以年均4.08%、3.67%、4.50%的比例上升。

2014年、2021年心脑血管疾病标化发病率分别为426.64/10万、489.17/10万，总体呈现波动性上升趋势。与2014年相比，2021年心脑血管疾病总标化发病率升高14.66%，男性升高17.61%，女性升高12.00%；历年男性心脑血管疾病标化发病率均高于女性。

2014—2021年心脑血管疾病粗发病率随年龄的增长呈上升趋势，历年男性粗发病率均高于女性。2021年30~34岁、45~49岁、55~49岁和80~84岁年龄组的粗发病率均高于历年平均水平。与2014年相比，2021年心脑血管疾病粗发病率总体上升1.49倍，男性上升1.48倍，女性上升1.50倍；2021年粗发病率60岁以后快速上升，除10~19岁年龄组外，其余年龄组的男性粗发病率均高于女性。见表2-1所列，如图2-1、图2-2、图2-3所示。

表2-1　四川省2014—2021年心脑血管疾病发病率及变化趋势（1/10万）

年份	男性		女性		合计	
	粗发病率 /(1/10万)	标化发病率 /(1/10万)	粗发病率 /(1/10万)	标化发病率 /(1/10万)	粗发病率 /(1/10万)	标化发病率 /(1/10万)
2014	418.80	441.36	349.18	407.01	384.81	426.64
2015	531.97	558.88	438.83	510.08	485.20	536.38
2016	505.40	490.20	445.19	474.15	475.54	483.34
2017	511.66	499.61	446.51	479.32	479.50	491.55
2018	528.56	490.12	466.49	476.07	497.92	484.84
2019	534.07	511.88	483.59	503.92	509.24	509.35
2020	543.73	523.18	487.49	512.30	516.07	519.28
2021	619.21	519.08	524.33	455.86	572.43	489.17
APC/%	3.67	1.11	4.50	1.21	4.08	1.11
t值	3.525	1.045	4.746	1.015	4.227	1.076
P值	0.012	0.336	0.003	0.349	0.006	0.323

注：APC为年度变化百分比。

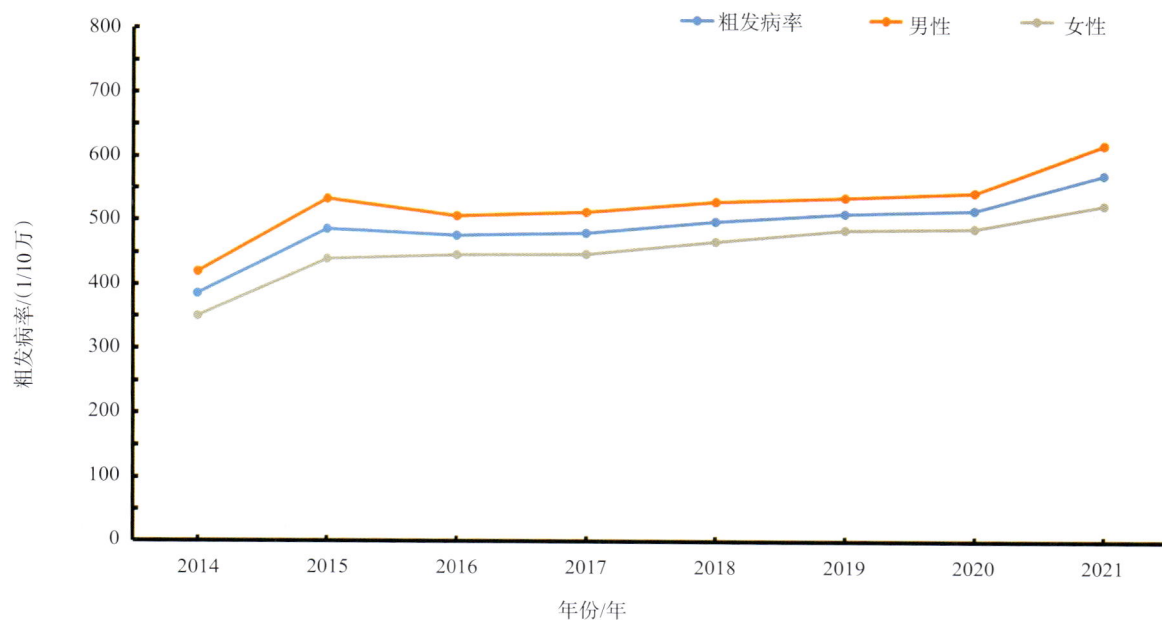

图2-1 2014—2021年不同性别居民心脑血管疾病粗发病率变化趋势

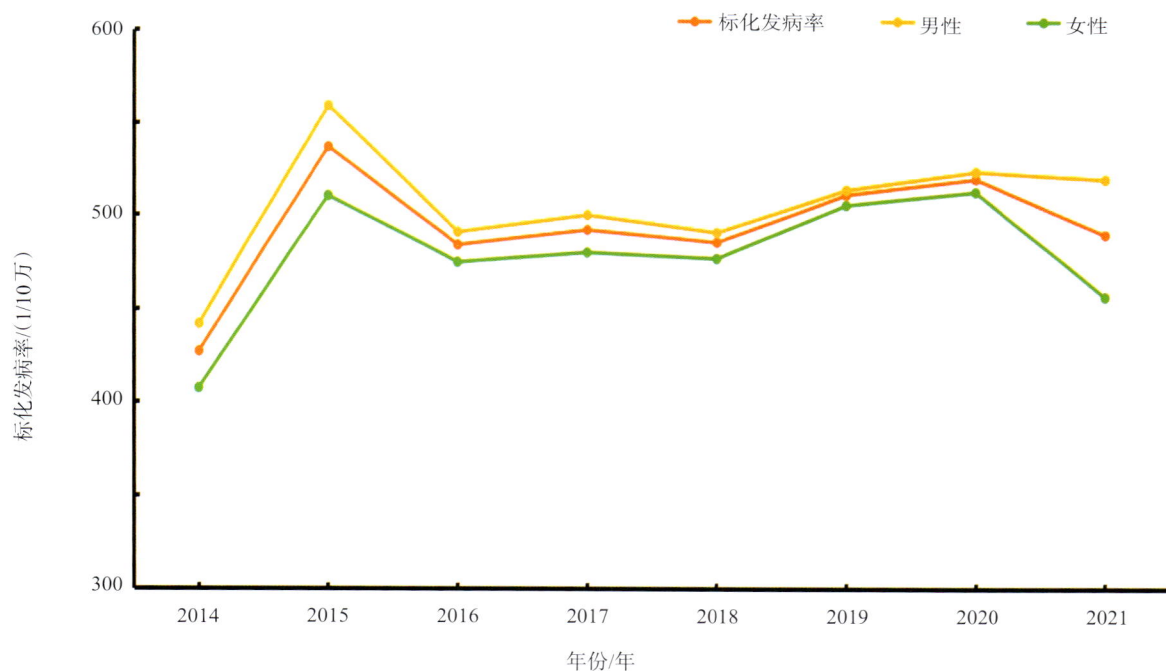

图2-2 2014—2021年不同性别居民心脑血管疾病标化发病率变化趋势

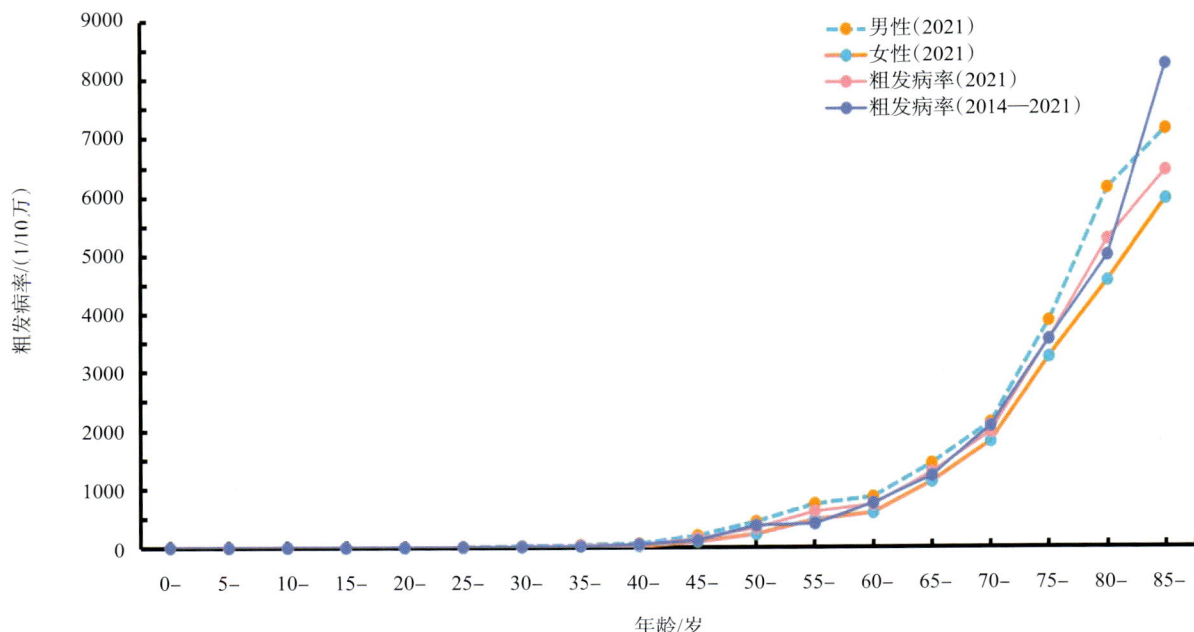

图2-3　2021年不同性别、年龄别居民心脑血管疾病粗发病率变化趋势

二、脑卒中发病率情况及变化

2014年、2021年脑卒中粗发病率分别为329.96/10万、506.26/10万，发病率水平呈波动性上升趋势，总体、男性、女性粗发病率分别以年均4.29%、3.77%、4.81%的比例上升。

2014年、2021年脑卒中标化发病率分别为361.00/10万、432.56/10万，总体呈现波动性上升趋势。与2014年相比，2021年脑卒中总标化发病率升高19.82%，男性升高21.86%，女性升高18.19%；历年男性脑卒中标化发病率均高于女性。

2014—2021年脑卒中粗发病率随年龄的增长呈上升趋势，历年男性粗发病率均高于女性。2021年30~39岁、45~49岁、55~59岁和75~84岁年龄组的粗发病率均高于历年平均水平。与2014年相比，2021年脑卒中粗发病率总体上升1.53倍，男性上升1.51倍，女性上升1.56倍；2021年粗发病率50岁以后快速上升，除10~19岁年龄组外，其余年龄组的男性粗发病率均高于女性。见表2-2所列，如图2-4、图2-5、图2-6所示。

表2-2　四川省2014—2021年脑卒中发病率及变化趋势

年份	男性		女性		合计	
	粗发病率/(1/10万)	标化发病率/(1/10万)	粗发病率/(1/10万)	标化发病率/(1/10万)	粗发病率/(1/10万)	标化发病率/(1/10万)
2014	361.54	376.15	297.42	341.72	329.96	361.00
2015	457.51	475.30	373.19	428.84	415.17	453.67
2016	428.24	412.68	379.06	401.79	403.85	408.26
2017	440.04	427.30	379.23	404.26	410.02	417.60
2018	452.01	417.93	396.01	402.59	424.36	411.69
2019	455.55	433.41	411.90	423.68	434.08	429.78
2020	458.00	435.88	413.82	428.66	436.27	433.40
2021	546.92	458.36	464.45	403.88	506.26	432.56
APC/%	3.77	1.31	4.81	1.61	4.29	1.41
t值	3.309	1.218	5.033	1.522	4.179	1.436
P值	0.016	0.269	0.002	0.179	0.006	0.201

注：APC为年度变化百分比。

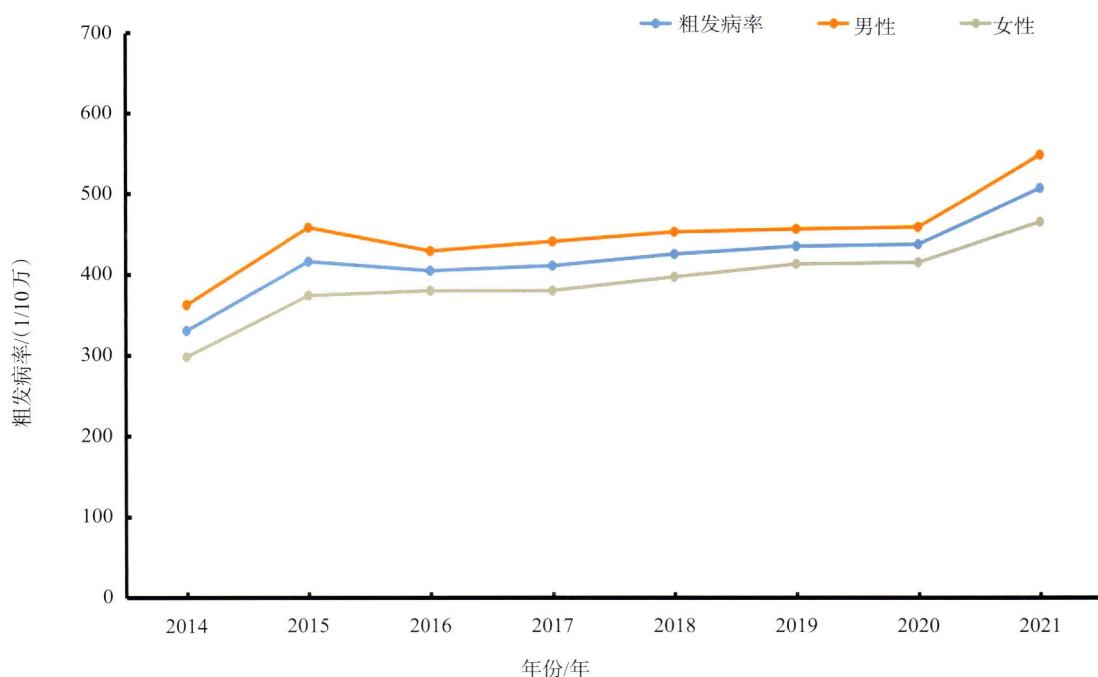

图2-4　2014—2021年不同性别居民脑卒中粗发病率变化趋势

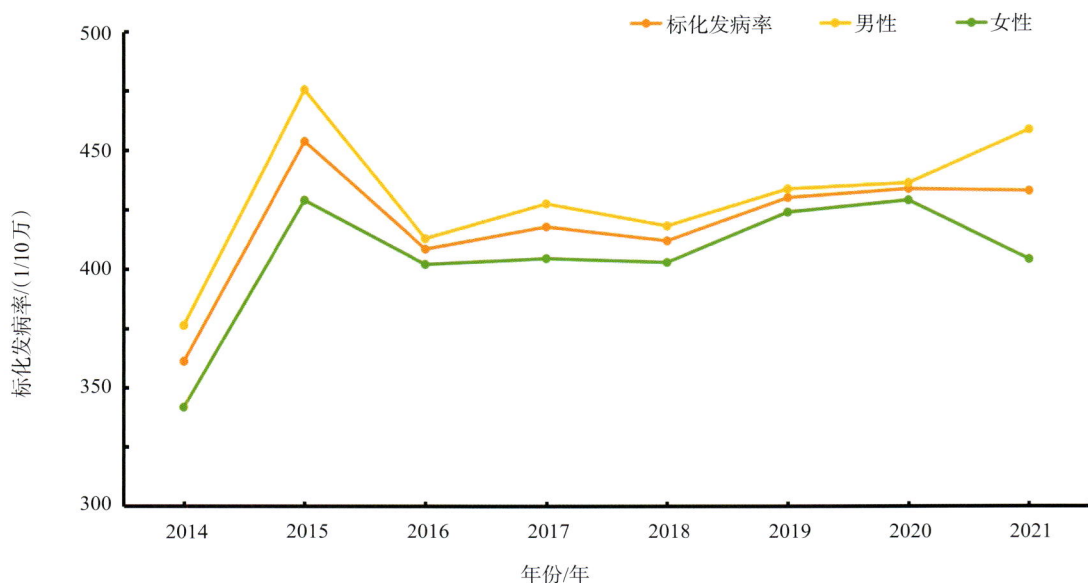

图2-5　2014—2021年不同性别居民脑卒中标化发病率变化趋势

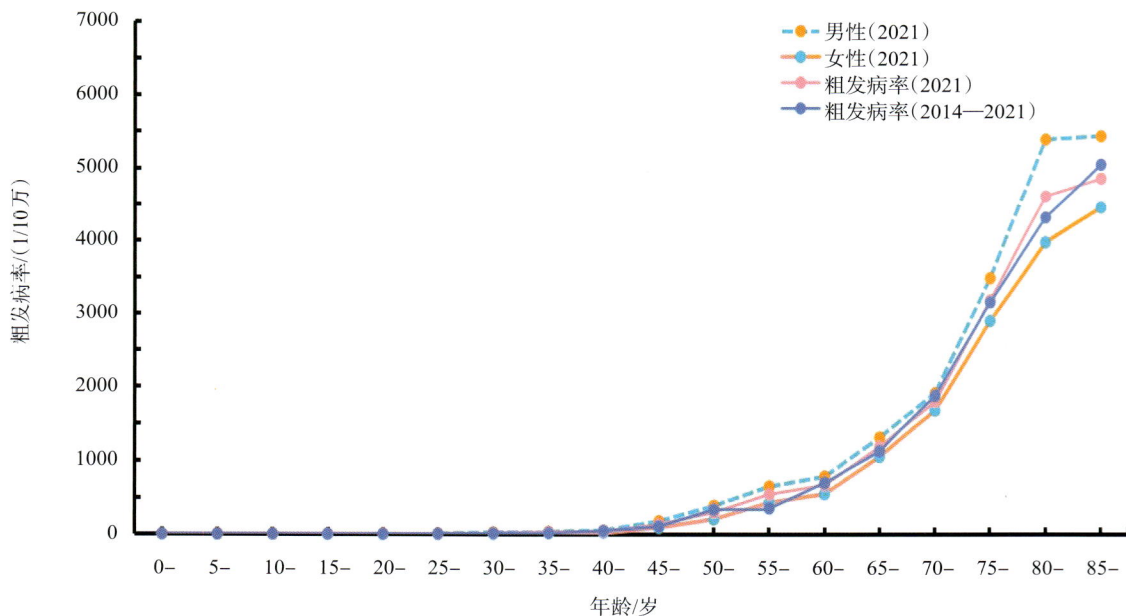

图2-6　2021年不同性别、年龄别居民脑卒中粗发病率变化趋势

（一）脑卒中亚型发病构成及变化

脑卒中可分为缺血性脑卒中和出血性脑卒中，缺血性脑卒中主要因供血减少所致，在所有脑卒中中占比70%左右；出血性脑卒中主要因脑动脉破裂所致，在所有脑卒中中占比23%左右。

脑内出血、蛛膜下腔出血总体呈下降趋势，近三年较为稳定，分别占总体的约20%、2%。如图2-7所示。

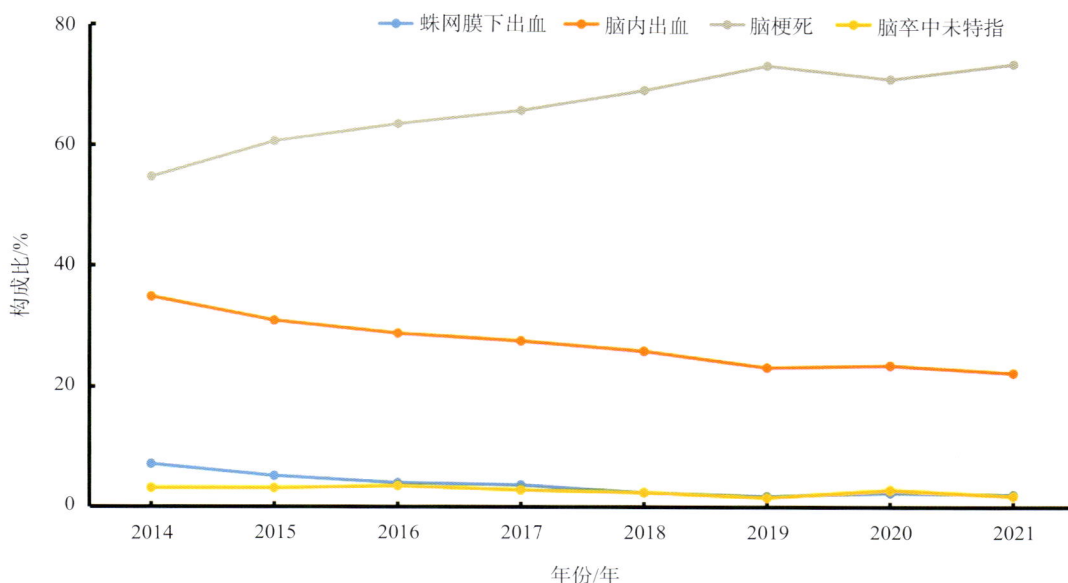

图2-7 脑卒中亚型构成及变化趋势

（二）缺血性脑卒中发病情况

2021年脑梗死粗发病率为372.94/10万，男性（393.64/10万）高于女性（351.65/10万），且均随年龄的增长呈上升趋势。60～70岁年龄组总发病率在400/10万～900/10万之间，70～80岁年龄中总发病率在1000/10万～3500/10万之间，50～80岁脑梗死发病率呈快速上升趋势，如图2-8所示［缺血性脑卒中数据展示以脑梗死（I63）为主］。

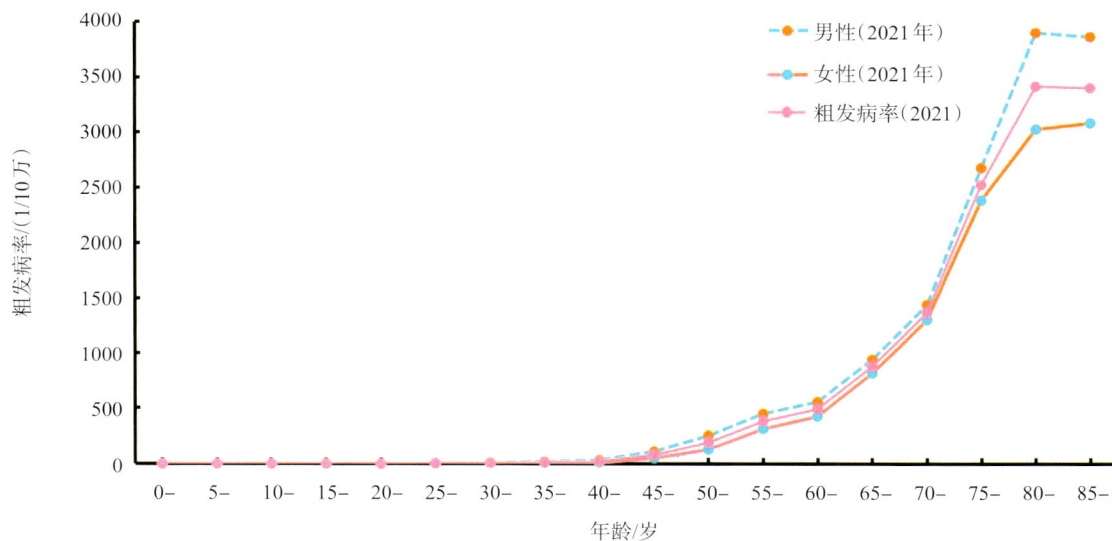

图2-8 2021年居民不同性别、年龄别人群脑梗死粗发病率变化趋势

（三）出血性脑卒中发病情况

出血性脑卒中包含脑内出血（I61）和蛛网膜下腔出血（I60）。2021年脑内出血粗发病率为113.11/10万，男性（132.68/10万）高于女性（93.00/10万），且随年龄的增长均呈上升趋势。60～85岁年龄组总发病率在100/10万～500/10万间，50岁以后发病率呈快速上升趋势，如图2-9所示。

蛛网膜下腔出血粗发病率为10.75/10万，不同年龄段组男、女性发病率高低不同，呈交替变化，总体男性（10.78/10万）女性（10.71/10万）发病水平相当，且随年龄的增长均呈上升趋势。60～85岁年龄组总发病率在20/10万～91/10万之间，50岁以后发病率呈快速上升趋势，如图2-10所示。

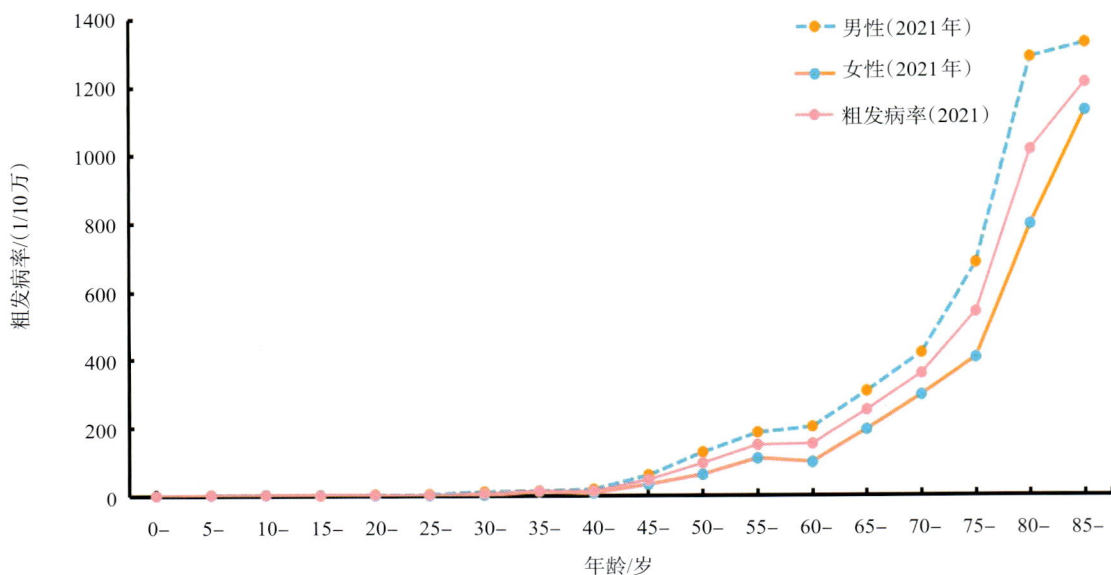

图2-9　　2021年居民不同性别、年龄别人群脑内出血粗发病率变化趋势

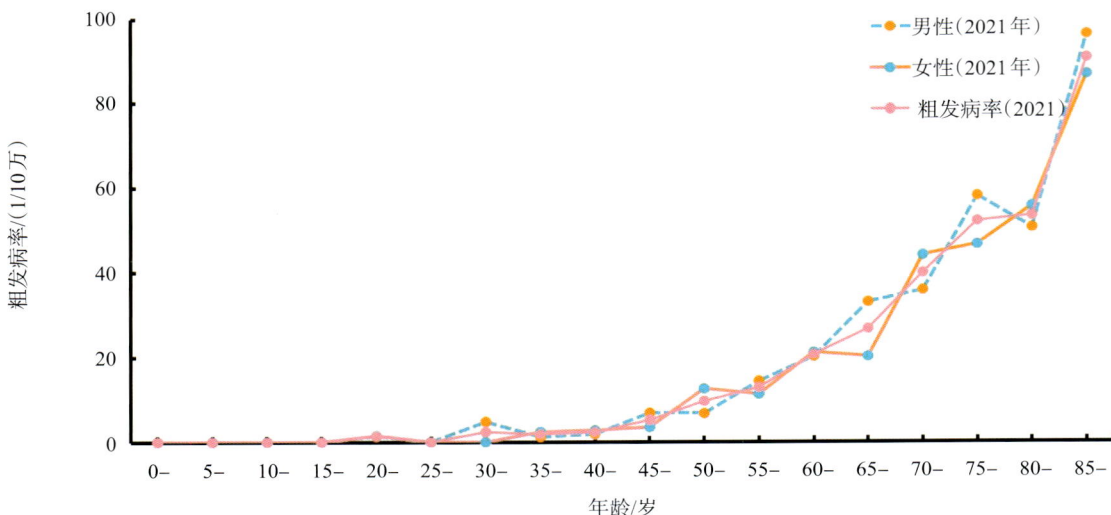

图2-10　2021年不同性别、年龄别居民蛛网膜下腔出血粗发病率变化趋势

三、心肌梗死发病率及变化

2014 年、2021 年心肌梗死粗发病率分别为 51.33/10 万、54.86/10 万，呈波动性上升趋势。与 2014 年相比，2021 年急性心肌梗死粗发病率总体上升 1.07 倍，男性上升 1.13 倍，女性下降 0.01%。

2014 年、2021 年心肌梗死标化发病率分别为 62.14/10 万、46.91/10 万，呈波动性下降趋势。与 2014 年相比，2021 年急性心肌梗死标化发病率降低 24.51%，男性降低 17.16%，女性降低 31.71%；2014 年男性急性心肌梗死标化发病率与女性基本持平，2017—2019 年男性低于女性，其余年份均高于女性。

2014—2021 年心肌梗死粗发病率随年龄的增长呈上升趋势，历年男性粗发病率均高于女性。2021 年 20～49 岁、55～59 岁年龄组的粗发病率均高于历年平均水平，85 岁及以上年龄组明显低于历年平均水平。2021 年粗发病率，70 岁以后快速上升；除 25～29 岁年龄组外，其余年龄组的男性粗发病率均高于或持平女性。见表 2-3 所列，如图 2-11、图 2-12、图 2-13 所示。

表 2-3　四川省 2014—2021 年急性心肌梗死发病率及变化趋势

年份	男性		女性		合计	
	粗发病率 /(1/10 万)	标化发病率 /(1/10 万)	粗发病率 /(1/10 万)	标化发病率 /(1/10 万)	粗发病率 /(1/10 万)	标化发病率 /(1/10 万)
2014	53.95	61.72	48.63	61.75	51.33	62.14
2015	66.06	74.74	59.35	74.01	62.69	74.65
2016	66.81	67.37	57.38	63.28	62.13	65.75
2017	59.58	60.32	56.91	63.96	58.26	62.36
2018	68.26	64.39	64.27	67.27	66.29	66.09
2019	66.28	66.27	62.06	69.64	64.20	68.09
2020	70.98	72.34	65.06	73.99	68.07	73.40
2021	60.98	51.13	48.56	42.17	54.86	46.91
APC/%	1.61	−1.69	0.90	−2.76	1.31	−2.18
t 值	1.183	−0.949	0.499	−1.000	0.851	−1.012
P 值	0.282	0.379	−0.391	0.356	0.428	0.351

注：APC 为年度变化百分比。

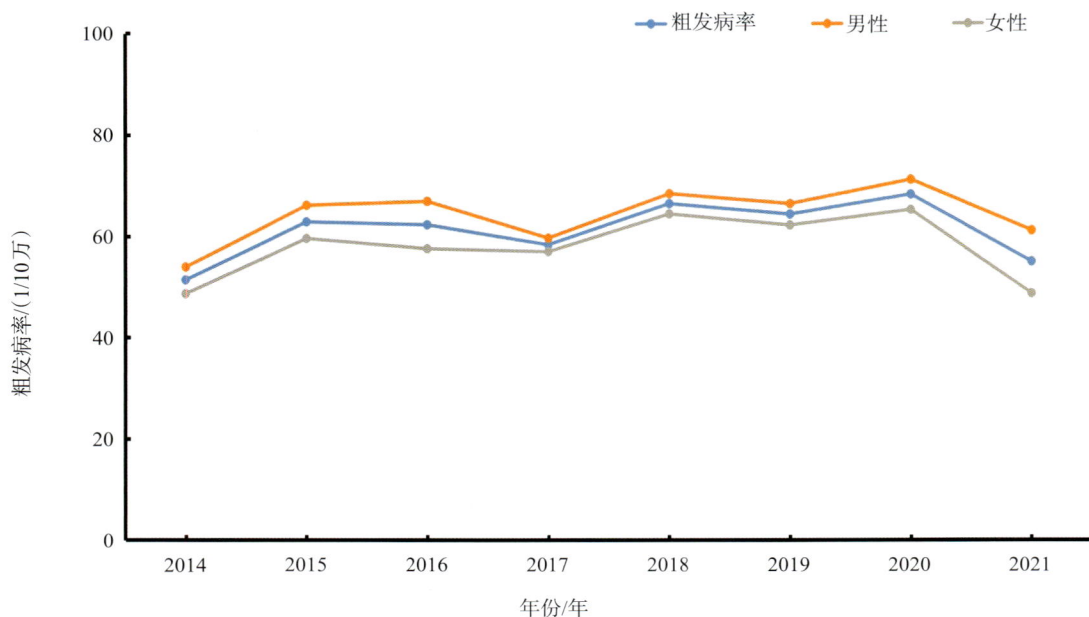

图 2-11　2014—2021年不同性别居民急性心肌梗死粗发病率变化趋势

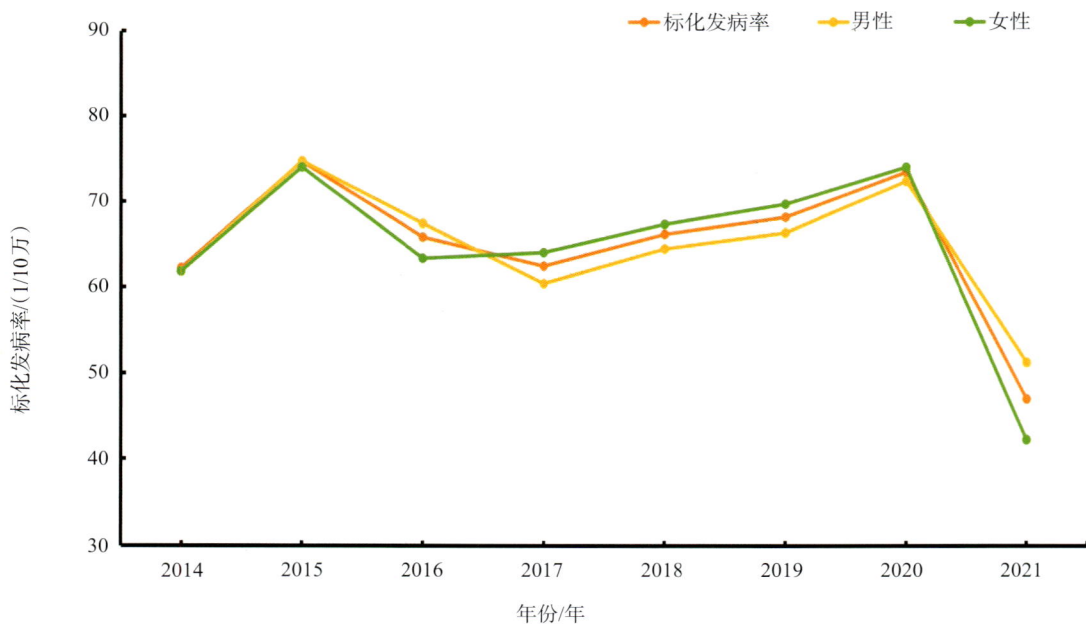

图 2-12　2014—2021年不同性别居民急性心肌梗死标化发病率变化趋势

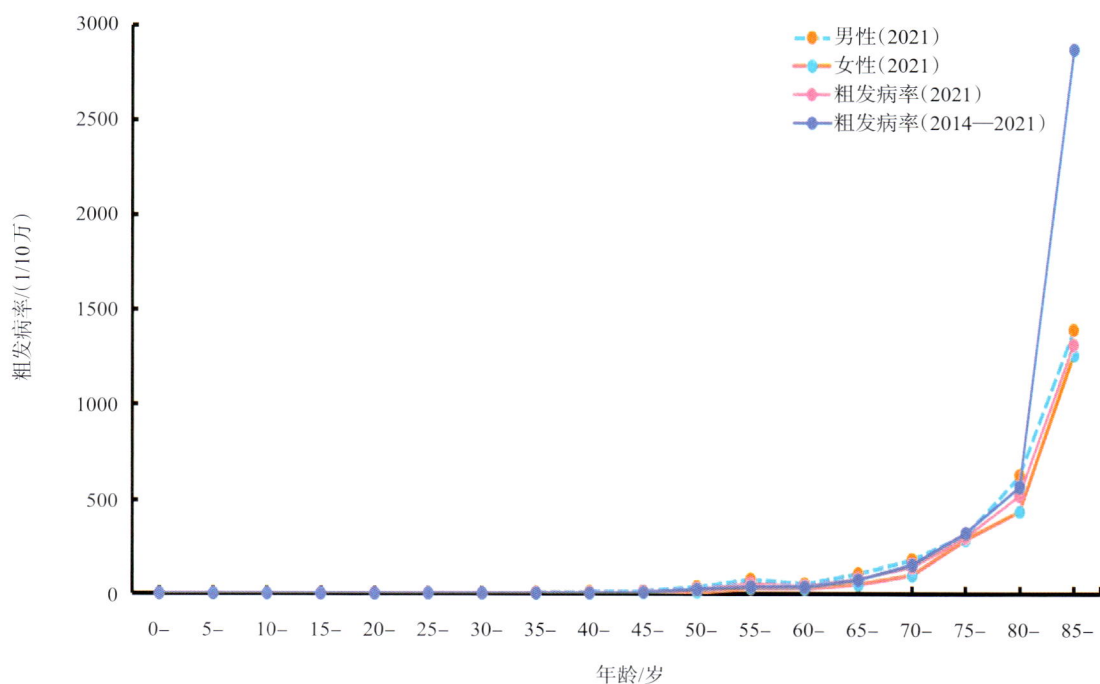

图 2-13　2021 年居民不同性别、年龄别人群急性心肌梗死粗发病率变化趋势

四、心脏性猝死发病率及变化

2014 年、2021 年心脏性猝死粗发病率分别为 3.22/10 万、11.31/10 万，呈波动性上升趋势。总体、男性、女性粗发病率分别以年均 14.11%、14.68%、13.09% 的比例上升。

2014 年、2021 年心脏性猝死标化发病率分别为 3.51/10 万、9.70/10 万，呈波动性上升趋势。与 2014 年相比，2021 年心脏性猝死总标化发病率升高 176.68%，男性升高 175.62%，女性升高 176.84%；2014 年和 2021 年男性心脏性猝死标化发病率略低于女性，2015—2020 年男性心脏性猝死标化发病率均高于女性。

2014—2021 年心脏性猝死粗发病率随年龄的增长呈上升趋势，2021 年男性粗发病率与女性基本持平，其余年份均高于女性。

2021 年 20～49 岁、55～69 岁年龄组的粗发病率均高于历年平均水平。与 2014 年相比，2021 年心脏性猝死粗发病率总体上升 3.51 倍，男性上升 3.42 倍，女性上升 3.61 倍；2021 年粗发病率 70 岁以后快速上升，除 15～19 岁、55～59 岁、80～84 岁年龄组外，其余年龄组的男性粗发病率均高于女性。见表 2-4 所列，如图 2-14、图 2-15、图 2-16 所示。

表 2-4 四川省 2014—2021 年心脏性猝死发病率及变化趋势

年份	男性		女性		合计	
	粗发病率/(1/10万)	标化发病率/(1/10万)	粗发病率/(1/10万)	标化发病率/(1/10万)	粗发病率/(1/10万)	标化发病率/(1/10万)
2014	3.31	3.48	3.13	3.54	3.22	3.51
2015	8.39	8.84	6.29	7.23	7.34	8.06
2016	10.35	10.15	8.75	9.44	9.55	9.83
2017	12.04	11.99	10.38	11.09	11.22	11.59
2018	8.29	7.80	6.21	6.21	7.27	7.06
2019	12.24	12.21	9.64	10.60	10.96	11.48
2020	14.75	14.96	8.61	9.64	11.73	12.48
2021	11.30	9.58	11.32	9.81	11.31	9.70
APC/%	14.68	12.41	13.09	10.41	14.11	11.63
t值	2.605	2.086	2.581	2.011	2.728	2.128
P值	0.040	0.082	0.042	0.091	0.034	0.077

注：APC 为年度变化百分比。

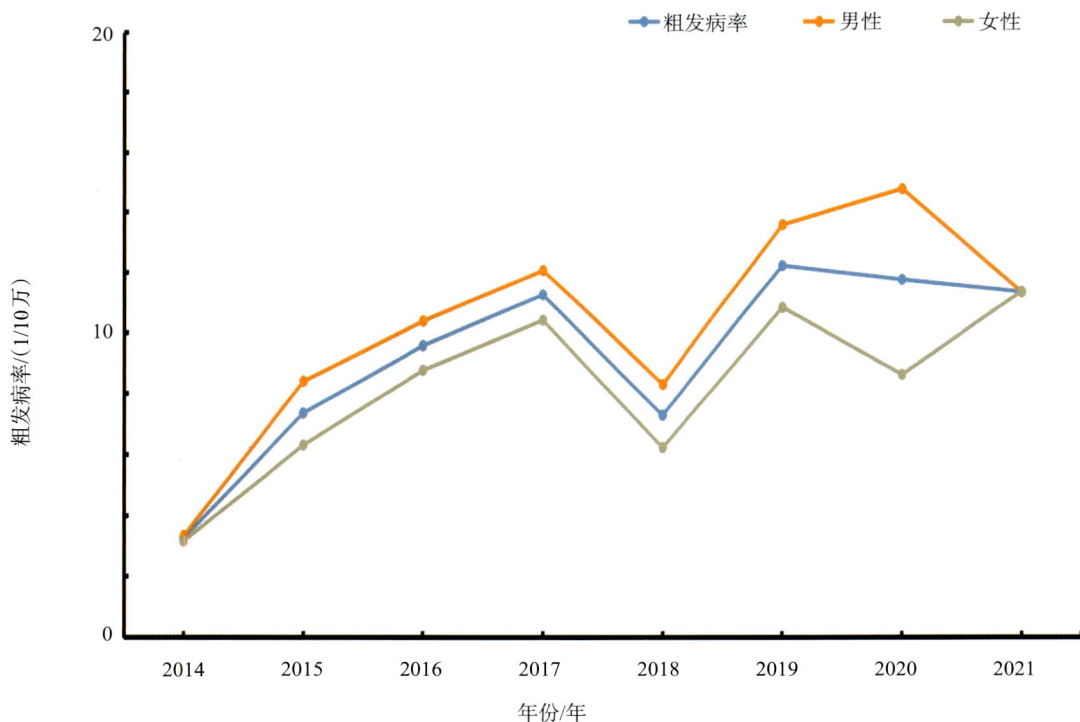

图 2-14 2014—2021 年不同性别居民心脏性猝死粗发病率变化趋势

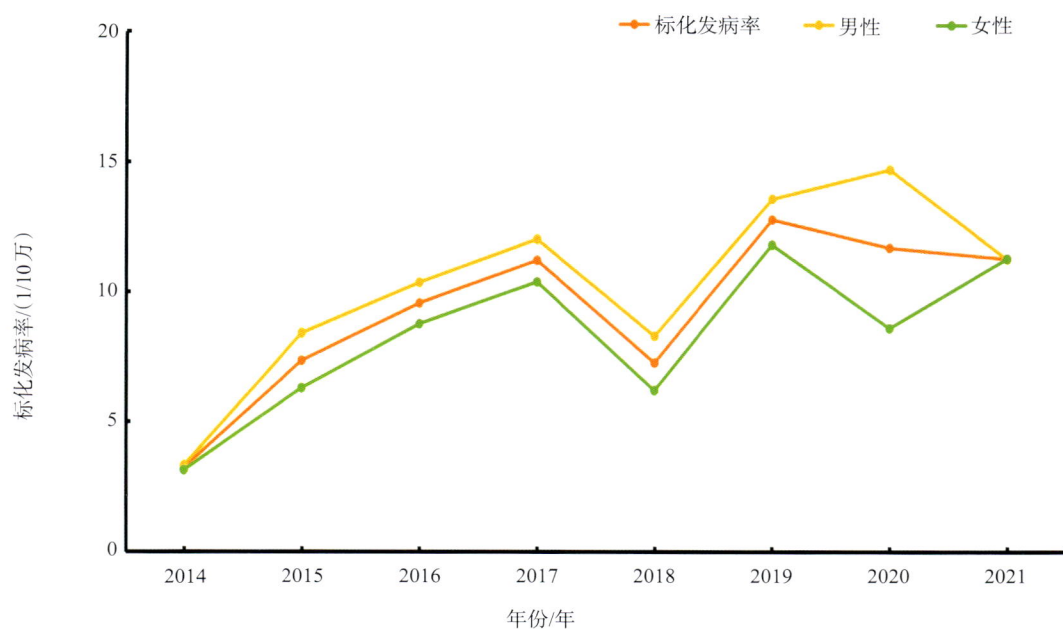

图2-15 2014—2021年不同性别居民心脏性猝死标化发病率变化趋势

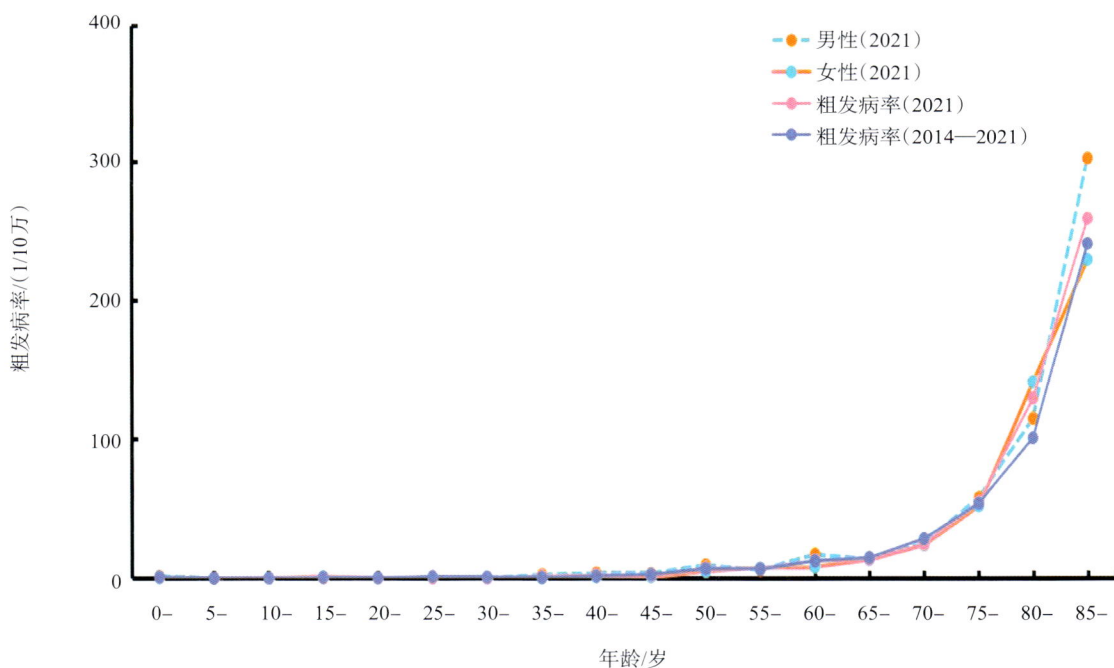

图2-16 2021年不同性别、年龄别居民心脏性猝死粗发病率变化趋势

第二节 心脑血管病死亡情况

一、心血管和脑血管疾病死亡总体情况及变化

2014年、2021年心血管和脑血管疾病粗死亡率分别为230.91/10万、293.95/10万，呈现上升趋势。总体、男性、女性、城市、农村粗死亡率分别以年均2.84%、2.63%、3.15%、1.92%、3.56%的比例上升。

2014—2021年总粗死亡率随年龄的增长呈上升趋势，历年心血管和脑血管疾病粗死亡率，农村高于城市，男性高于女性。2021年5~29岁、35~39岁和55~59岁年龄组的粗发病率均高于历年平均水平。与2014年相比，2021年总粗死亡率上升1.27倍，城市居民上升1.19倍，农村居民上升1.35倍，男性上升1.26倍，女性上升1.29倍。2021年粗死亡率50岁以后快速上升，各年龄组的粗死亡率，男性高于女性，农村居民高于城市居民。

2014年、2021年心血管和脑血管疾病标化死亡率分别为272.09/10万、244.33/10万，总体呈波动型下降的趋势。总体、男性、女性、城市标化死亡率分别以年均1.78%、1.59%、1.88%、4.40%的比例下降，农村变化不大。

与2014年相比，2021年心血管和脑血管疾病总的标化死亡率降低10.20%，城市居民降低23.48%，农村居民降低0.01%，男性降低7.76%，女性降低12.16%。历年心血管和脑血管疾病标化死亡率，农村居民远高于城市居民；2019年男性与女性基本持平，其余年份均高于女性。见表2-5所列，如图2-17、图2-18、图2-19、图2-20、图2-21、图2-22所示。

表2-5　2014—2021年心血管和脑血管疾病死亡率及变化趋势

年份	男性		女性		城市		农村		合计	
	粗死亡率/(1/10万)	标化死亡率/(1/10万)	粗死亡率/(1/10万)	标化死亡率/(1/10万)	粗死亡率/(1/10万)	标化死亡率/(1/10万)	粗死亡率/(1/10万)	标化死亡率/(1/10万)	粗死亡率/(1/10万)	标化死亡率/(1/10万)
2014	248.93	277.79	212.41	264.23	185.04	219.63	265.77	309.43	230.91	272.09
2015	257.29	285.25	220.36	272.58	202.77	235.85	265.13	310.31	238.76	279.28
2016	259.78	268.15	227.42	258.21	214.11	235.60	265.48	284.55	243.71	263.80
2017	260.09	270.09	235.66	268.77	216.86	240.05	270.85	292.13	248.01	270.07
2018	267.17	262.93	236.68	255.75	206.42	217.63	285.66	291.07	252.09	260.14
2019	266.58	260.20	240.31	261.25	208.46	191.33	287.40	314.03	253.58	261.04
2020	280.89	250.75	249.16	238.77	226.09	185.40	293.63	289.83	265.19	245.13
2021	312.85	256.22	274.88	232.11	219.82	168.06	358.75	307.29	293.95	244.33
APC/%	2.63	−1.59	3.15	−1.88	1.92	−4.40	3.56	−0.10	2.84	−1.78
t值	4.588	−5.507	7.948	−3.5	2.936	−3.796	3.737	−0.182	6.072	−5.179
P值	0.004	0.002	0.001	0.013	0.026	0.009	0.01	0.861	0.001	0.002

注：APC为年度变化百分比。

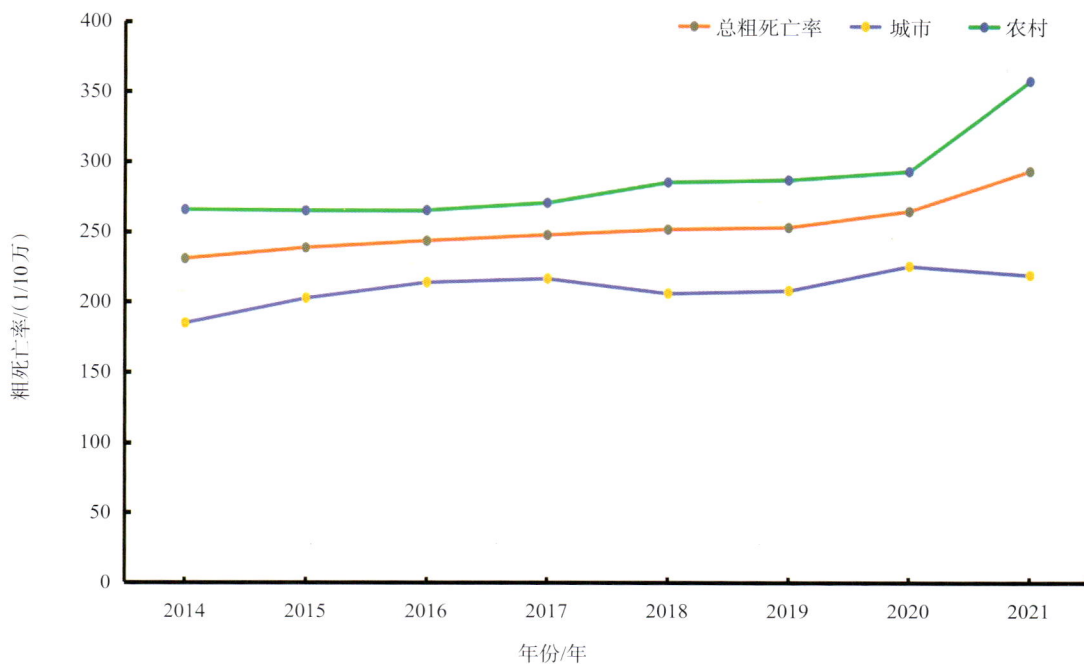

图 2-17　2014—2021 年城乡居民心血管和脑血管疾病粗死亡率变化趋势

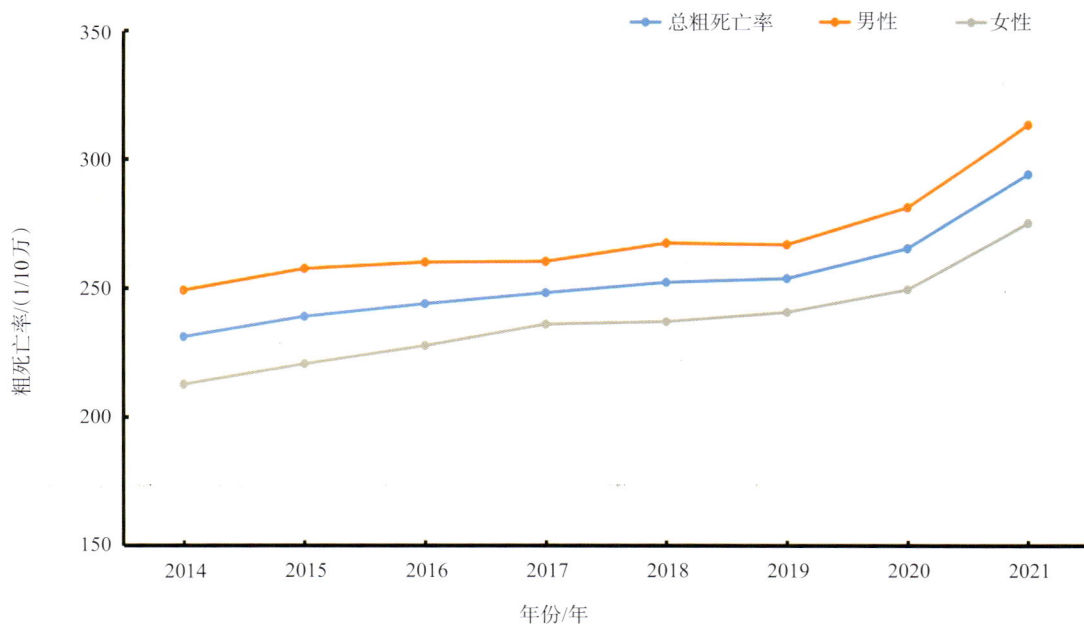

图 2-18　2014—2021 年不同性别居民心血管和脑血管疾病粗死亡率变化趋势

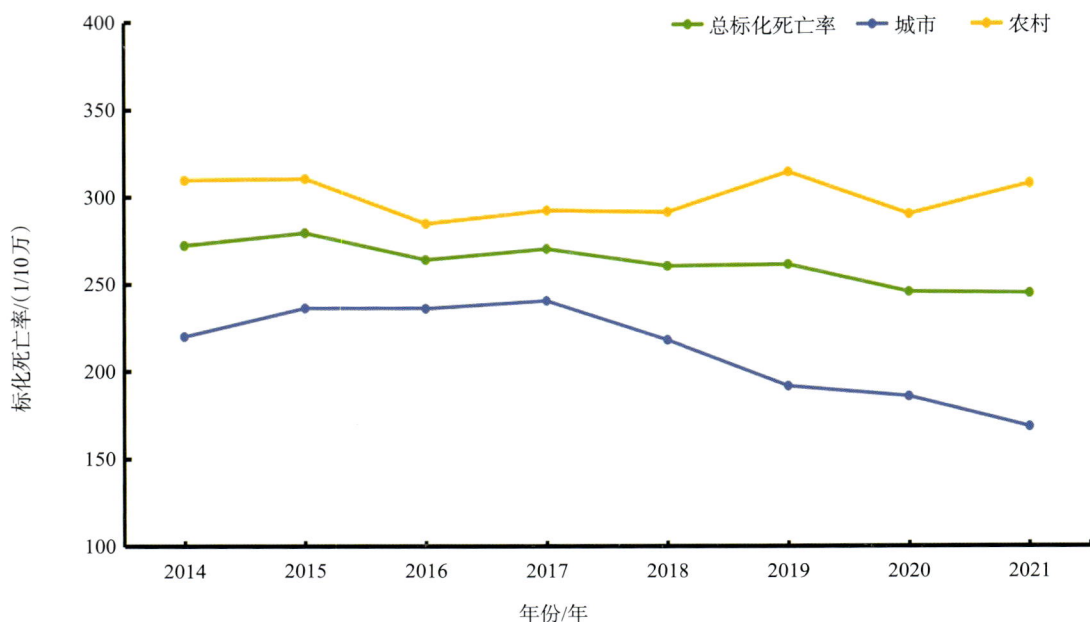

图 2-19　2014—2021 年城乡居民心血管和脑血管疾病标化死亡率变化趋势

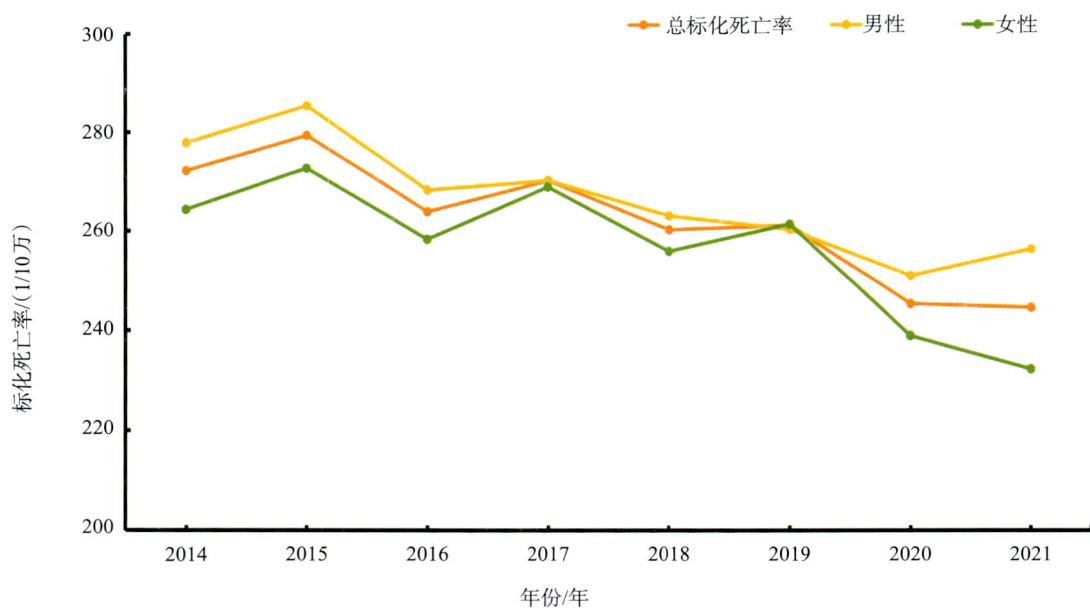

图 2-20　2014—2021 年不同性别居民心血管和脑血管疾病标化死亡率变化趋势

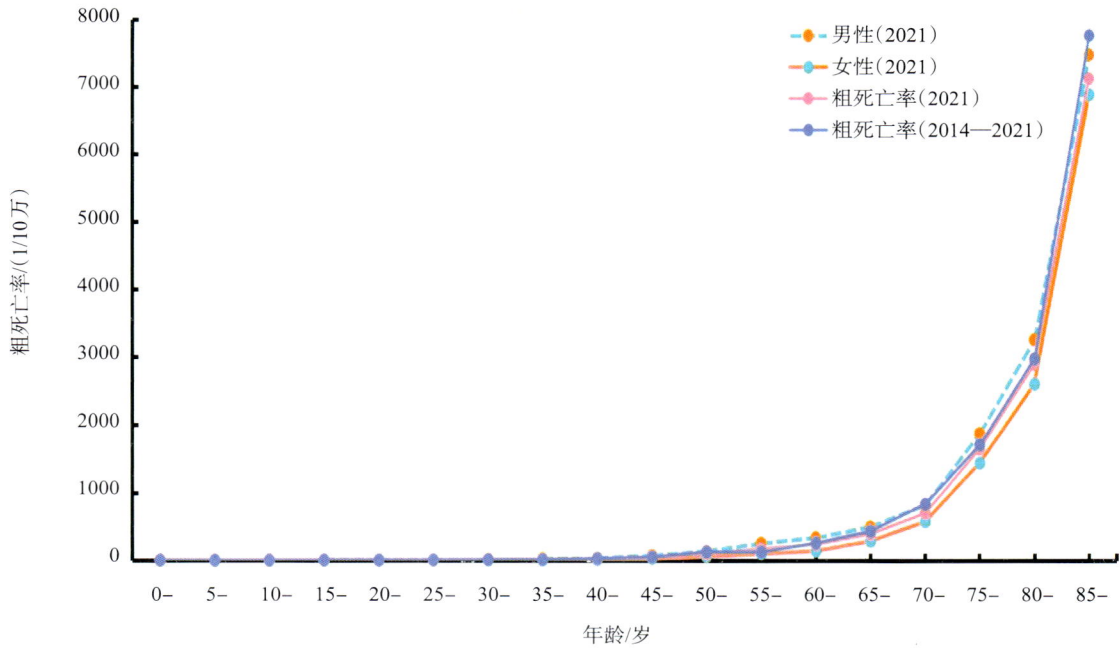

图2-21　2021年不同性别、年龄别居民心血管和脑血管管疾病粗死亡率变化趋势

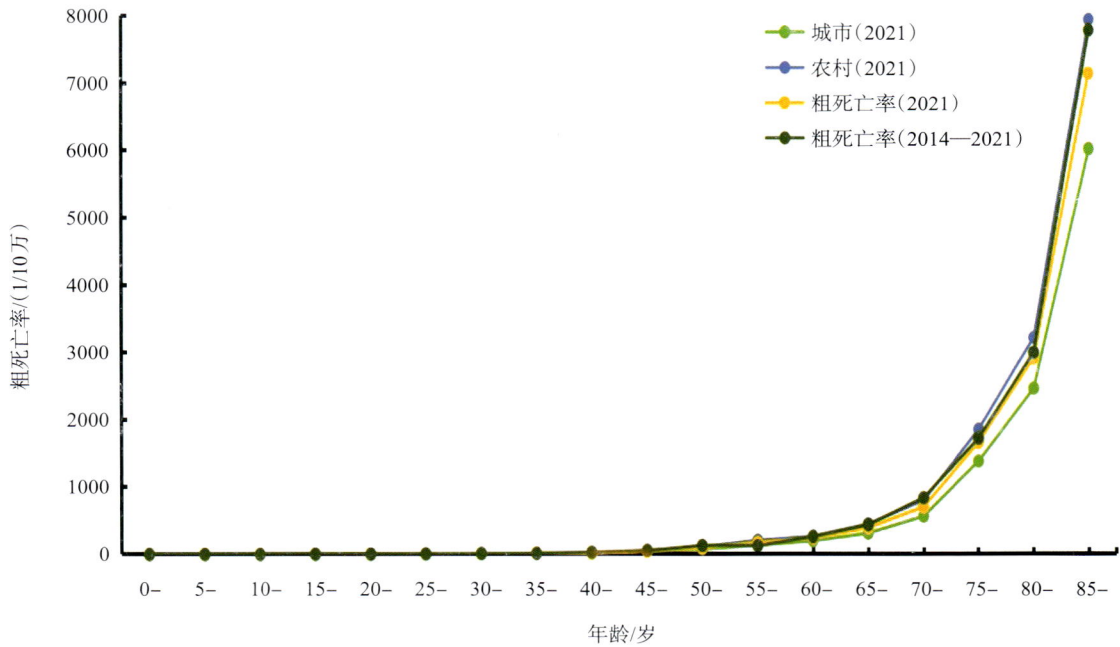

图2-22　2021年不同年龄别城乡居民心血管和脑血管疾病粗死亡率变化趋势

二、脑血管疾病死亡情况及变化

2014年、2021年脑血管疾病粗死亡率分别为127.95/10万、151.07/10万，呈波动上升的趋势。总体、女性粗死亡率分别以年均1.61%、1.82%的比例上升。

2014—2021年总粗死亡率随年龄的增长呈上升趋势，历年脑血管疾病粗死亡率，农村高于城市，男性高于女性。2021年0～29岁、35～39岁和55～59岁年龄组的粗发病率均高于历年平均水平。与2014年相比，2021年总粗死亡率上升1.18倍，城市居民上升1.17倍，农村居民上升1.22倍，男性上升1.17倍，女性上升1.20倍。2021年粗死亡率50岁以后快速上升，各年龄组的粗死亡率，农村居民高于城市居民；除10～14岁年龄组外，男性死亡率高于女性。

2014年、2021年脑血管疾病标化死亡率分别为149.80/10万、125.17/10万，呈先升高后波动下降的趋势，总体、男性、女性、城市、农村标化死亡率分别以年均2.96%、2.66%、3.05%、4.59%、1.78%比例下降。

与2014年相比，2021年脑血管疾病总的标化死亡率降低16.44%，城市居民降低24.00%，农村居民降低10.20%，男性降低14.11%，女性降低18.35%；历年心脑血管疾病标化死亡率，农村居民高于城市居民，男性高于女性。见表2-6所列，如图2-23、图2-24、图2-25、图2-26、图2-27、图2-28所示。

表2-6　2014—2021年脑血管疾病死亡率及变化趋势

年份	男性		女性		城市		农村		合计	
	粗死亡率/(1/10万)	标化死亡率/(1/10万)	粗死亡率/(1/10万)	标化死亡率/(1/10万)	粗死亡率/(1/10万)	标化死亡率/(1/10万)	粗死亡率/(1/10万)	标化死亡率/(1/10万)	粗死亡率/(1/10万)	标化死亡率/(1/10万)
2014	142.57	158.1	112.93	139.79	112.2	104.12	181.49	182.86	127.95	149.80
2015	149.55	164.65	117.76	144.65	122.56	114.01	183.59	184.5	133.60	155.06
2016	148.35	151.78	120.20	135.42	121.85	113.7	165.02	166.11	134.37	144.18
2017	144.67	149.06	119.68	135.11	121.13	113.29	163.02	163.79	132.32	142.73
2018	145.04	141.44	118.87	126.93	98.56	101.81	156.77	158.52	132.10	134.87
2019	144.67	139.85	117.54	126.24	98.71	89.13	155.63	168.37	131.24	133.50
2020	154.31	136.67	125.93	119.58	111.18	89.94	161.42	158.31	140.26	128.51
2021	166.47	135.79	135.53	114.14	104.16	79.13	192.08	164.2	151.07	125.17
APC/%	1.41	−2.66	1.82	−3.05	−2.18	−4.59	−0.50	−1.78	1.61	−2.96
t值	2.231	−7.215	3.430	−8.347	−1.791	−3.831	−0.418	−2.777	2.786	−9.310
P值	0.067	<0.001	0.014	<0.001	0.123	0.009	0.690	0.032	0.032	<0.001

注：APC为年度变化百分比。

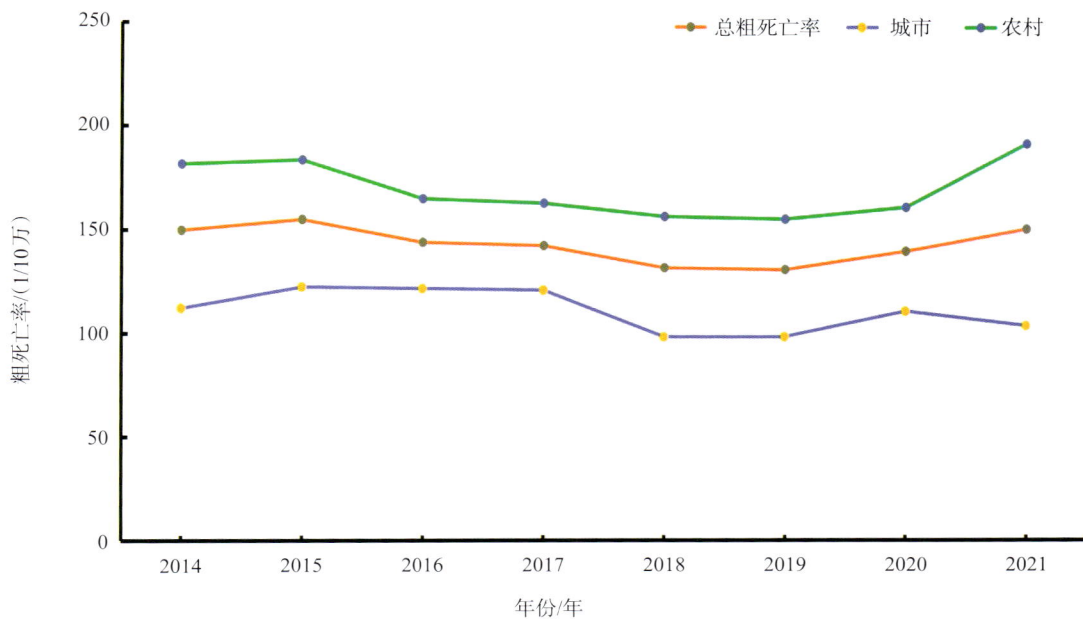

图2-23　2014—2021年城乡居民脑血管疾病粗死亡率变化趋势

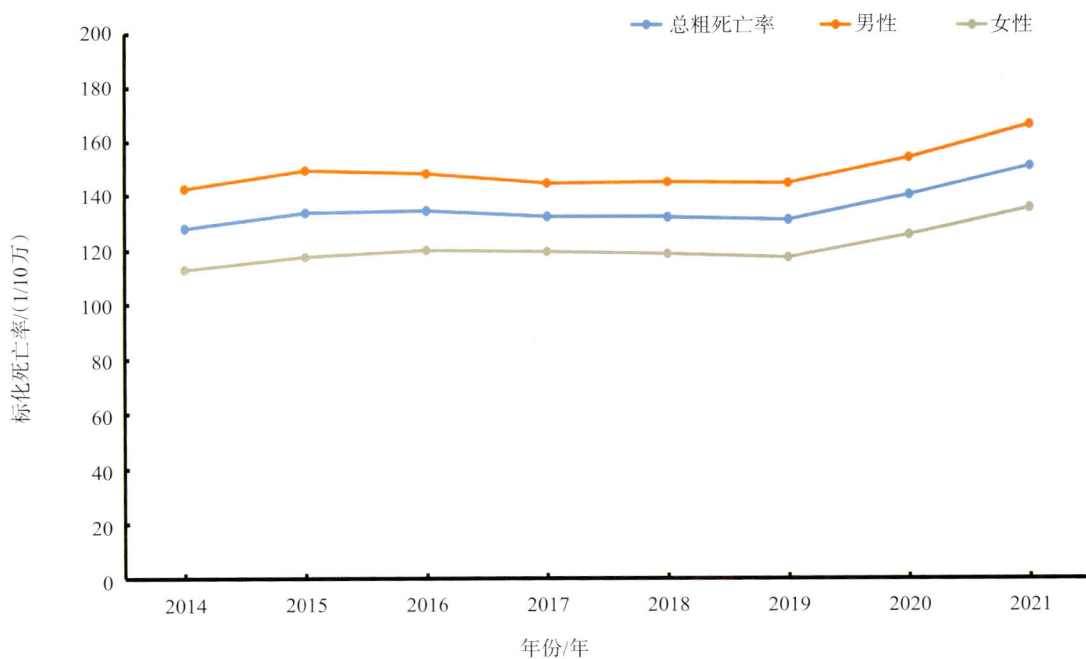

图2-24　2014—2021年不同性别居民脑血管疾病粗死亡率变化趋势

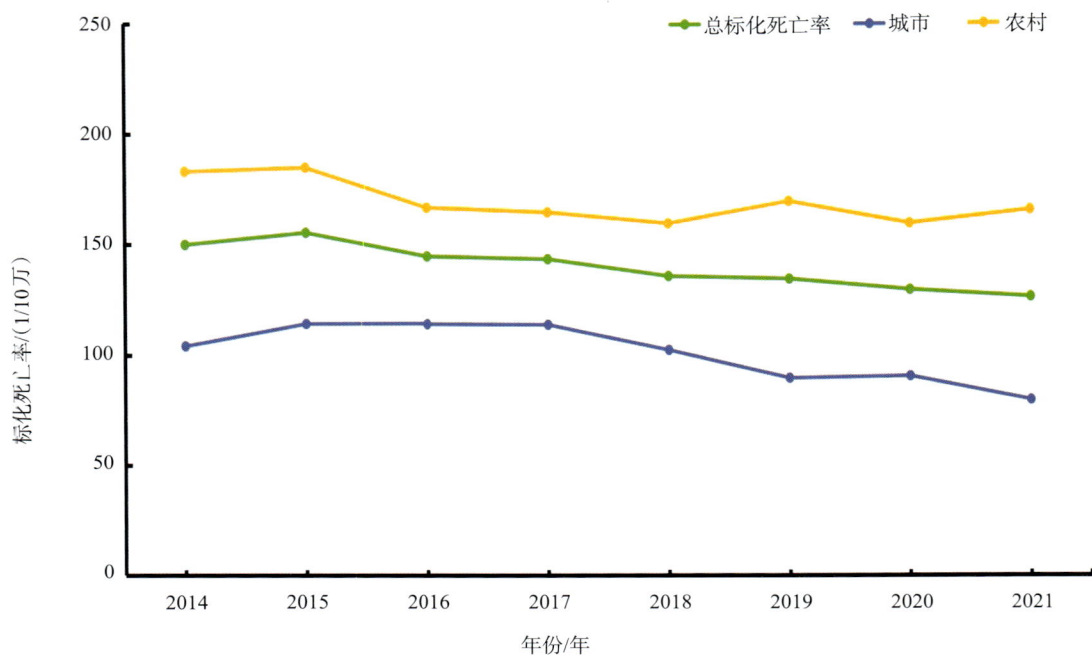

图2-25　2014—2021年城乡居民脑血管疾病标化死亡率变化趋势

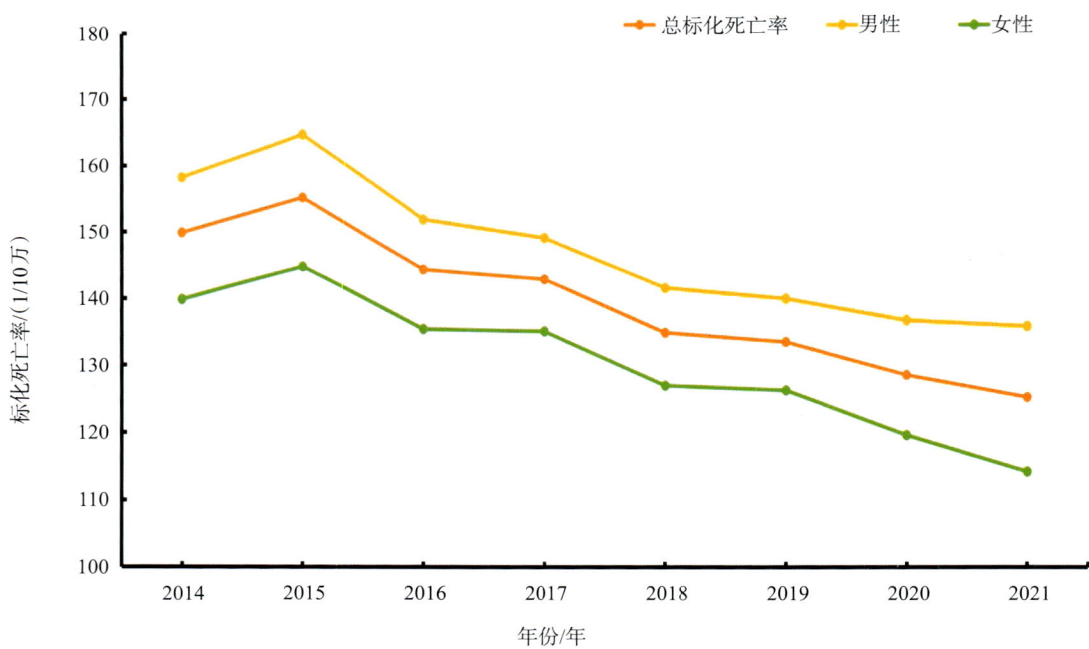

图2-26　2014—2021年不同性别居民脑血管疾病标化死亡率变化趋势

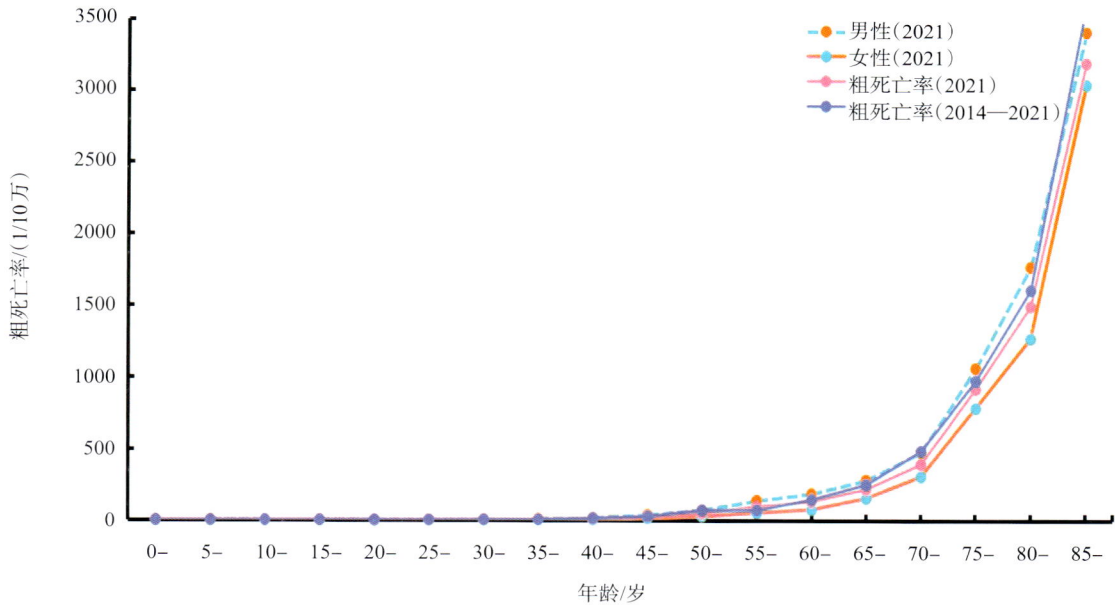

图2-27　2021年不同性别、年龄别居民脑血管疾病粗死亡率变化趋势

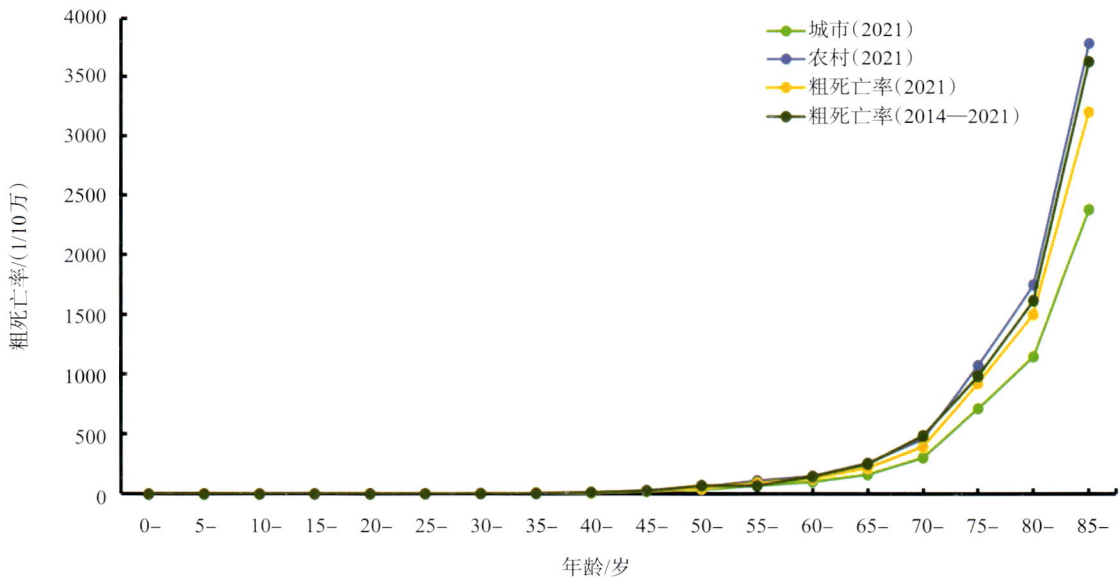

图2-28　2021年不同年龄别城乡居民脑血管疾病粗死亡率变化趋势

（一）脑出血死亡情况及变化

2014年、2021年脑出血粗死亡率分别为80.61/10万、65.85/10万，总体呈现下降趋势。总体、男性、女性、农村粗死亡率分别以年均3.63%、3.34%、4.11%、4.50%的比例下降，城市下降趋势不显著。

2014—2021年总粗死亡率随年龄的增长呈上升趋势，历年脑出血粗死亡率，农村居民高于城市居民，男性高于女性。2021年0～29岁、35～39岁和55～59岁年龄组的粗发病率均高于历年平均水平。与2014年相比，2021年总粗死亡率降低18.31%，城市居民降低4.52%，农村居民降低20.86%，男性降低15.78%，女性降低21.44%。2021年粗死亡率65岁以后快速上升；各年龄组的粗死亡率，男性高于女性，农村居民高于城市居民。

2014年、2021年脑出血标化死亡率分别为93.86/10万、55.18/10万，总体呈下降的趋势。总体、男性、女性、城市、农村标化死亡率分别以年均7.78%、7.04%、8.70%、6.85%、7.78%的比例下降。

与2014年相比，2021年脑出血总的标化死亡率降低41.21%，城市居民降低36.38%，农村居民降低40.84%，男性降低36.83%，女性降低45.97%。历年脑出血标化死亡率，农村高于城市，男性高于女性。见表2-7所列，如图2-29、图2-30、图2-31、图2-32、图2-33、图2-34所示。

表2-7 2014—2021年脑出血死亡率及变化趋势

| 年份 | 男性 | | 女性 | | 城市 | | 农村 | | 合计 | |
	粗死亡率/(1/10万)	标化死亡率/(1/10万)	粗死亡率/(1/10万)	标化死亡率/(1/10万)	粗死亡率/(1/10万)	标化死亡率/(1/10万)	粗死亡率/(1/10万)	标化死亡率/(1/10万)	粗死亡率/(1/10万)	标化死亡率/(1/10万)
2014	91.67	101.29	69.25	85.18	47.76	55.19	105.58	122.04	80.61	93.86
2015	92.4	101.38	69.69	85.23	52.15	58.62	102.15	118.87	81.01	93.61
2016	88.14	89.93	67.35	75.66	55.90	59.41	93.93	100.17	77.82	83.2
2017	83.85	86.03	64.87	72.74	56.51	60.41	87.63	93.96	74.74	79.83
2018	77.02	75.37	59.55	63.42	49.32	50.56	82.39	83.63	69.81	69.81
2019	74.15	71.14	54.85	58.17	47.85	42.78	77.16	82.5	64.97	64.97
2020	74.84	66.38	55.57	52.54	51.84	41.96	75.1	73.38	65.31	59.71
2021	77.20	63.98	54.40	46.02	45.60	35.11	83.56	72.2	65.85	55.18
APC/%	−3.34	−7.04	−4.11	−8.70	−1.09	−6.85	−4.50	−7.78	−3.63	−7.78
t值	−5.478	−15.548	−8.346	−14.933	−0.952	−4.415	−4.888	−12.878	−7.756	−18.414
P值	0.002	<0.001	<0.001	<0.001	0.378	0.004	0.003	<0.001	<0.001	<0.001

注：APC为年度变化百分比。

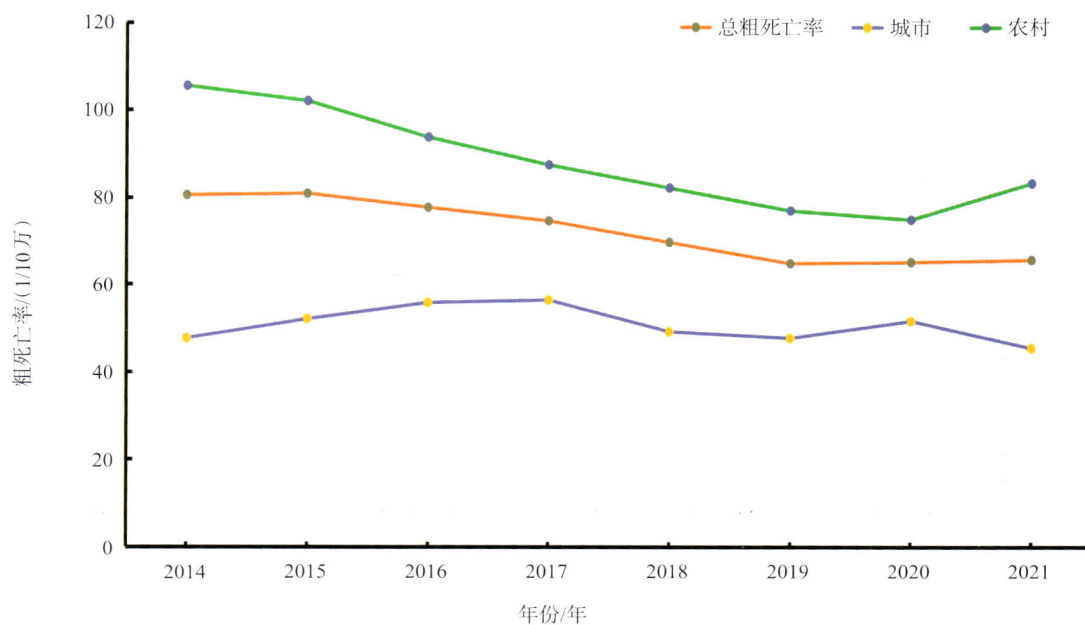

图2-29　2014—2021年城乡居民脑出血粗死亡率变化趋势

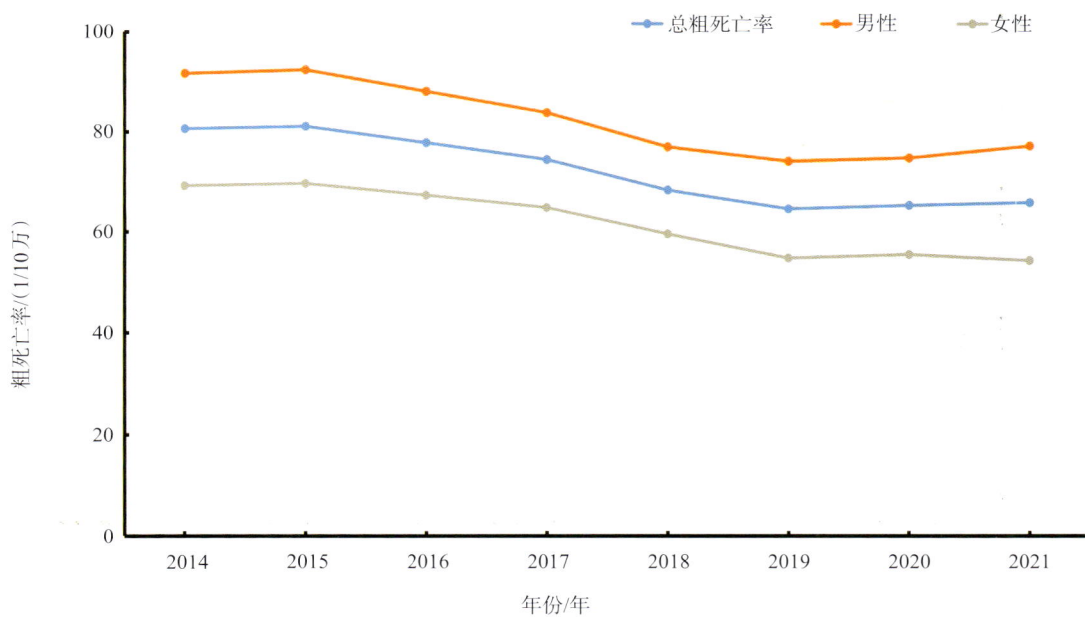

图2-30　2014—2021年不同性别居民脑出血粗死亡率变化趋势

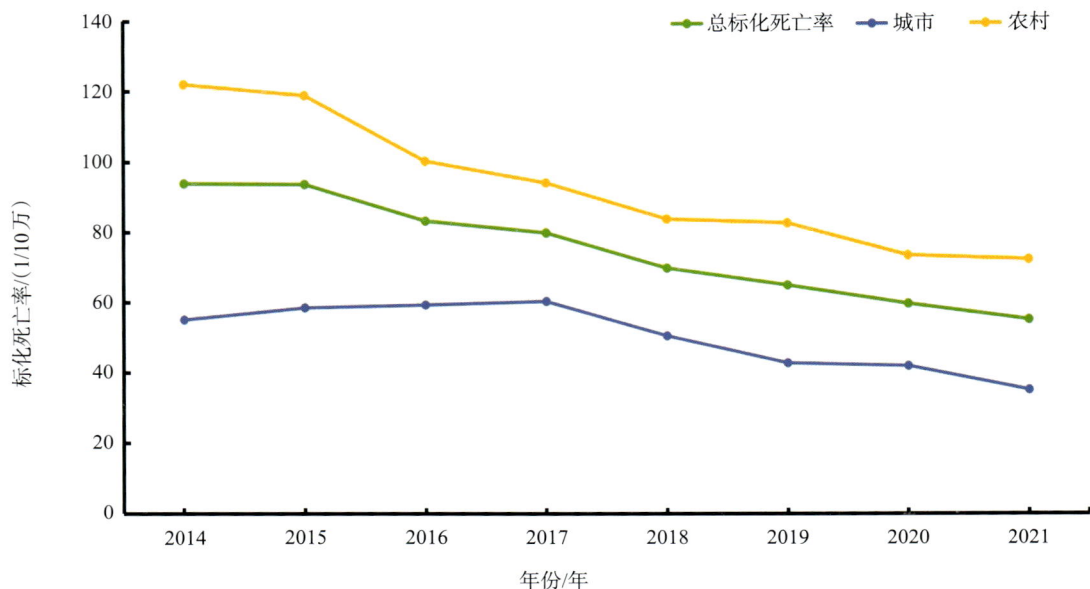

图 2-31　2014—2021 年城乡居民脑出血标化死亡率变化趋势

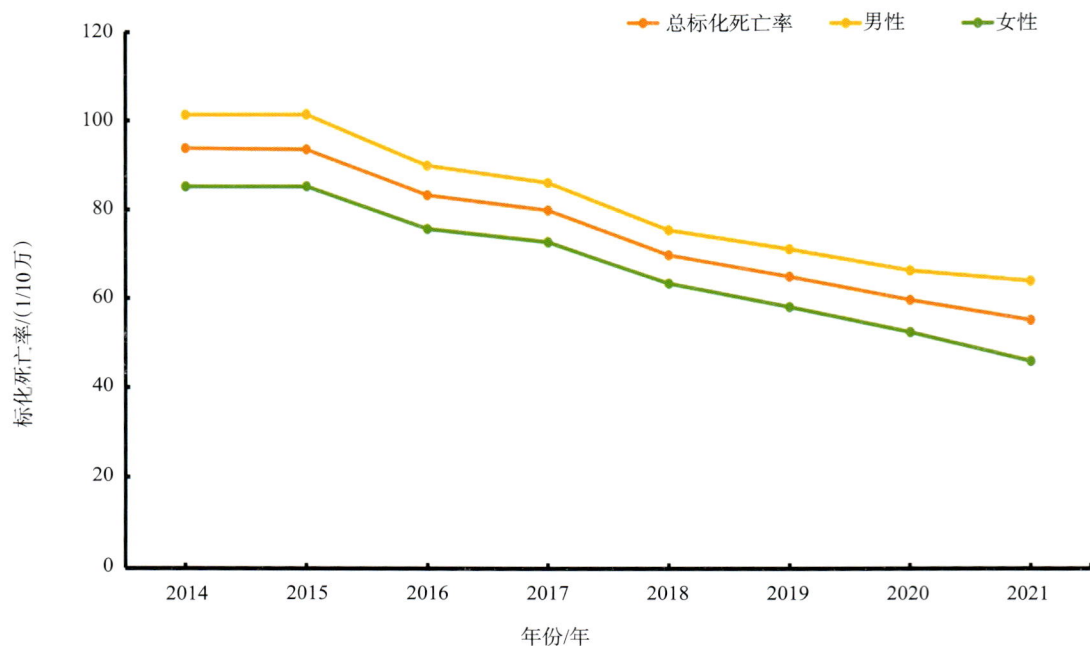

图 2-32　2014—2021 年不同性别居民脑出血标化死亡率变化趋势

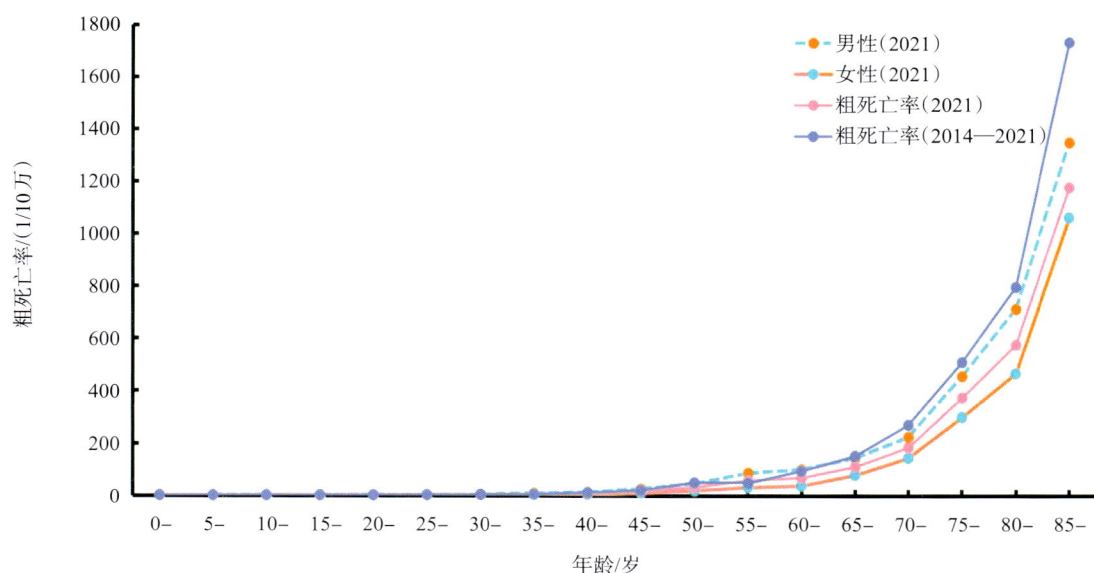

图2-33　2021年居民不同性别、年龄别人群脑出血粗死亡率变化趋势

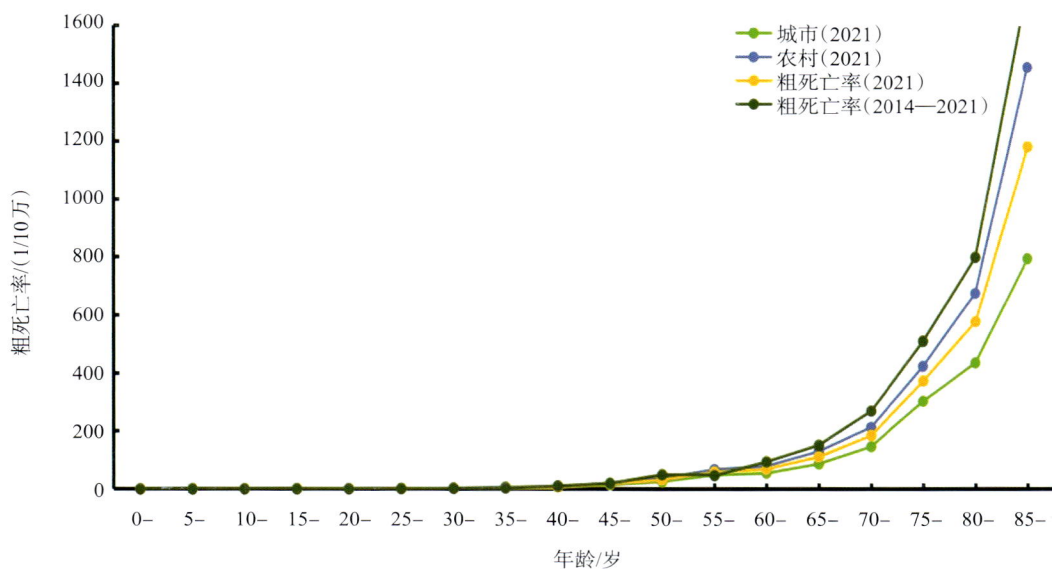

图2-34　2021年城乡居民不同年龄别人群脑出血粗死亡率变化趋势

（二）脑梗死死亡情况及变化

2014年、2021年脑梗死粗死亡率分别为23.36/10万、47.32/10万，总体呈上升趋势。总体、男性、女性、城市、农村粗死亡率分别以年均10.08%、9.75%、10.52%、6.61%、11.96%的比例上升。

2014—2021年总粗死亡率随年龄的增长呈上升趋势，历年脑梗死粗死亡率，农村居民高于城市居民，男性高于女性。2021年25～39岁、45～49岁和55岁及以上年龄组的粗发病率均高于历年平均水平。与2014年相比，2021年粗死亡率总体上升2.03倍，城市居民上升1.62倍，农村居民上升2.31倍，男性上升2倍，女性上升2.05倍。2021年粗死亡率65岁以后快速上升，各年龄组的粗死亡率，农村居民高于城市居民；除15～19岁和25～29岁年龄组外，均是男性高于女性。

2014年、2021年脑梗死标化死亡率分别为27.75/10万、38.78/10万，总体呈上升趋势，总体、男性、女性、农村标化死亡率分别以年均4.92%、4.92%、4.92%、7.79%的比例上升，城市变化不大。

与2014年相比，2021年脑梗死总的标化死亡率升高39.75%，城市居民升高1.42%，农村居民升高66.23%，男性升高43.48%，女性升高36.89%。历年脑梗死标化死亡率，农村居民高于城市居民；除2014年、2019年男性低于女性，其余年份均高于女性。见表2-8所列，如图2-35、图2-36、图2-37、图2-38、图2-39、图2-40所示。

表2-8　2014—2021年脑梗死粗死亡率及变化趋势

年份	男性		女性		城市		农村		合计	
	粗死亡率/(1/10万)	标化死亡率/(1/10万)	粗死亡率/(1/10万)	标化死亡率/(1/10万)	粗死亡率/(1/10万)	标化死亡率/(1/10万)	粗死亡率/(1/10万)	标化死亡率/(1/10万)	粗死亡率/(1/10万)	标化死亡率/(1/10万)
2014	24.58	27.51	22.10	27.81	18.25	21.81	27.24	32.01	23.36	27.75
2015	28.45	31.83	24.53	30.55	20.36	24.10	30.96	36.38	26.48	31.25
2016	30.23	31.32	27.23	31.00	21.25	23.75	34.25	36.73	28.74	31.25
2017	32.22	33.66	28.89	33.22	21.96	24.77	36.88	39.93	30.57	33.55
2018	37.58	36.43	33.70	36.17	23.79	25.00	44.38	44.62	35.66	36.43
2019	37.67	36.95	34.82	38.15	22.50	20.71	46.57	51.32	36.26	37.60
2020	43.54	38.61	40.15	38.37	28.87	23.40	51.31	50.62	41.86	38.54
2021	49.25	39.47	45.37	38.07	29.54	22.12	62.86	53.21	47.32	38.78
APC/%	9.75	4.92	10.52	4.92	6.61	-0.50	11.96	7.79	10.08	4.92
t值	17.277	9.022	25.201	8.565	6.982	-0.494	20.431	11.563	21.046	9.257
P值	<0.001	<0.001	<0.001	<0.001	<0.001	0.639	<0.001	<0.001	<0.001	<0.001

注：APC为年度变化百分比。

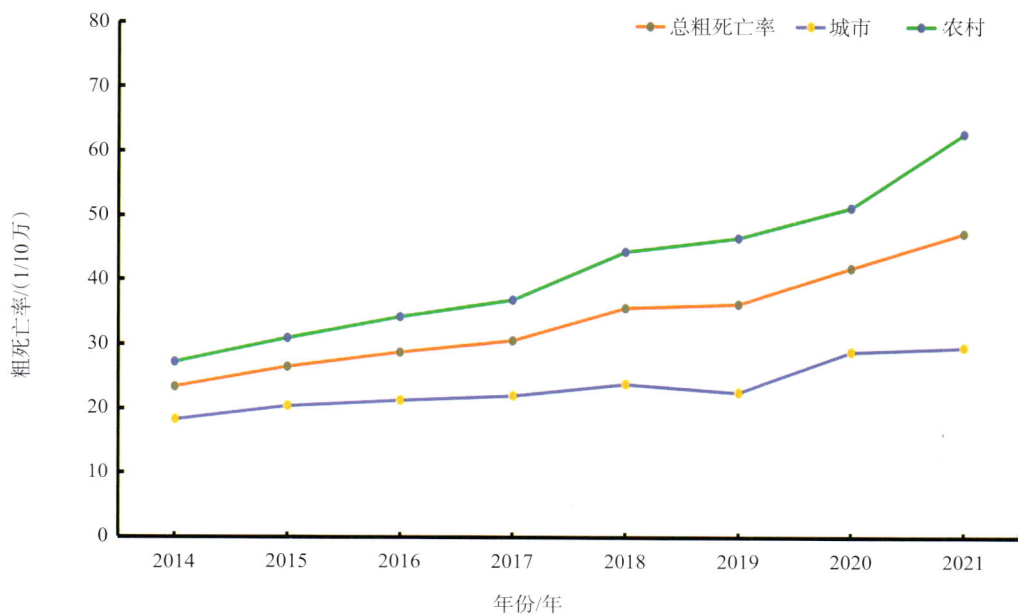

图2-35　2014—2021年城乡居民脑梗死粗死亡率变化趋势

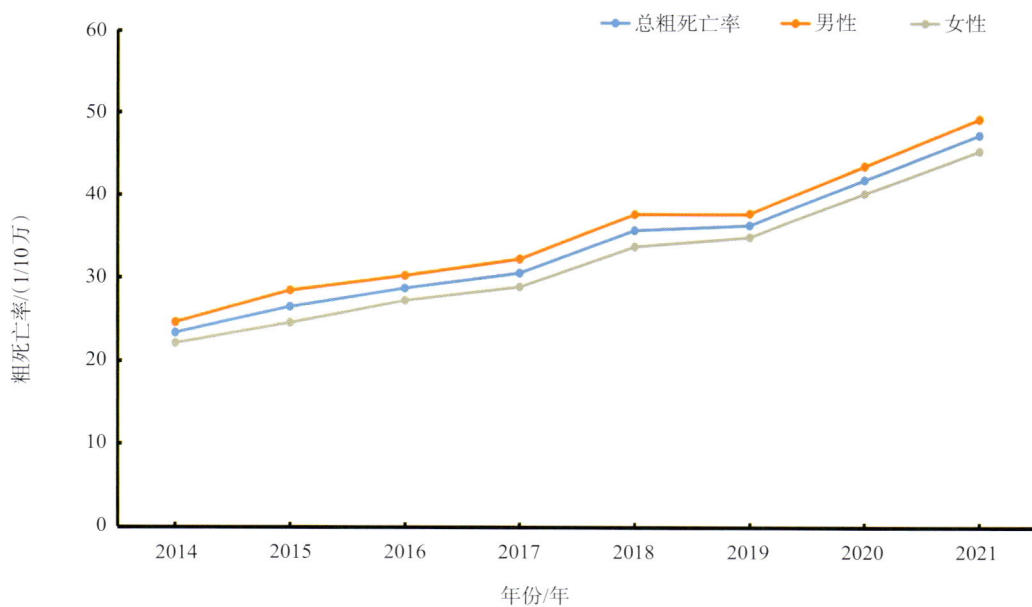

图2-36　2014—2021年不同性别居民脑梗死粗死亡率变化趋势

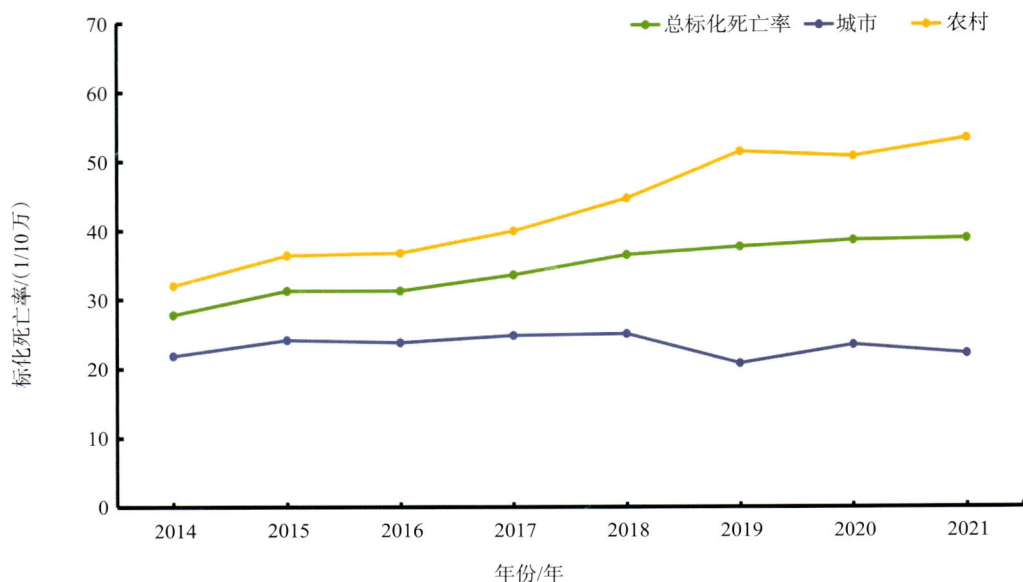

图2-37　2014—2021年城乡居民脑梗死标化死亡率变化趋势

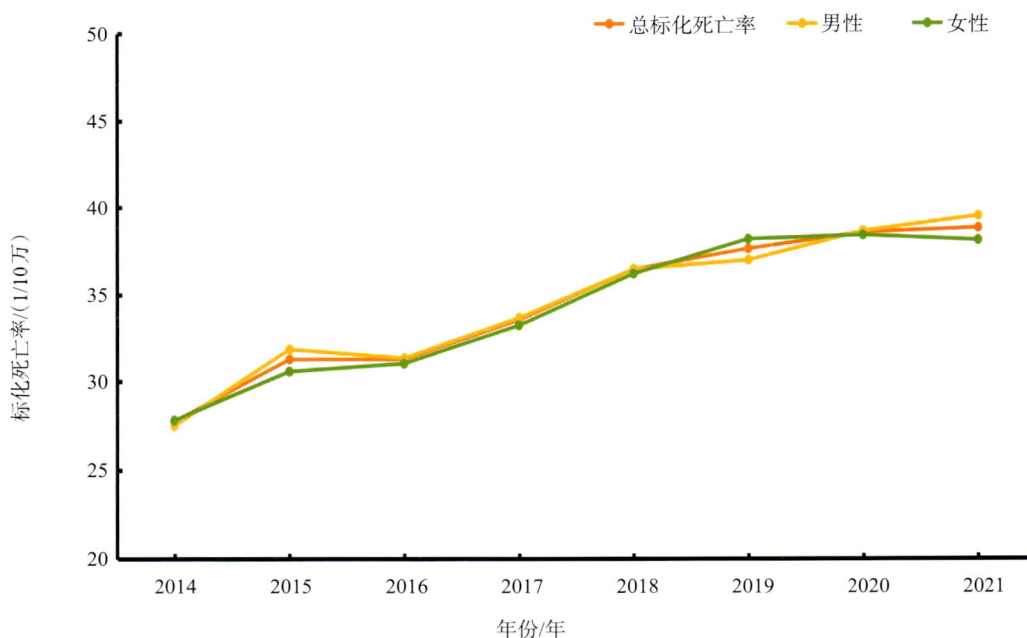

图2-38　2014—2021年不同性别居民脑梗死标化死亡率变化趋势

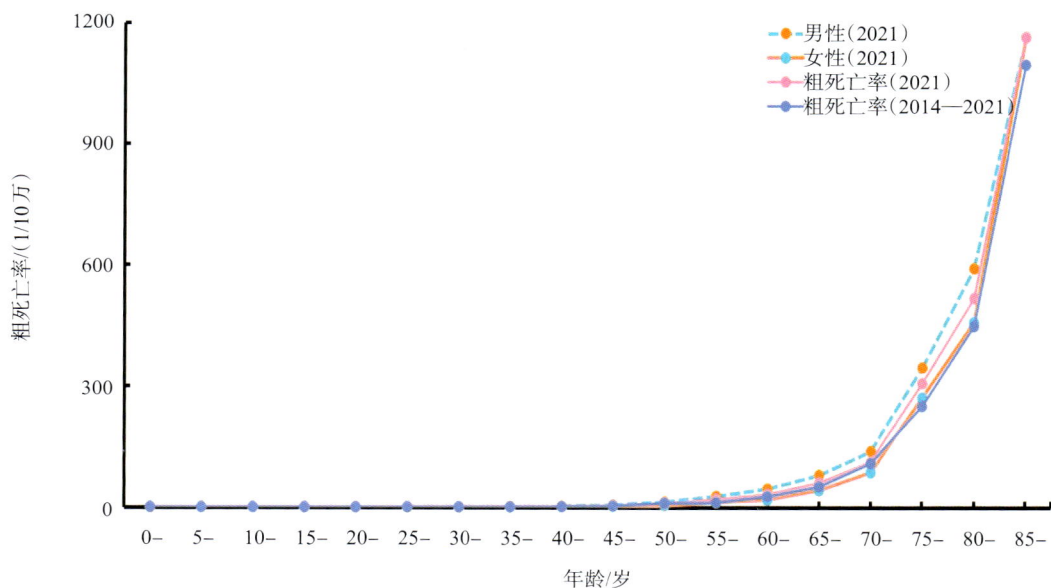

图2-39　2021年不同性别、年龄别居民脑梗死粗死亡率变化趋势

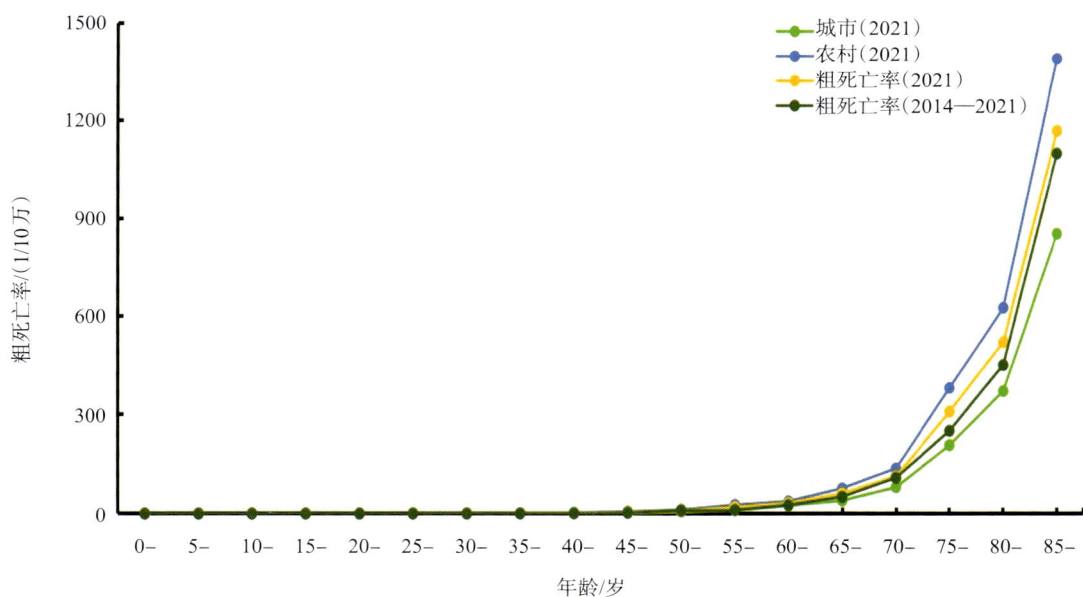

图2-40　2021年不同年龄别城乡居民脑梗死粗死亡率变化趋势

（三）蛛网膜下出血死亡情况及变化

2014年、2021年蛛网膜下出血粗死亡率分别为6.53/10万、2.86/10万，总体呈下降趋势。总体、男性、女性、城市、农村粗死亡率分别以年均12.37%、13.15%、11.40%、10.77%、13.76%的比例下降。

2014—2021年总粗死亡率随年龄的增长呈上升趋势，历年粗死亡率，男性均高于女性；除2014年外，其余年份城市居民均高于农村居民。2021年除15～19岁、35～39岁年龄组外，其余年龄组粗发病率均低于历年平均水平。与2014年相比，2021年粗死亡率总体下降56.15%，城市居民下降44.80%，农村居民下降64.00%，男性下降58.95%，女性下降52.06%。2021年粗死亡率65岁以后快速上升；各年龄组粗死亡率，低年龄段（25岁以下）和高年龄段（80岁及以上）女性高于男性，其余年龄组均是男性高于女性；40岁以下农村居民高于城市居民（除15～19岁年龄组），40岁及以上城市高于农村（除55～59岁年龄组）。

2014年、2021年蛛网膜下出血标化死亡率分别为7.52/10万、2.46/10万，总体呈持续下降趋势。总体、男性、女性、城市、农村标化死亡率分别以年均15.89%、16.14%、15.46%、15.63%、16.47%的比例下降。

与2014年相比，2021年蛛网膜下出血总的标化死亡率降低67.29%，城市居民降低61.60%，农村居民降低72.10%，男性降低67.87%，女性降低65.96%；历年蛛网膜下出血标化死亡率死亡率，男性均高于女性；除2014年农村居民高于城市居民，其余年份均低于城市居民。见表2-9所列，如图2-41、图2-42、图2-43、图2-44、图2-45、图2-46所示。

表2-9　2014—2021年蛛网膜下出血死亡率及变化趋势

年份	男性		女性		城市		农村		合计	
	粗死亡率/(1/10万)	标化死亡率/(1/10万)	粗死亡率/(1/10万)	标化死亡率/(1/10万)	粗死亡率/(1/10万)	标化死亡率/(1/10万)	粗死亡率/(1/10万)	标化死亡率/(1/10万)	粗死亡率/(1/10万)	标化死亡率/(1/10万)
2014	7.57	8.31	5.46	6.61	5.88	6.64	7.02	8.1	6.53	7.52
2015	7.28	7.80	5.60	6.81	7.70	8.59	5.51	6.32	6.44	7.32
2016	6.15	6.23	4.84	5.32	6.81	7.30	4.54	4.77	5.50	5.80
2017	5.83	5.93	4.97	5.47	6.35	6.75	4.71	4.95	5.40	5.72
2018	4.46	4.36	3.55	3.70	5.13	5.19	3.18	3.2	4.01	4.06
2019	3.90	3.70	3.11	3.22	3.89	3.43	3.23	3.38	3.51	3.47
2020	3.27	2.91	2.88	2.67	3.81	3.13	2.54	2.45	3.08	2.80
2021	3.11	2.67	2.62	2.25	3.24	2.55	2.53	2.26	2.86	2.46
APC/%	−13.15	−16.14	−11.40	−15.46	−10.77	−15.63	−13.76	−16.47	−12.37	−15.89
t值	−15.488	−17.312	−8.84	−10.979	−4.86	−5.8891	−10.276	−11.525	−12.331	−14.328
P值	<0.001	<0.001	<0.001	<0.001	0.003	0.001	<0.001	<0.001	<0.001	<0.001

注：APC为年度变化百分比。

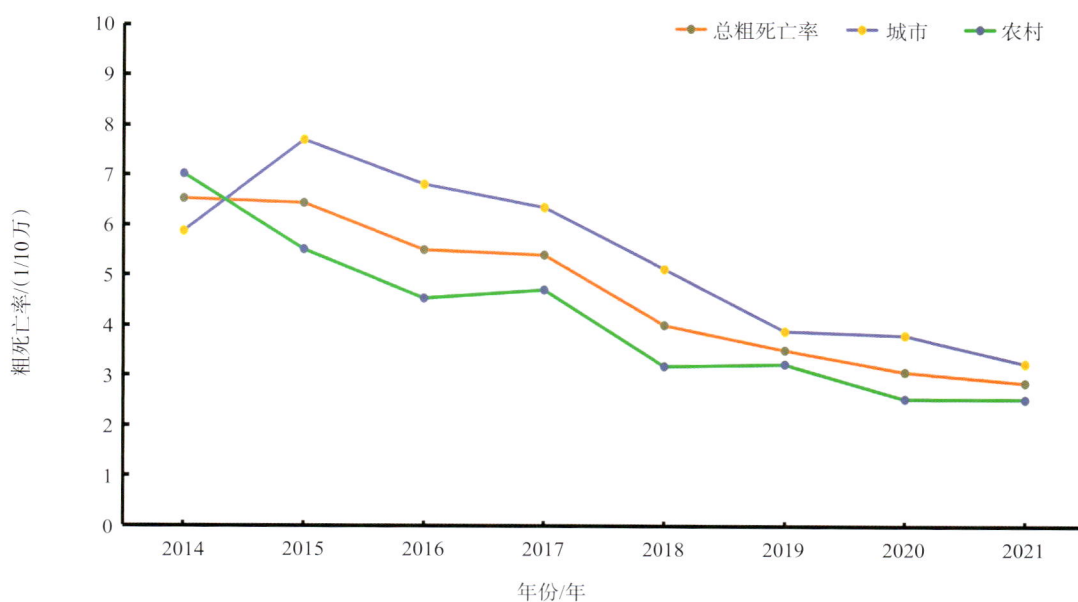

图2-41 2014—2021年城乡居民蛛网膜下出血粗死亡率变化趋势

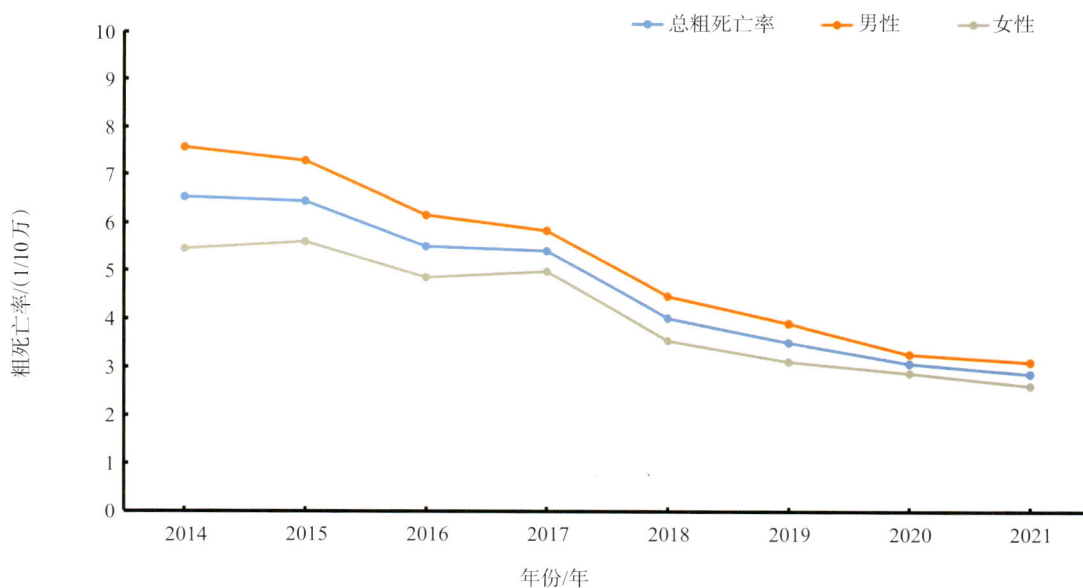

图2-42 2014—2021年不同性别居民蛛网膜下出血粗死亡率变化趋势

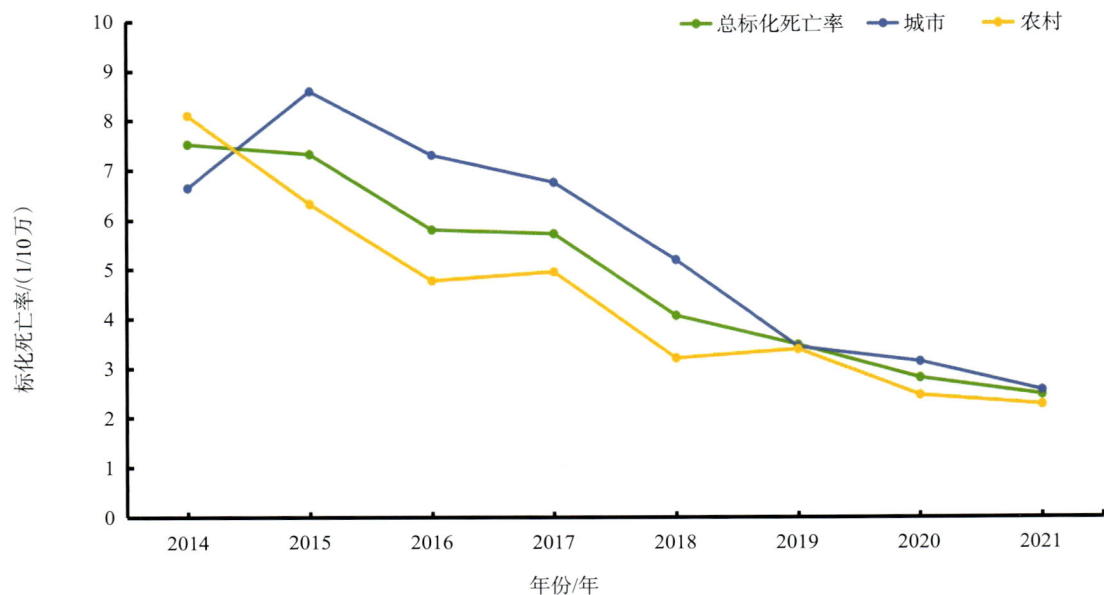

图2-43　2014-2021年城乡居民蛛网膜下出血标化死亡率变化趋势

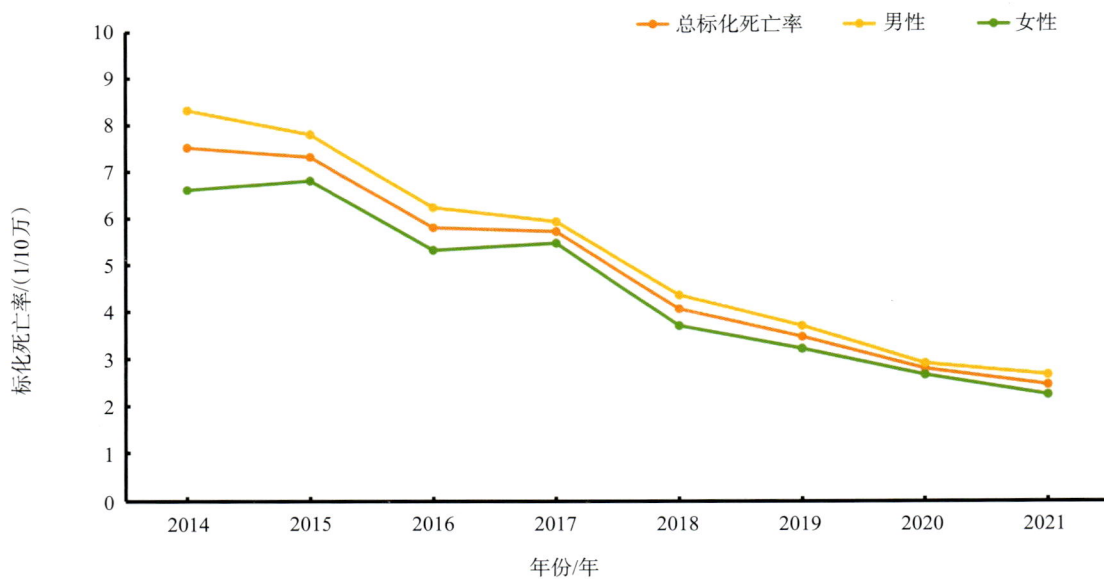

图2-44　2014-2021年不同性别居民蛛网膜下出血标化死亡率变化趋势

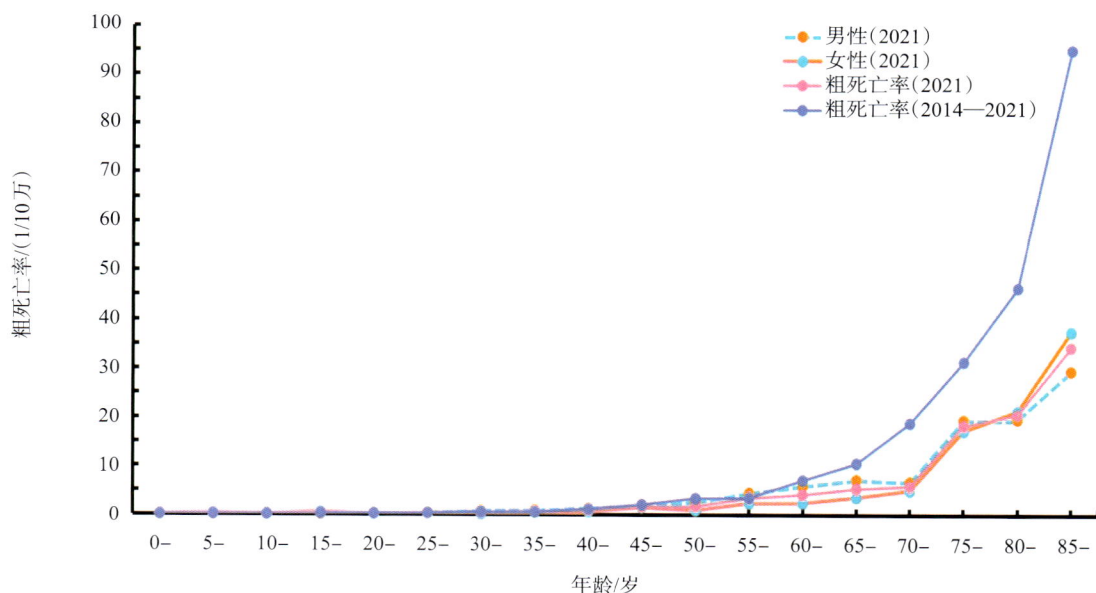

图2-45　2021年不同性别、年龄别居民蛛网膜下出血粗死亡率变化趋势

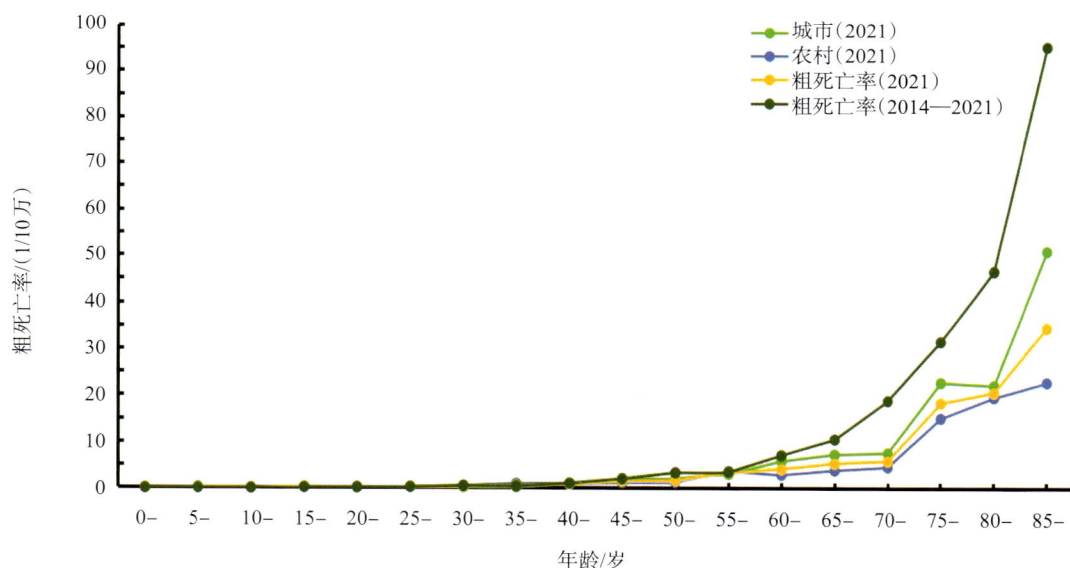

图2-46　2021年不同年龄别城乡居民蛛网膜下出血粗死亡率变化趋势

（四）脑卒中未特指死亡情况及变化

2014年、2021年脑卒中未特指粗死亡率分别为3.76 /10万、5.81/10万，总体呈波动型上升趋势。总体、男性、女性、城市粗死亡率分别以年均6.50%、6.18%、6.93%、21.65%的比例上升，农村变化不大。

2014—2021年总粗死亡率随年龄的增长呈上升趋势，历年脑卒中未特指粗死亡率，男性高于女性；除2019年和2020年城市居民高于农村居民，其他年份均低于农村居民。2021年25～29岁、35～44岁和55～59岁年龄组粗死亡率均高于历年平均水平。与2014年相比，2021年粗死亡率总体上升1.54倍，城市居民上升3.26倍，农村居民上升1.23倍，男性上升1.58倍，女性上升1.51倍。2021年粗死亡率65岁以后快速上升；各年龄组粗死亡率，男性均高于女性；除35～39岁、45～49岁和70～74岁年龄组外，农村居民粗死亡率均高于城市居民。

2014年、2021年脑卒中未特指标化死亡率分别为4.45/10万、4.79/10万，总体呈先升高后下降的趋势，但城市标化死亡率以年均14.11%的比例上升。与2014年相比，2021年总的标化死亡率升高7.64%，城市居民升高105.81%，农村居民降低10.97%，男性升高14.63%，女性升高0.69%。历年脑卒中未特指标化死亡率，除2020年农村居民与城市居民持平，其余年份均高于城市居民；除2017—2019年男性低于女性，其余年份均高于女性。见表2-10所列，如图2-47、图2-48、图2-49、图2-50、图2-51、图2-52所示。

表2-10　2014—2021年脑卒中未特指死亡率及变化趋势

年份	男性		女性		城市		农村		合计	
	粗死亡率/(1/10万)	标化死亡率/(1/10万)	粗死亡率/(1/10万)	标化死亡率/(1/10万)	粗死亡率/(1/10万)	标化死亡率/(1/10万)	粗死亡率/(1/10万)	标化死亡率/(1/10万)	粗死亡率/(1/10万)	标化死亡率/(1/10万)
2014	4.04	4.51	3.47	4.36	1.44	1.72	5.52	6.47	3.76	4.45
2015	4.78	5.21	3.79	4.70	1.93	2.16	6.01	7.01	4.28	4.97
2016	4.69	4.83	4.11	4.70	2.84	3.12	5.55	5.94	4.40	4.77
2017	4.96	5.11	4.83	5.5	3.92	4.22	5.61	6.09	4.90	5.31
2018	5.68	5.57	5.22	5.63	4.28	4.47	6.32	6.39	5.45	5.61
2019	6.08	5.97	5.81	6.32	6.28	5.78	5.69	6.26	5.94	6.14
2020	5.77	5.11	5.22	4.97	6.09	4.97	5.06	4.95	5.49	5.05
2021	6.36	5.17	5.24	4.39	4.70	3.54	6.77	5.76	5.81	4.79
APC/%	6.18	1.92	6.93	1.51	21.65	14.11	0.90	-2.76	6.50	1.71
t值	7.496	1.597	4.833	0.7	5.277	3.024	0.623	-2.208	6.666	1.076
P值	<0.001	0.161	0.003	0.51	0.002	0.023	0.557	0.069	<0.001	0.323

注：APC为年度变化百分比。

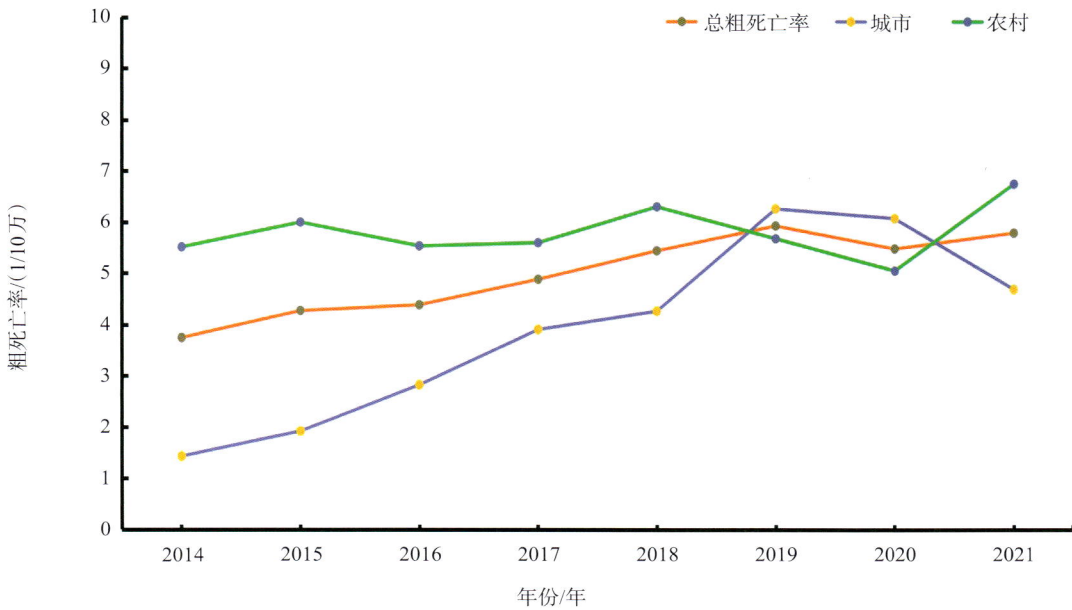

图2-47　2014—2021年城乡居民脑卒中未特指粗死亡率变化趋势

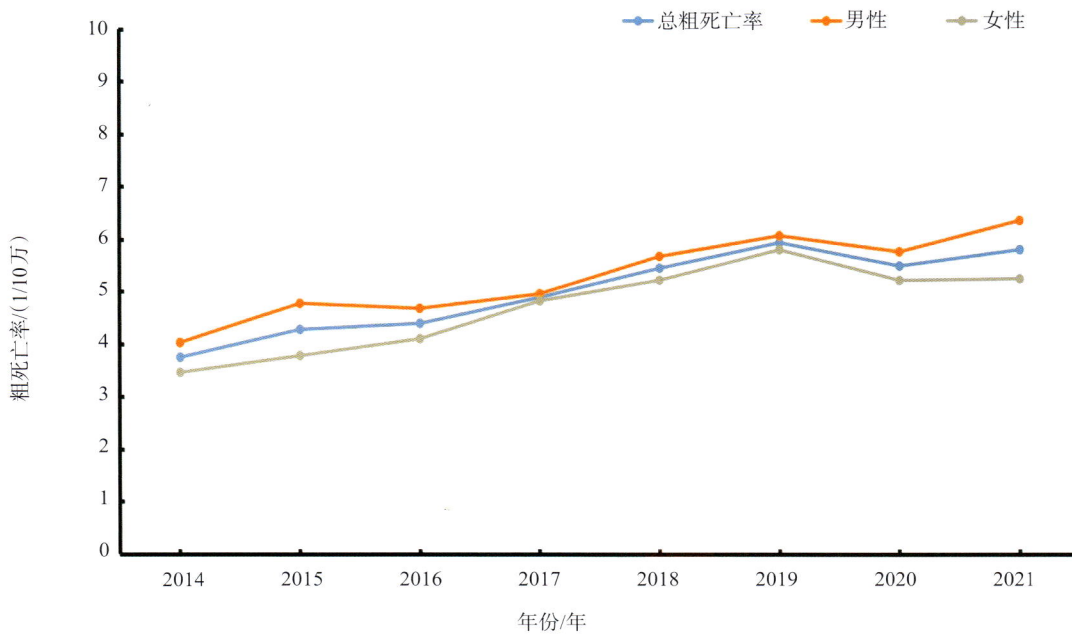

图2-48　2014—2021年不同性别居民脑卒中未特指粗死亡率变化趋势

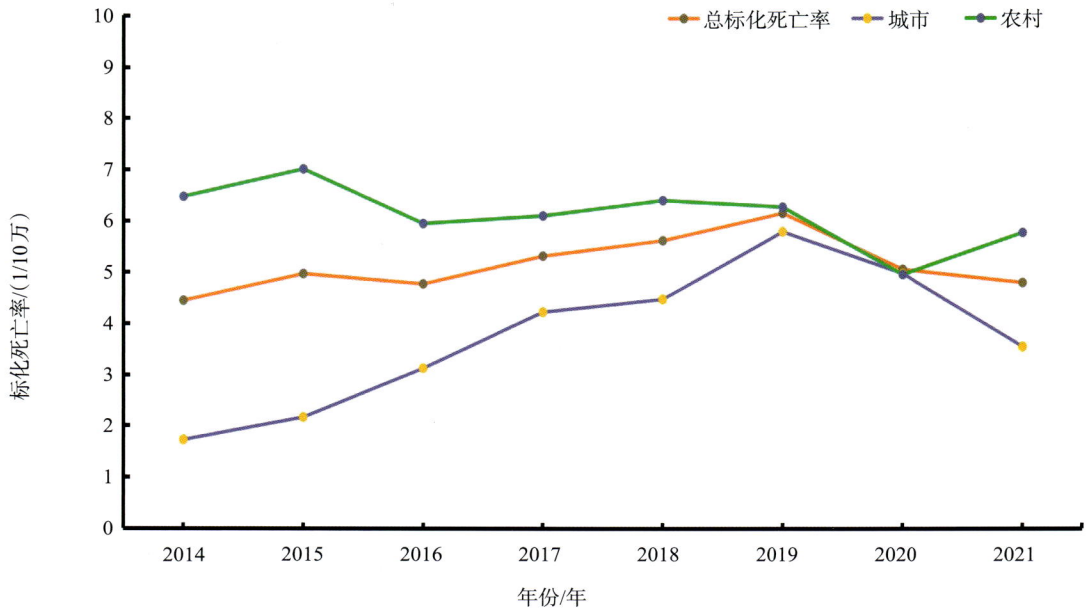

图2-49　2014—2021年城乡居民脑卒中未特指标化死亡率变化趋势

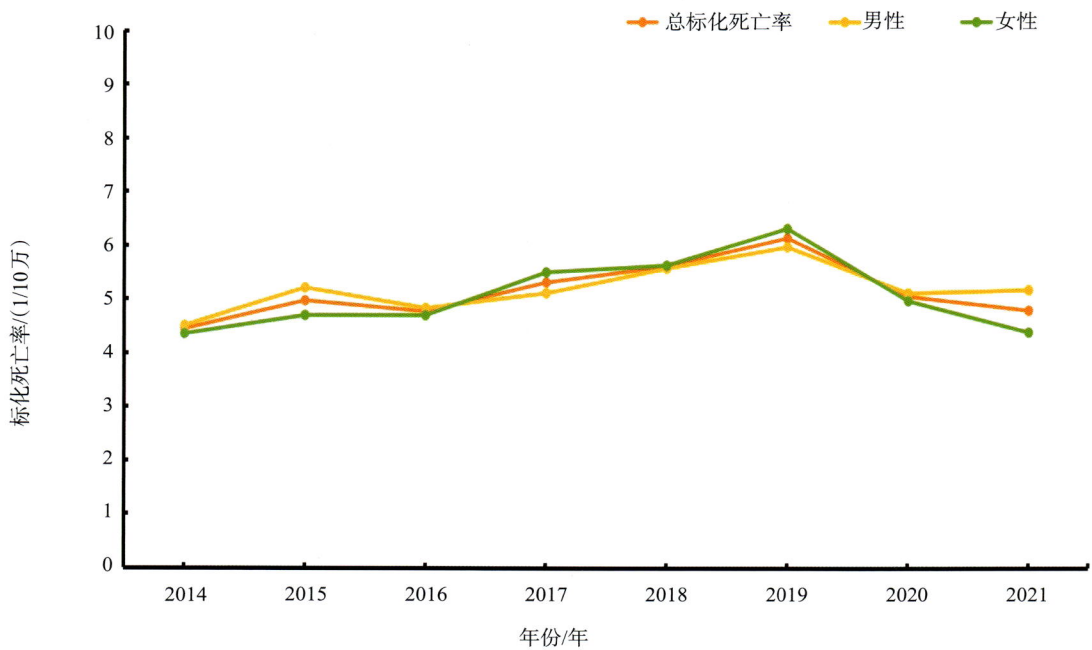

图2-50　2014—2021年不同性别居民脑卒中未特指标化死亡率变化趋势

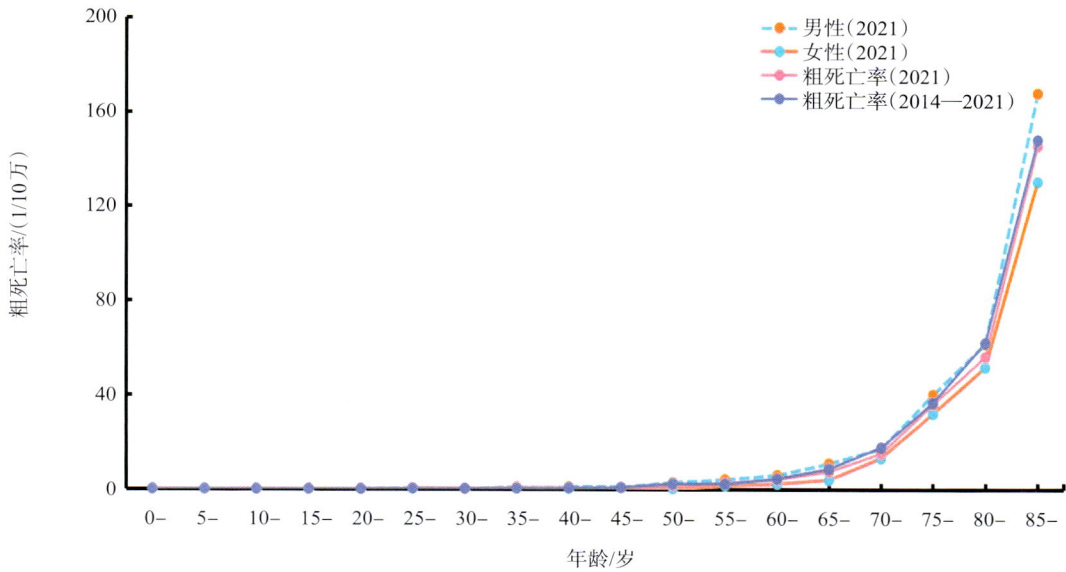

图2-51 2021年不同性别、年龄别居民脑卒中未特指粗死亡率变化趋势

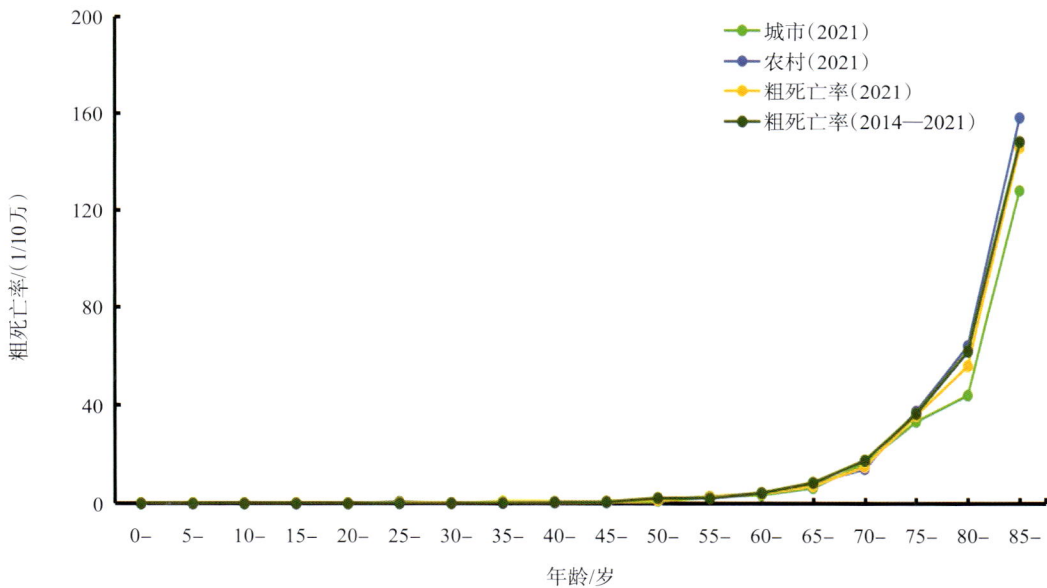

图2-52 2021年不同年龄别城乡居民脑卒中未特指粗死亡率变化趋势

三、高血压心脏病死亡情况及变化

2014年、2021年高血压心脏病粗死亡率分别为17.41/10万、19.98/10万，总体呈波动上升趋势。

2014—2021年总粗死亡率随年龄的增长呈上升趋势。历年高血压心脏病粗死亡率，2017—2019年，男性与女性基本持平，其余年份均高于女性；2021年城市居民与农村居民基本持平，其余年份均高于农村居民。2021年25~39岁、45~49岁和55~59岁年龄组粗发病率高于历年平均水平。与2014年相比，2021年粗死亡率总体上升1.15倍，城市居民降低9.45%，农村居民上升1.39倍，男性上升1.15倍，女性上升1.12倍。2021年粗死亡率70岁以后快速上升；各年龄组粗死亡率，男性高于女性，城市居民高于农村居民。

2014年、2021年高血压心脏病粗死亡率分别为20.92/10万、16.38/10万，总体呈波动型下降趋势，总体、男性、女性、城市标化死亡率分别以年均3.34%、3.05%、3.73%、7.32%的比例下降，农村变化不大。

与2014年相比，2021年总的标化死亡率降低至原来的21.70%，城市居民降低42.75%，农村居民升高0.24%，男性降低至原来的17.20%，女性降低至原来的25.71%；历年高血压心脏病标化死亡率，2021年农村居民高于城市居民，其余年份均低于城市居民；2021年男性高于女性，2015年与女性基本持平，其余年份均低于女性。见表2-11所列，如图2-53、图2-54、图2-55、图2-56、图2-57、图2-58所示。

表2-11　2014—2021年高血压心脏病死亡率及变化趋势

年份	男性		女性		城市		农村		合计	
	粗死亡率/(1/10万)	标化死亡率/(1/10万)	粗死亡率/(1/10万)	标化死亡率/(1/10万)	粗死亡率/(1/10万)	标化死亡率/(1/10万)	粗死亡率/(1/10万)	标化死亡率/(1/10万)	粗死亡率/(1/10万)	标化死亡率/(1/10万)
2014	18.05	20.52	16.75	21.2	21.43	25.99	14.35	17.02	17.41	20.92
2015	18.25	20.61	16.34	20.4	22.32	26.59	13.61	16.13	17.29	20.53
2016	15.97	16.78	16.06	18.35	20.29	22.90	12.88	13.95	16.02	17.57
2017	16.30	16.99	16.04	18.34	20.45	23.17	13.03	13.97	16.17	17.67
2018	18.39	18.22	17.46	18.84	23.12	25.12	14.11	14.23	17.93	18.57
2019	15.90	15.68	16.17	17.79	20.39	19.10	12.76	14.10	16.03	16.73
2020	18.28	16.38	17.16	16.62	21.59	17.87	14.91	14.82	17.72	16.52
2021	20.84	16.99	18.76	15.75	19.62	14.88	19.96	17.06	19.98	16.38
APC/%	1.31	−3.05	1.41	−3.73	−0.80	−7.32	3.46	−0.40	1.41	−3.34
t值	0.931	−2.733	1.915	−7.155	−0.892	−4.98	1.676	−0.291	1.291	0.007
P值	0.388	0.034	0.104	<0.001	0.407	0.003	0.145	0.781	0.244	0.003

注：APC为年度变化百分比。

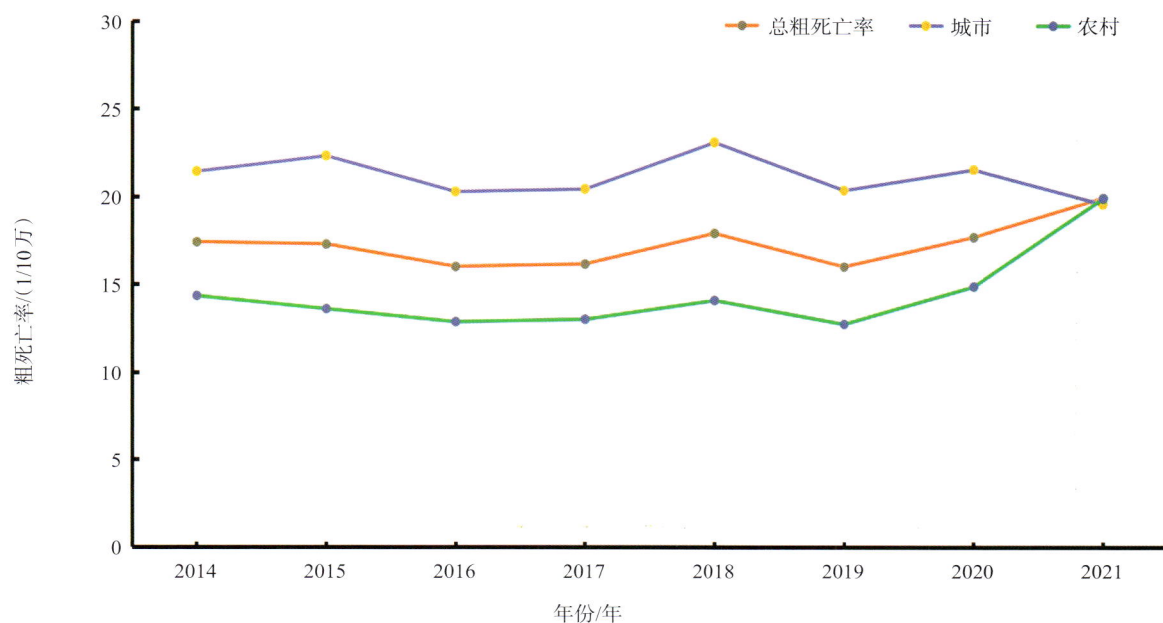

图2-53 2014—2021年城乡居民高血压心脏病粗死亡率变化趋势

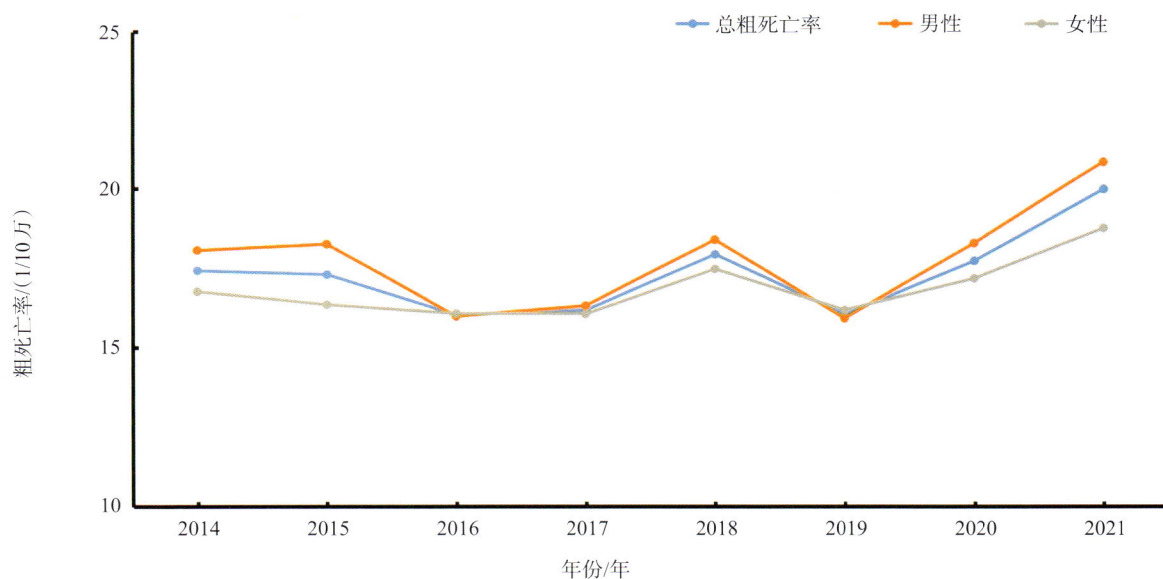

图2-54 2014—2021年不同性别居民高血压心脏病粗死亡率变化趋势

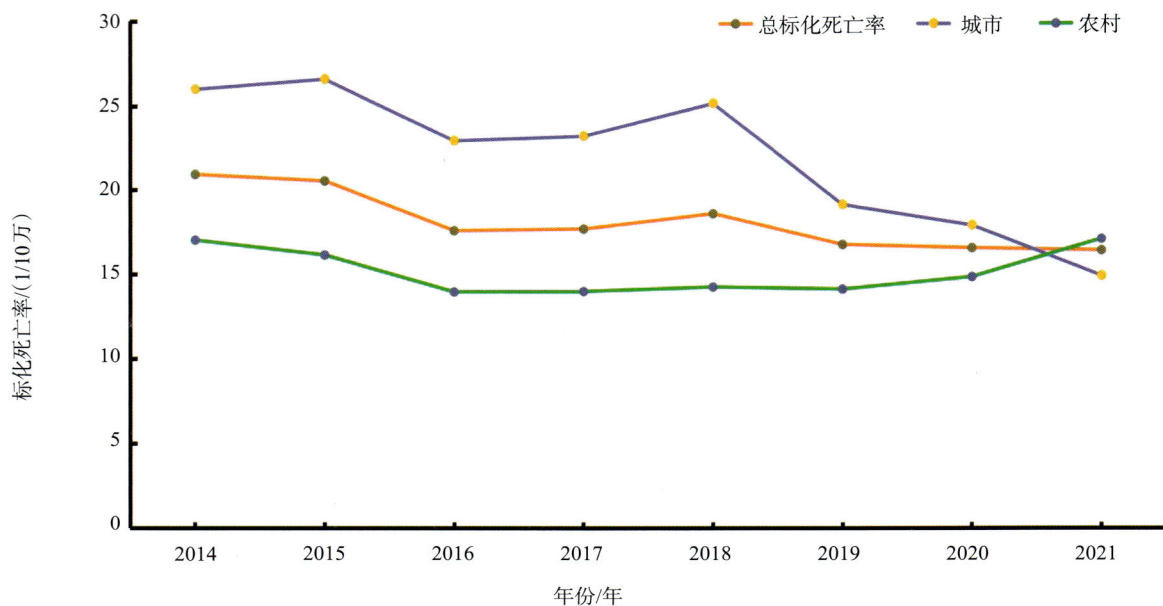

图 2-55　2014—2021 年城乡居民高血压心脏病标化死亡率变化趋势

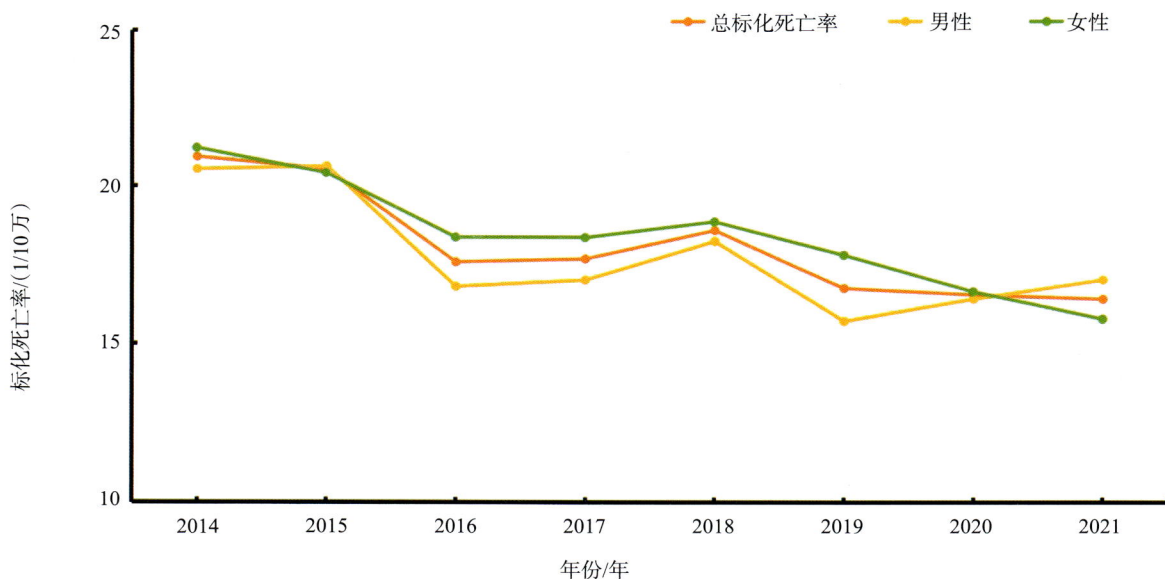

图 2-56　2014—2021 年不同性别居民高血压心脏病标化死亡率变化趋势

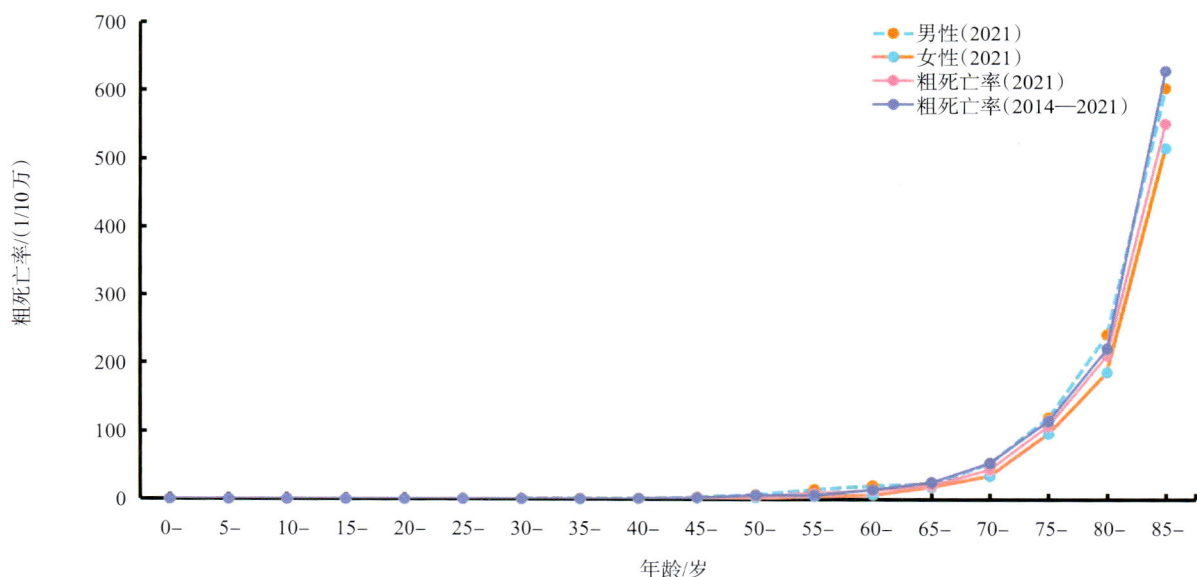

图 2-57　2021 年不同性别、年龄别居民高血压心脏病粗死亡率变化趋势

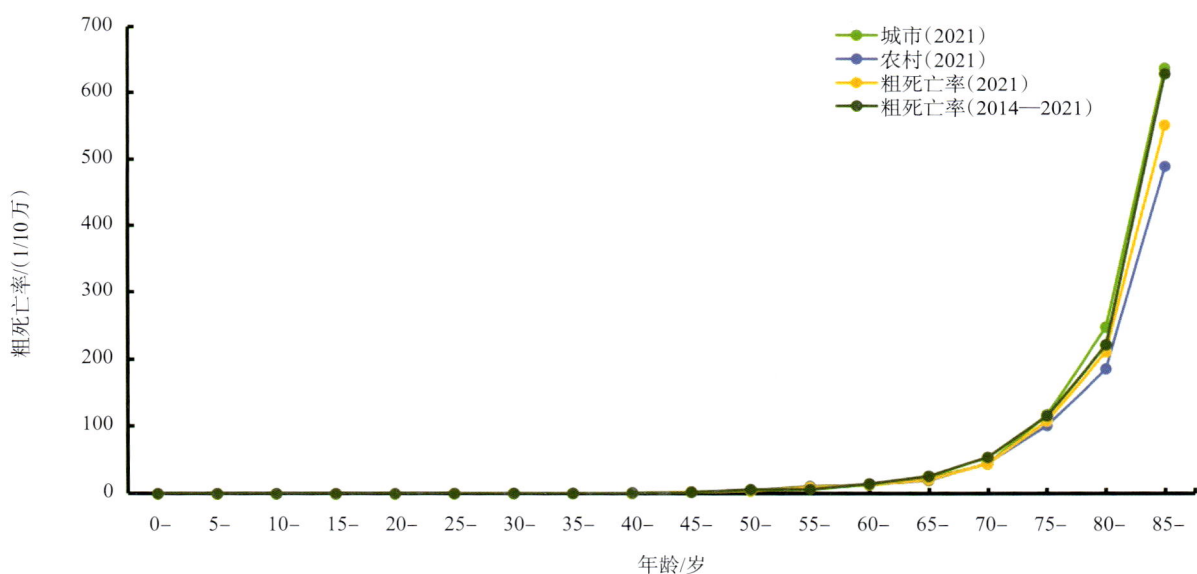

图 2-58　2021 年不同年龄别城乡居民高血压心脏病粗死亡率变化趋势

四、缺血性心脏病死亡情况及变化

2014 年、2021 年缺血性心脏病粗死亡率分别为 66.34 /10 万、104.92/10 万，总体呈上升趋势。总体、男性、女性、城市、农村粗死亡率分别以年均 6.08%、5.76%、6.40%、4.60%、7.04% 的比例上升。

2014—2021年总粗死亡率随年龄的增长呈上升趋势。历年缺血性心脏病粗死亡率，农村居民远高于城市居民；除2017和2019年，男性均高于女性。2021年55～59岁和75～84岁年龄组粗发病率明显高于历年平均水平。与2014年相比，2021年粗死亡率总体上升1.58倍，城市居民上升1.48倍，农村居民上升1.67倍，男性上升1.56倍，女性上升1.61倍。2021年粗死亡率70岁以后快速上升；各年龄组粗死亡率，10岁及以上年龄组，男性粗死亡率高于女性；除20～24岁年龄组和35～39岁年龄组外，农村居民高于城市居民。

2014年、2021年高血压心脏病粗死亡率分别为79.25/10万、87.26/10万，总体呈波动型上升的趋势，农村标化死亡率以年均3.25%的比例上升。与2014年相比，2021年总的标化死亡率升高10.11%，城市居民降低6.02%，农村居民升高21.59%，男性升高13.05%，女性升高7.78%；历年缺血性心脏病标化死亡率，农村居民高于城市居民；除2021年，女性与男性基本持平，其余年份均高于男性。见表2-12所列，如图2-59、图2-60、图2-61、图2-62、图2-63、图2-64所示。

表2-12　2014—2021年缺血性心脏病死亡率及变化趋势

年份	男性		女性		城市		农村		合计	
	粗死亡率/(1/10万)	标化死亡率/(1/10万)	粗死亡率/(1/10万)	标化死亡率/(1/10万)	粗死亡率/(1/10万)	标化死亡率/(1/10万)	粗死亡率/(1/10万)	标化死亡率/(1/10万)	粗死亡率/(1/10万)	标化死亡率/(1/10万)
2014	68.54	77.30	64.09	80.94	54.75	66.25	75.16	88.44	66.34	79.25
2015	74.84	84.09	71.24	89.62	66.85	79.70	77.57	91.87	73.04	86.82
2016	80.36	84.01	75.59	86.91	71.98	80.88	82.41	88.96	77.99	85.53
2017	83.02	87.36	84.96	98.28	76.40	86.47	89.54	97.60	83.98	92.79
2018	89.65	89.17	87.29	96.04	72.82	78.20	99.99	103.08	88.48	92.68
2019	91.86	90.98	92.42	102.25	76.88	71.76	103.58	115.21	92.14	96.50
2020	93.69	84.45	91.56	88.70	80.07	66.40	101.77	101.52	92.64	86.56
2021	106.63	87.39	103.20	87.24	81.24	62.26	125.63	107.53	104.92	87.26
APC/%	5.76	1.41	6.40	1.11	4.60	-2.18	7.04	3.25	6.08	1.21
t值	13.032	2.183	10.702	0.938	4.33	-1.241	9.563	3.728	12.976	1.362
P值	<0.001	0.072	<0.001	0.384	0.005	0.261	<0.001	0.01	<0.001	0.222

注：APC为年度变化百分比。

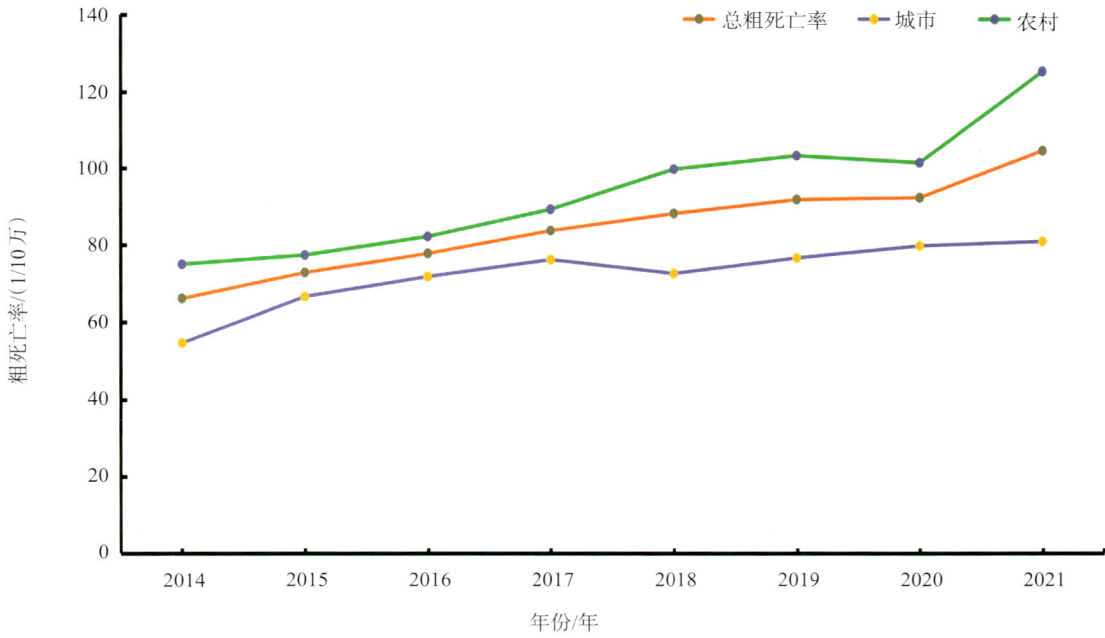

图2-59　　2014—2021年城乡居民缺血性心脏病粗死亡率变化趋势

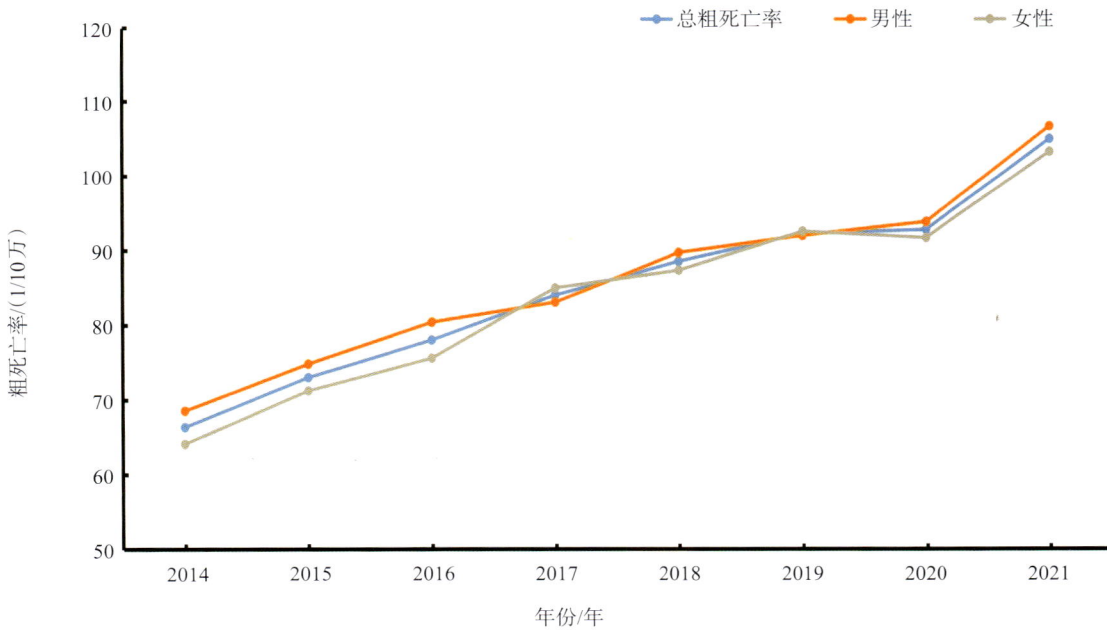

图2-60　2014—2021年不同性别居民缺血性心脏病粗死亡率变化趋势

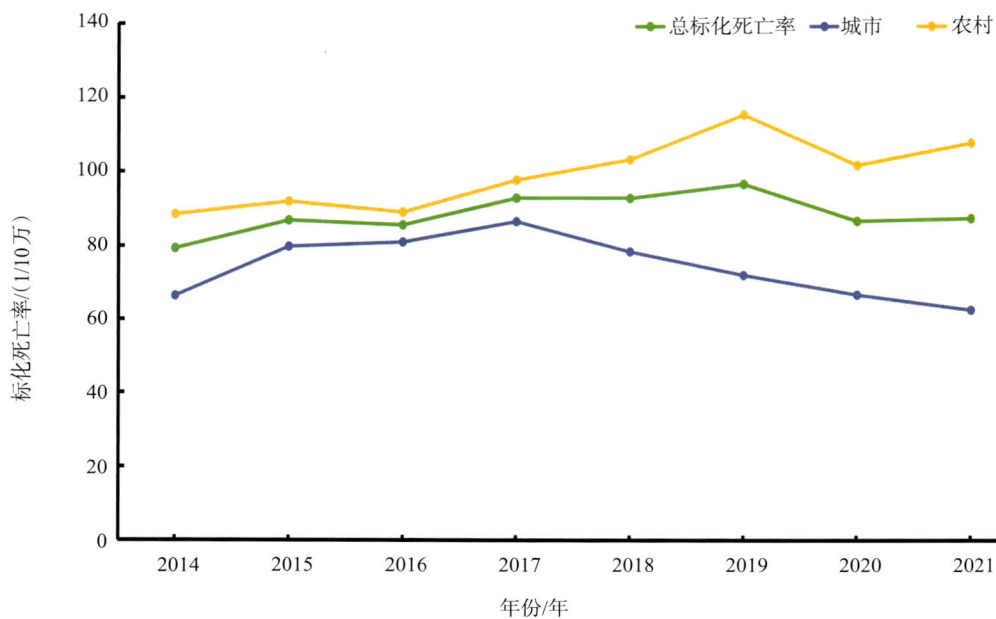

图 2-61　2014—2021 年城乡居民缺血性心脏病标化死亡率变化趋势

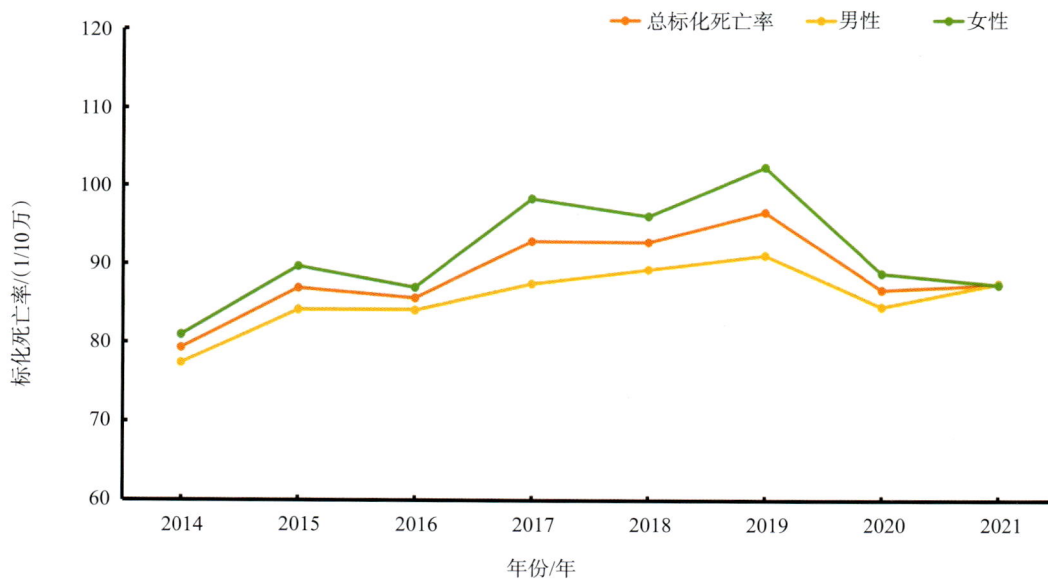

图 2-62　2014—2021 年不同性别居民缺血性心脏病标化死亡率变化趋势

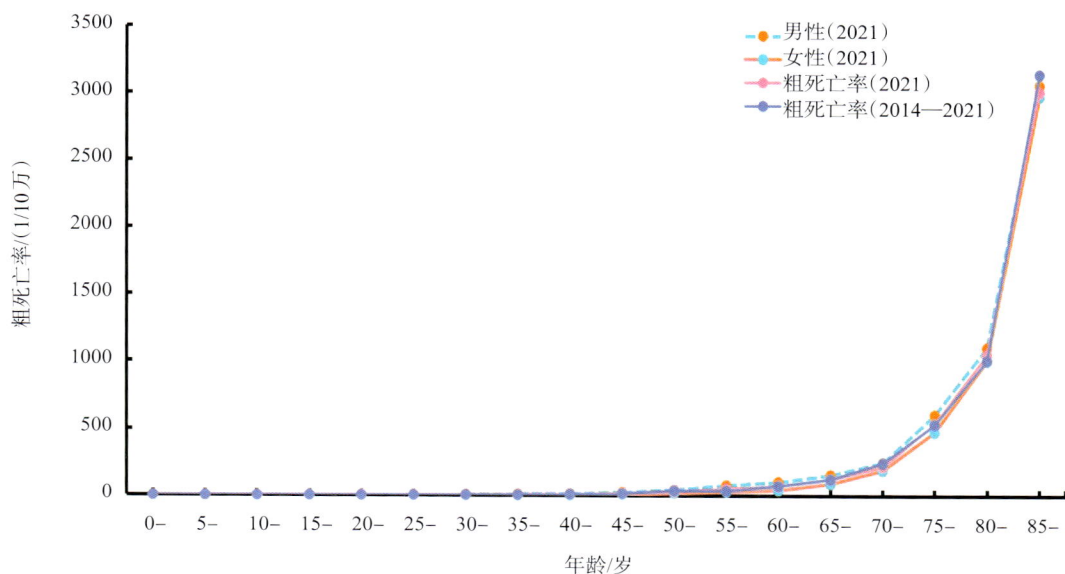

图 2-63　2021年不同性别、年龄别居民缺血性心脏病粗死亡率变化趋势

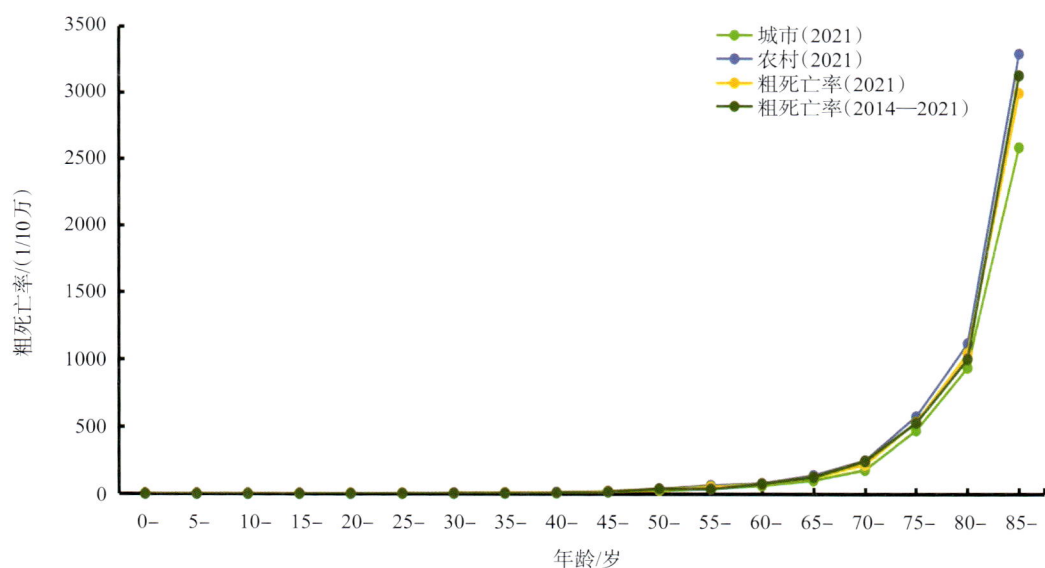

图 2-64　2021年不同年龄别城乡居民缺血性心脏病粗死亡率变化趋势

五、心肌梗死死亡情况及变化

2014年、2021年心肌梗死粗死亡率分别为41.16/10万、51.59/10万，总体呈波动型上升趋势。总体、男性、女性、农村粗死亡率分别以年均3.05%、2.94%、3.15%、3.67%的比例上升，城市变化不大。

2014—2021年总粗死亡率随年龄的增长呈上升趋势。历年心肌梗死粗死亡率，农村居民高于城市居民，男性高于女性。2021年20～24岁、35～39岁和55～59岁年龄组粗发病率高于历年平均水平。与2014年相比，2021年粗死亡率总体上升1.25倍，城市居民上升1.36倍，农村居民上升1.22倍，男性上升1.26倍，女性上升1.25倍。2021年粗死亡率70岁以后快速上升；各年龄组粗死亡率，男性高于女性；除20～24岁和35～39岁年龄组，其余年龄组均是农村居民高于城市居民。

2014年、2021年心肌梗死标化死亡率分别为51.43/10万、43.20/10万，总体呈波动型下降的趋势。总体、男性、女性、标化死亡率分别以年均2.08%、3.05%、2.96%的比例下降，城市和农村变化不大。

与2014年相比，2021年总的标化死亡率降低16.00%，城市居民降低11.94%，农村居民降低9.83%，男性降低7.41%，女性降低24.11%；历年缺血性心脏病标化死亡率，除2016年和2017年，农村居民高于城市居民。见表2-13所列，如图2-65、图2-66、图2-67、图2-68、图6-69、图2-70所示。

表2-13　2014—2021年心肌梗死死亡率及变化趋势

年份	男性		女性		城市		农村		合计	
	粗死亡率/(1/10万)	标化死亡率/(1/10万)	粗死亡率/(1/10万)	标化死亡率/(1/10万)	粗死亡率/(1/10万)	标化死亡率/(1/10万)	粗死亡率/(1/10万)	标化死亡率/(1/10万)	粗死亡率/(1/10万)	标化死亡率/(1/10万)
2014	44.47	50.17	37.76	52.54	31.55	37.45	48.46	56.72	41.16	51.43
2015	46.56	52.03	41.93	52.40	40.92	48.11	46.67	55.05	44.24	52.23
2016	47.90	49.74	40.89	46.70	44.11	49.03	44.65	47.90	44.42	48.33
2017	45.06	49.62	38.10	50.99	32.57	52.21	48.26	49.15	41.62	50.37
2018	48.77	48.51	43.66	47.92	37.49	39.78	52.68	54.45	46.24	48.33
2019	50.88	50.12	47.55	52.42	38.93	36.00	56.95	63.06	49.23	51.26
2020	52.01	46.90	45.70	44.06	40.56	33.56	54.94	54.60	48.88	45.54
2021	56.05	46.45	47.09	39.87	42.81	32.98	59.27	51.14	51.59	43.20
APC/%	2.94	−3.05	3.15	−2.96	2.22	−4.50	3.67	0.20	3.05	−2.08
t值	5.392	3.674	3.674	−2.652	1.212	−1.975	4.378	0.132	4.857	−3.062
P值	0.002	0.01	0.01	0.038	0.271	0.096	0.005	0.899	0.003	0.022

注：APC为年度变化百分比。

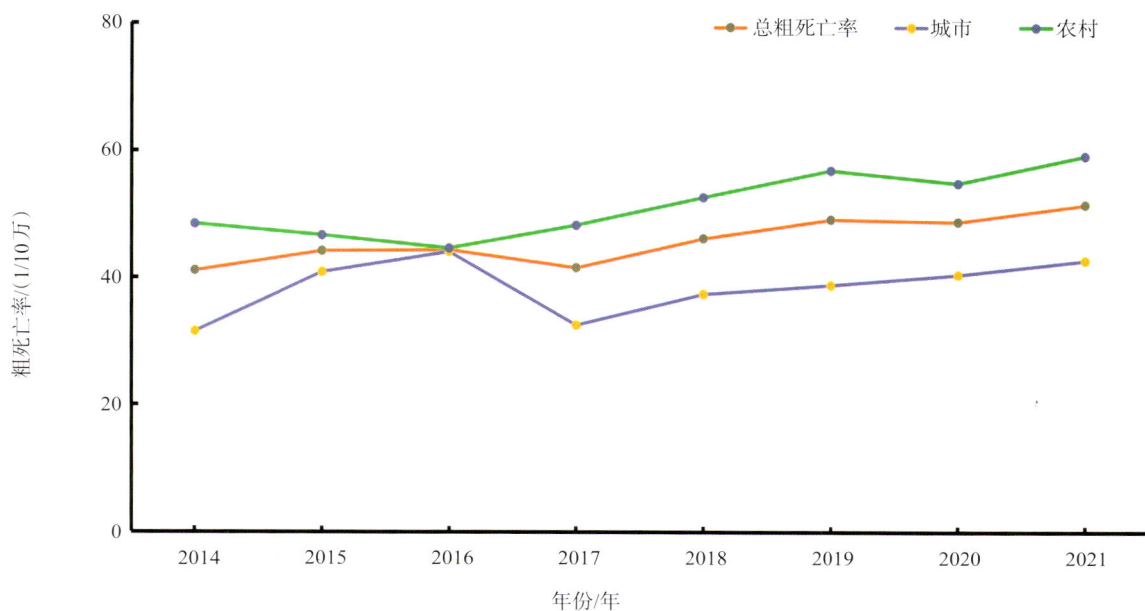

图2-65 2014—2021年城乡居民心肌梗死粗死亡率变化趋势

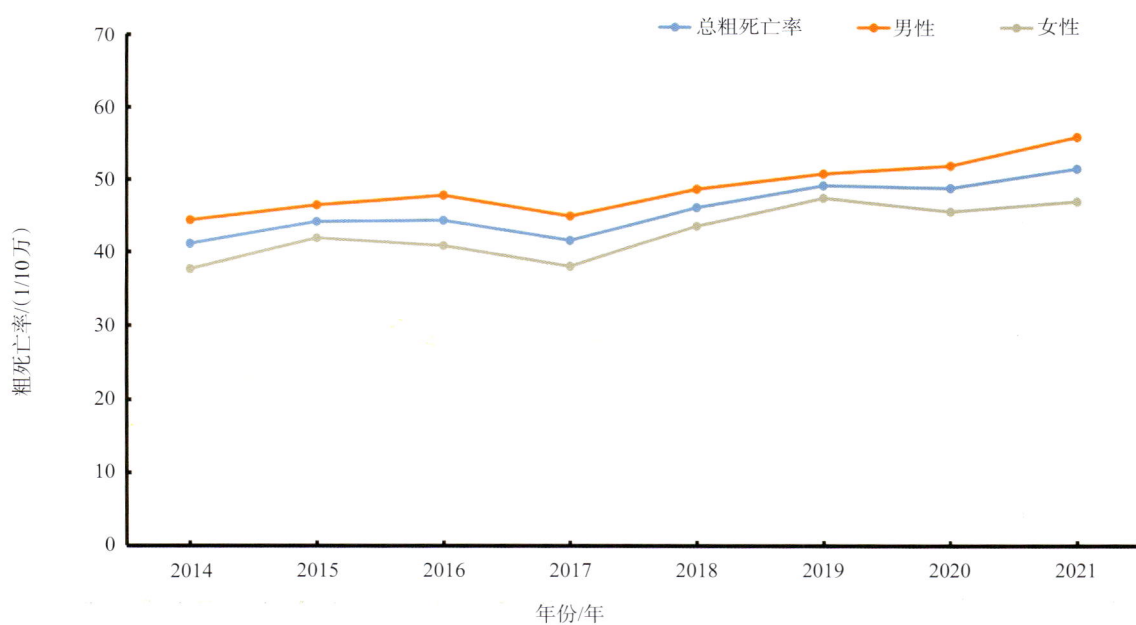

图2-66 2014—2021年不同性别居民心肌梗死疾病粗死亡率变化趋势

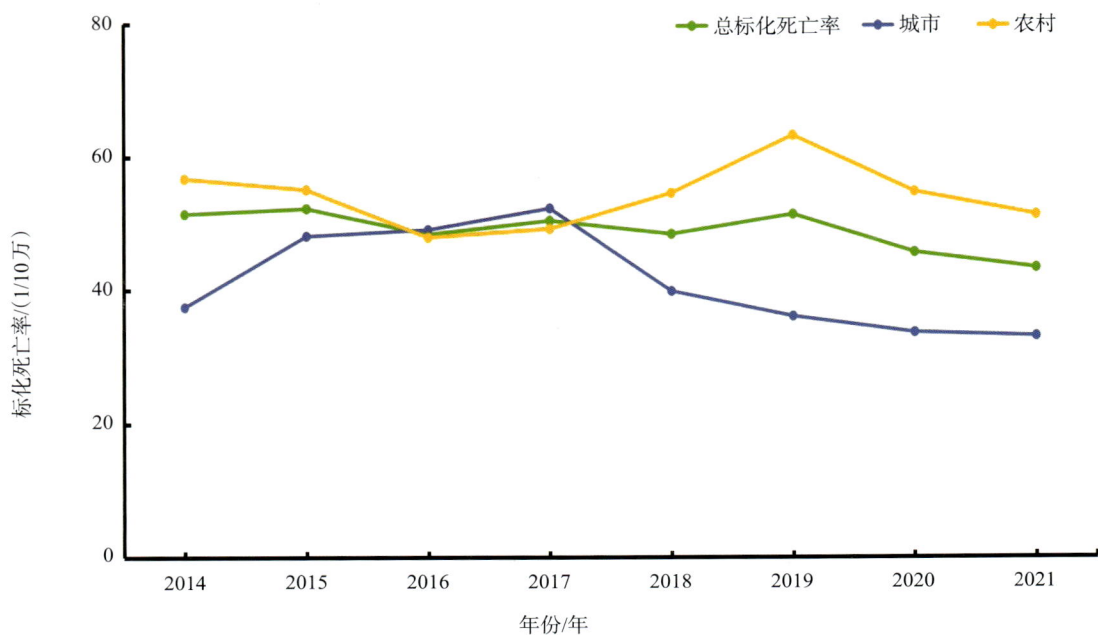

图2-67   2014—2021年城乡居民心肌梗死标化死亡率变化趋势

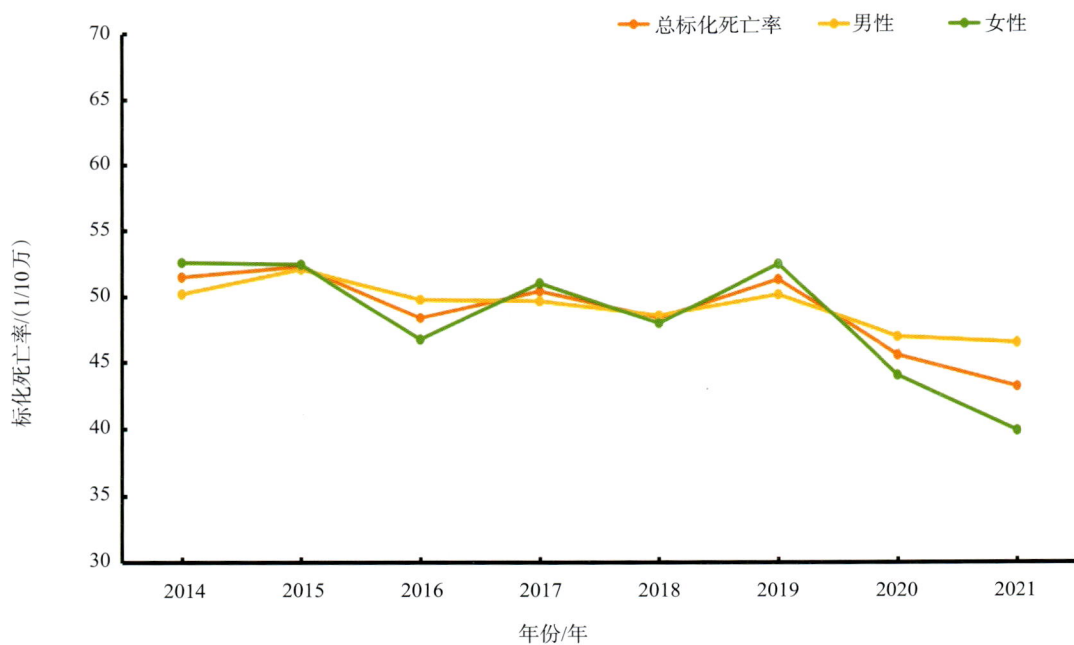

图2-68   2014—2021年不同性别居民心肌梗死疾病标化死亡率变化趋势

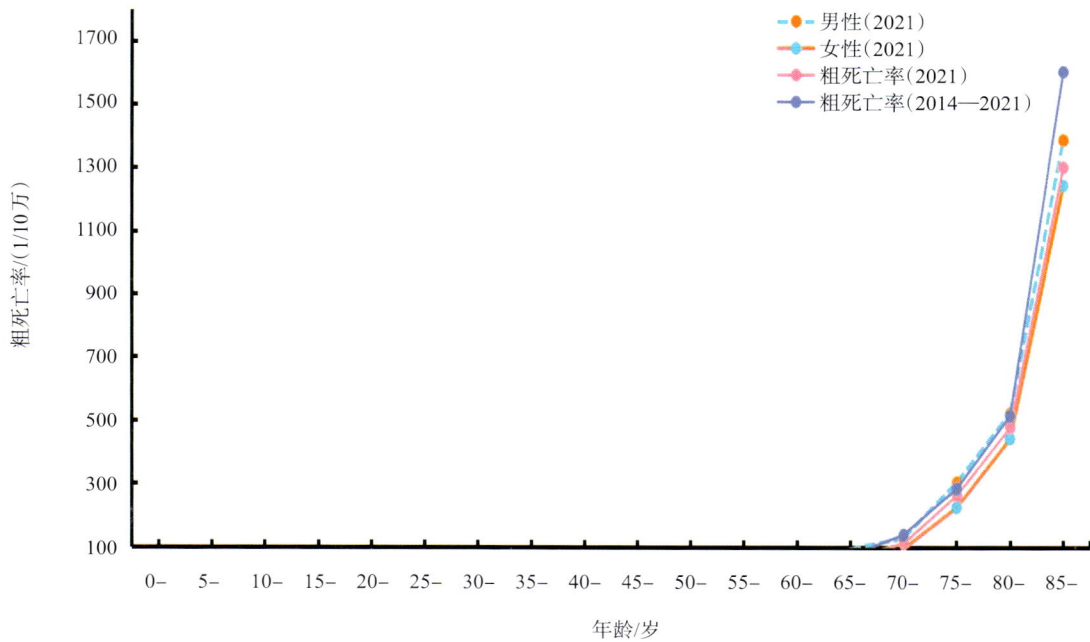

图2-69　2021年不同性别、年龄别居民心肌梗死疾病粗死亡率变化趋势

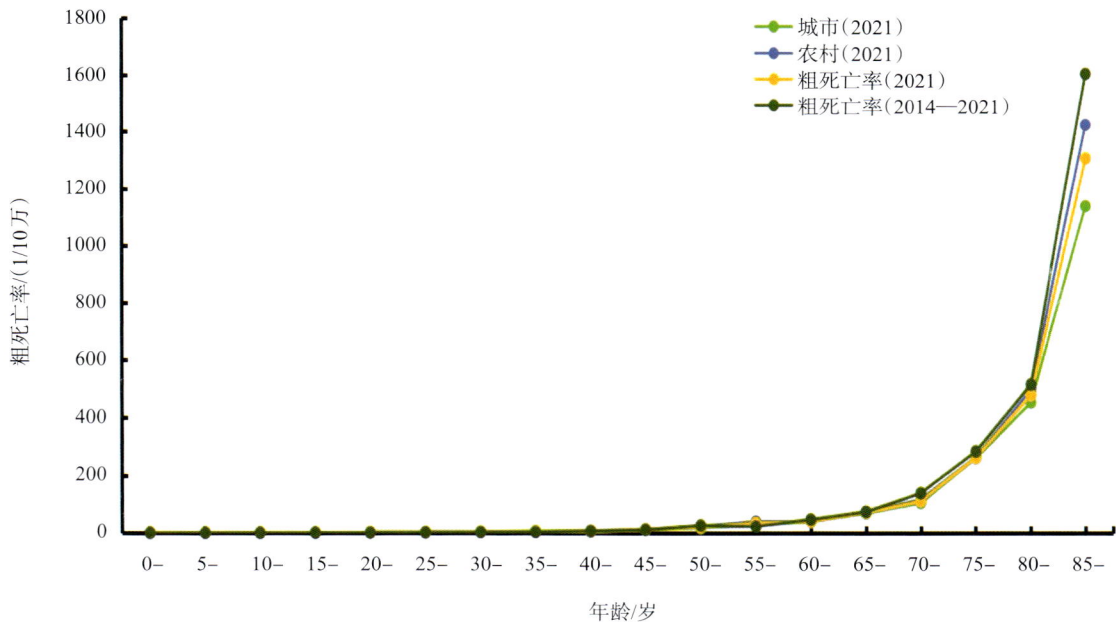

图2-70　2021年不同年龄别城乡居民心肌梗死疾病粗死亡率变化趋势

本章编写人员：何予晋　查雨欣　秦小雲　胡狄慧　李梦芬

审核：何　君

第三章 心脑血管疾病相关危险因素流行情况

第一节 概述

2015年—2021年四川省深入社区开展针对35~75岁常住居民的心脑血管疾病的风险筛查，共筛查常住居民152 115人。筛查人群平均年龄为58.2±9.7岁，职业结构为农民占47.5%，教育程度小学及以下占54.8%，收入水平≥1万占71.1%。筛查人群中具有高危因素的调查对象共60 876人，其中确定心血管疾病高危对象32 489人（21.4%）。

将参加筛查的人群的年龄和性别分布与2010年全国人口普查数据和项目调查社区相应年龄段全部居民进行比较，对筛查人群的结果进行了年龄和性别标准化，分别从血压升高、血糖升高、血脂异常、肥胖、吸烟、饮酒、不健康膳食（水果、蔬菜、全谷物或豆类摄入不足，畜肉摄入过多）、缺乏体力活动这八个方面具体呈现四川省的心脑血管病相关危险因素流行情况。了解四川省心脑血管疾病相关危险因素流行情况，发现共性和个性问题，有利于更加科学合理地进行卫生资源配置，制定地区针对性的防治管理措施。

第二节 内部因素

一、血压升高

四川省共纳入血压调查人群60 876人，平均收缩压135.6±20.5 mmHg（男性136.6±19.6 mmHg，女性134.9±21.0 mmHg），平均舒张压79.7±11.3 mmHg（男性81.6±11.4 mmHg，女性78.6±11.0 mmHg），其中血压升高者23 910人，检出率为39.3（38.9~39.7）%，标化率为29.7（29.3~30.1）%，低于全国标化检出水平{其中东部[34.3(34.2~34.4)%]，中部 [35.3 (35.2~35.5)%]，西部 [32.6(32.4~32.7)%]}。

不同人群亚组间，可以看到血压升高的检出率随年龄上升，男性高于女性。收入较高和教育水平较高的人群中，血压升高的检出率较低。农村地区高于城市地区，见表3-1所列，如图3-1所示。在不同区县项目点之间，检出率最低为 10.7（9.8～11.5）%，最高为 36.3（35～37.7）%，相差近 3.4 倍。在多因素模型中，不同年龄、性别、城乡、婚姻状况、教育水平、收入水平间的血压升高检出率差异仍然存在，说明这些是人群中血压升高的独立影响因素，而有无医保对血压升高检出率没有显著影响。

表 3-1　　整体和各类人群中的血压升高检出率

特征	总人数	血压升高人数	%/（95% CI）	标化%/（95% CI）	全国标化%/（95% CI）
总计	60 876	23 910	39.3（38.9～39.7）	29.7（29.3～30.1）	33.9（33.8～34）%
年龄					
35～44	6 043	1 044	17.3（16.3～18.3）	16.4（15.9～16.9）	20.4（20.3～20.5）
45～54	16 439	4 750	28.9（28.2～29.6）	28.1（27.4～28.7）	33.5（33.3～33.6）
55～64	19 641	8 391	42.7（42.0～43.4）	41.5（40.7～42.4）	46.1（45.9～46.3）
65～75	18 753	9 725	51.9（51.1～52.6）	52.9（51.8～54.1）	55.5（55.3～55.8）
性别					
男性	23 277	9 660	41.5（40.9～42.1）	32.3（31.8～32.9）	36.7（36.6～36.9）
女性	37 599	14 250	37.9（37.4～38.4）	27.0（26.5～27.5）	31.0（30.9～31.1）
收入水平					
<10000	11 349	5 107	45.0（44.1～45.9）	35.6（34.6～36.6）	39.9（39.7～40.1）
10000～50000	36 312	13 901	38.3（37.8～38.8）	28.6（28.1～29.0）	34.5（34.4～34.6）
>50000	6 975	2 396	34.4（33.2～35.5）	26.8（26.0～27.7）	28.9（28.7～29.0）
不清楚或拒绝回答	6 240	2 506	40.2（38.9～41.4）	33.1（31.9～34.4）	—
教育水平					
小学及以下	33 372	14 423	43.2（42.7～43.8）	34.6（34.0～35.2）	39.8（39.6～39.9）
初中	17 271	6 230	36.1（35.4～36.8）	27.7（27.1～28.3）	32.7（32.6～32.9）
高中	4 814	1 601	33.3（31.9～34.6）	26.7（25.5～28.0）	30.6（30.4～30.8）
大学及以上	2 775	810	29.2（27.5～30.9）	22.5（21.4～23.6）	24.2（24.0～24.4）
不清楚或拒绝回答	2 644	846	32.0（30.2～33.8）	24.0（22.8～25.3）	—
城乡					
城市	29 204	10 207	35.0（34.4～35.5）	25.7（25.3～26.2）	31.8（31.7～31.9）
农村	31 672	13 703	43.3（42.7～43.8）	33.6（33.1～34.1）	35.3（35.2～35.4）

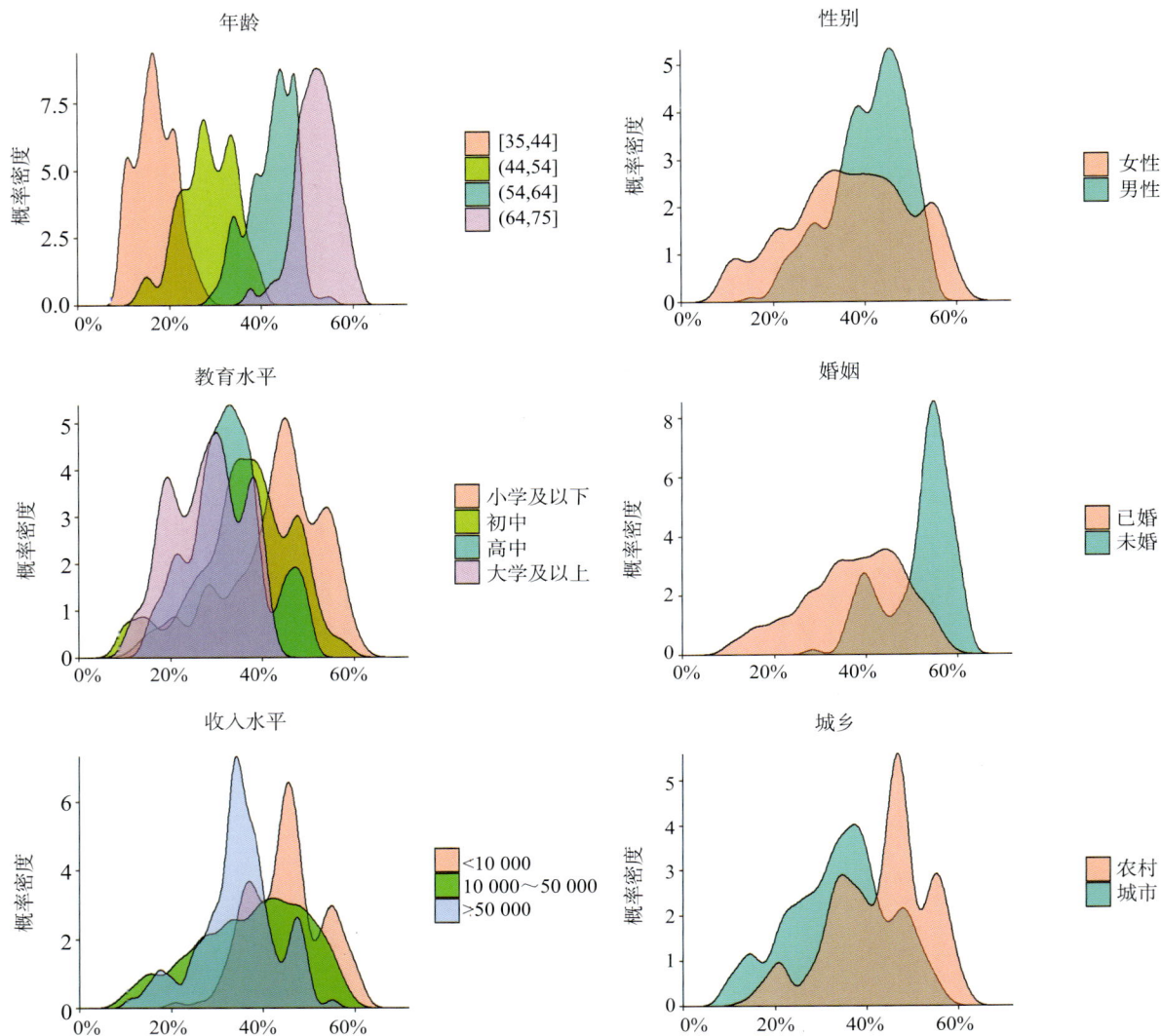

图3-1　血压升高的人群分层后亚组概率密度

二、血糖升高

四川省共纳入血糖调查人群60 876人，平均空腹血糖6.5±1.9 mmol/L（男性6.5±2.0 mmol/L，女性6.5±1.9 mmol/L），其中血糖升高者13 352人，检出率为21.9（21.6～22.3）%，标化率为14.8（14.6～15.1）%，高于全国标化检出水平{其中东部［13.4（13.3～13.5）%］，中部［11.9（11.8～12）%］，西部［13（12.9～13）%］}。

不同人群亚组间，血糖升高的检出率在65～75岁最高，男性检出率高于女性。收入较低和受教育水平较低的人群中，血糖升高的检出率较高。农村地区高于城市地区，见表3-2所列，如图3-2所示。在不同区县项目点之间，检出率最低为2.8（2.3～3.2）%，最高为26.6（25.4～27.9）%，相差可达9.5倍。

在多因素模型中，不同年龄、职业、收入水平、教育水平间的血糖升高检出率差异仍然存在，说明这些是人群中血糖升高的独立影响因素。而城乡、婚姻状况、有无医保对血糖升高检出率没有显著影响。

表3-2　整体和各类人群中的血糖升高检出率

特征	总人数	血糖升高人数	%/（95% CI）	标化%/（95% CI）	全国标化%/（95% CI）
总计	60 876	13 352	21.9（21.6～22.3）	14.8（14.6～15.1）	12.8（12.7～12.8）
年龄					
35～44	6 043	717	11.9（11.1～12.7）	9.7（9.3～10.0）	7.8（7.8～7.9）
45～54	16 439	2 698	16.4（15.8～17.0）	14.2（13.6～14.7）	12.3（12.2～12.4）
55～64	19 641	4 670	23.8（23.2～24.4）	19.6（19.0～20.3）	18.2（18.1～18.3）
65～75	18 753	5 267	28.1（27.4～28.7）	23.7（22.7～24.7）	20.0（19.8～20.1）
性别					
男性	23 277	5 220	22.4（21.9～23.0）	16.1（15.7～16.5）	14.0（13.9～14.1）
女性	37 599	8 132	21.6（21.2～22.0）	13.5（13.2～13.9）	11.6（11.5～11.6）
收入水平					
<10 000	11 349	2 791	24.6（23.8～25.4）	18.0（17.2～18.8）	14.8（14.7～15.0）
10 000～50 000	36 312	7 708	21.2（20.8～21.7）	14.4（14.1～14.8）	12.8（12.7～12.9）
>50 000	6 975	1 387	19.9（19.0～20.8）	12.1（11.5～12.8）	11.1（11.0～11.2）
不清楚或拒绝回答	6 240	2 791	24.6（23.8～25.4）	18.0（17.2～18.8）	—
教育水平					
小学及以下	33 372	7 852	23.5（23.1～24.0）	16.7（16.2～17.1）	14.3（14.2～14.4）
初中	17 271	3 570	20.7（20.1～21.3）	14.8（14.3～15.3）	12.5（12.4～12.6）
高中	4 814	1 065	22.1（21.0～23.3）	16.8（15.8～17.9）	13.8（13.6～14.0）
大学及以上	2 775	469	16.9（15.5～18.3）	9.5（8.8～10.3）	9.6（9.5～9.8）
不清楚或拒绝回答	2 644	396	15.0（13.6～16.4）	9.9（9.0～10.8）	—
城乡					
城市	29 204	5 793	19.8（19.4～20.3）	12.2（11.8～12.6）	13.0（12.9～13）
农村	31 672	7 559	23.9（23.4～24.3）	17.5（17.0～17.9）	12.7（12.6～12.8）

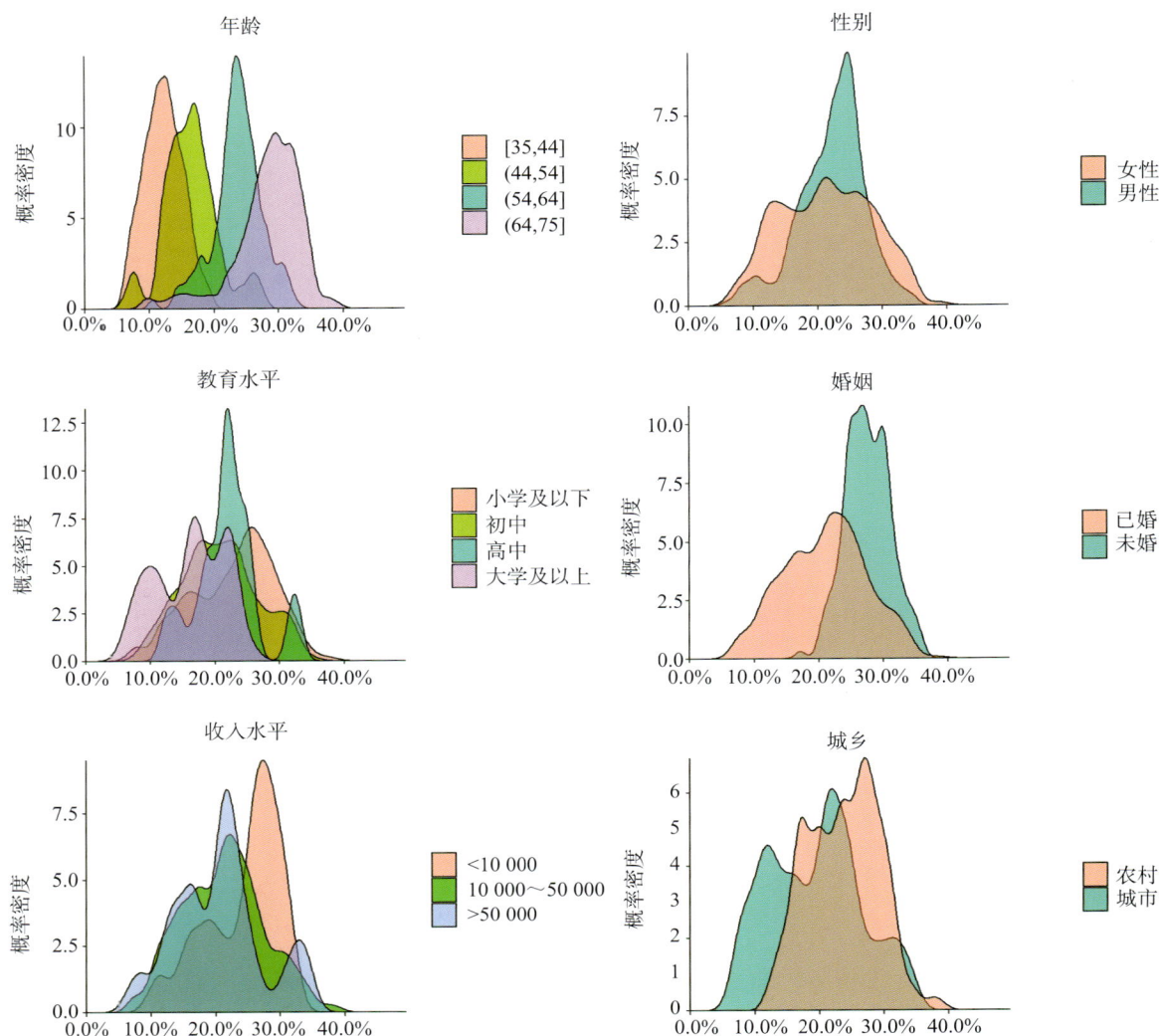

图 3-2 血糖升高的人群分层后亚组概率密度

三、血脂异常

四川省共纳入血脂调查人群 60 876 人，平均总胆固醇 4.6±1.1 mmol/L（男性 4.4±1.1 mmol/L，女性 4.8±1.1 mmol/L），其中血脂异常者 5 171 人，检出率为 8.5（8.3～8.7）%，标化率为 7.1（6.9～7.3）%，高于全国标化检出水平{其中东部 [7.5（7.5～7.6）%]，中部 [6.1（6～6.1）%]，西部 [5.4（5.4～5.5）%]}。

不同人群亚组间，血脂异常的检出率在 55～64 岁最高，男性检出率低于女性。血脂异常的检出率随着收入水平及受教育水平的降低而升高。城市地区的检出率高于农村地区，见表 3-3 所列，如图 3-3 所示。在不同区县项目点之间，检出率最低为 3.0（2.5～3.5）%；最高为 18.0（16.9～19.1）%，相差达 6 倍。

在多因素模型中，不同年龄、性别、收入水平间的血脂异常检出率差异仍然存在，说明这些是人群中血脂异常的独立影响因素。而城乡、民族、职业、教育水平、婚姻状况、有无医保对血脂升高检出率没有显著影响。

表3-3　整体和各类人群中的血脂异常升高检出率

特征	总人数	血脂异常人数	%/(95% CI)	标化%/(95% CI)	全国标化%/(95% CI)
总计	60 876	5 171	8.5(8.3~8.7)	7.1(6.9~7.3)	6.3(6.3~6.3)
年龄					
35~44	6 043	278	4.6(4.1~5.2)	4.8(4.6~5.1)	4.2(4.2~4.3)
45~54	16 439	1 342	8.2(7.7~8.6)	7.4(7.0~7.8)	6.4(6.3~6.4)
55~64	19 641	1 903	9.7(9.3~10.1)	9.7(9.2~10.2)	8.6(8.5~8.7)
65~75	18 753	1 648	8.8(8.4~9.2)	8.6(8.0~9.3)	8.6(8.5~8.7)
性别					
男性	23 277	1 334	5.7(5.4~6.0)	6.1(5.8~6.4)	5.1(5.0~5.1)
女性	37 599	3 837	10.2(9.9~10.5)	8.1(7.8~8.4)	7.6(7.5~7.6)
收入水平					
<10 000	11 349	885	7.8(7.3~8.3)	7.1(6.6~7.7)	5.7(5.6~5.8)
10 000~50 000	36 312	3 288	9.1(8.8~9.4)	7.6(7.3~7.8)	6.3(6.2~6.3)
>50 000	6 975	560	8.0(7.4~8.7)	6.4(6.0~6.9)	6.6(6.5~6.7)
不清楚或拒绝回答	6 240	438	7.0(6.4~7.7)	5.0(4.5~5.6)	—
教育水平					
小学及以下	33 372	2 939	8.8(8.5~9.1)	8.0(7.7~8.4)	6.9(6.9~7.0)
初中	17 271	1 387	8.0(7.6~8.4)	6.1(5.8~6.4)	5.8(5.8~5.9)
高中	4 814	393	8.2(7.4~9.0)	6.4(5.7~7.1)	6.0(5.9~6.1)
大学及以上	2 775	176	6.3(5.5~7.3)	4.4(3.9~5.0)	5.6(5.5~5.7)
不清楚或拒绝回答	2 644	276	10.4(9.3~11.7)	10.6(9.7~11.5)	—
城乡					
城市	29 204	2 637	9.0(8.7~9.4)	8.4(8.1~8.7)	6.4(6.4~6.5)
农村	31 672	2 534	8.0(7.7~8.3)	5.8(5.5~6.0)	6.2(6.2~6.3)

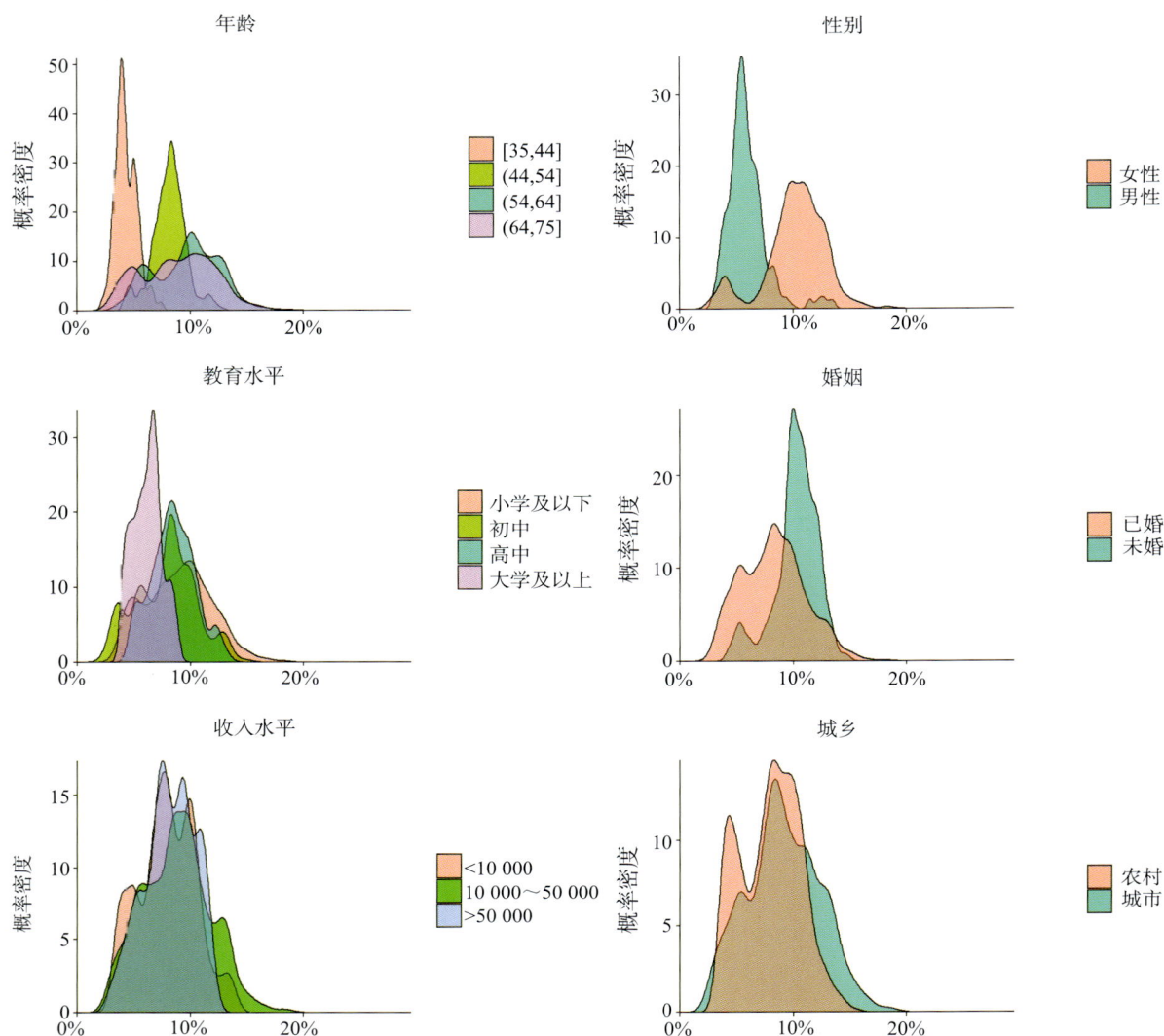

图 3-3　血脂异常的人群分层后亚组概率密度

四、肥胖

　　四川省共纳入 BMI 调查人群 60 876 人，平均 BMI 24.3±3.3 kg/m²（男性 24.1±3.2 kg/m²，女性 24.4±3.4 kg/m²），平均腰围 81.3±9.4 cm（男性 82.9±9.4 cm，女性 80.3±9.2 cm），其中肥胖者 7 910 人，检出率为 13.0（12.7～13.3）%，标化率为 12.8（12.6～13.1）%，低于全国标化检出水平｛其中东部〔18.0（17.8～18.1）%〕，中部〔16.1（16～16.2）%〕，西部〔15.9（15.8～16）%〕｝。

　　不同人群亚组间，肥胖的检出率在 55～64 岁最高，男性检出率和女性基本一致。收入较低和受教育水平较低的人群中，肥胖的检出率较高。农村地区高于城市地区，见表 3-4 所列，如图 3-4 所示。在不同区县项目点之间，检出率最低为 9.4（8.6～10.2）%，最高为 18.6（17.5～19.7）%，相差近 2 倍。

在多因素模型中，不同年龄、性别、教育水平、职业的肥胖检出率差异仍然存在，说明这些是人群中肥胖水平的独立影响因素。而城乡、民族、收入水平、婚姻状况、有无医保对肥胖检出率无显著影响。

表3-4　整体和各类人群中的肥胖检出率

特征	总人数	肥胖人数	%/（95% CI）	标化%/（95% CI）	全国标化%/（95% CI）
总计	60 876	7 910	13.0(12.7～13.3)	12.8(12.6～13.1)	16.6 (16.6～16.7)
年龄					
35～44	6 043	647	10.7(9.9～11.5)	11.7(11.2～12.1)	16.3 (16.2～16.4)
45～54	16 439	2 326	14.1(13.6～14.7)	13.7(13.2～14.3)	17.5 (17.4～17.6)
55～64	19 641	2 691	13.7(13.2～14.2)	14.0(13.4～14.6)	16.9 (16.7～17.0)
65～75	18 753	2 246	12.0(11.5～12.5)	12.4(11.7～13.2)	15.5 (15.3～15.6)
性别					
男性	23 277	2 549	11.0(10.6～11.4)	12.9(12.5～13.3)	18.0 (17.9～18.1)
女性	37 599	5 361	14.3(13.9～14.6)	12.8(12.4～13.2)	15.2 (15.1～15.3)
收入水平					
<10 000	11 349	1 382	12.2(11.6～12.8)	13.2(12.5～13.9)	17.0 (16.9～17.2)
10 000～50 000	36 312	4 728	13.0(12.7～13.4)	12.5(12.2～12.9)	16.9 (16.9～17.0)
>50 000	6 975	864	12.4(11.6～13.2)	12.7(12.1～13.4)	15.9 (15.8～16.1)
不清楚或拒绝回答	6 240	936	15.0(14.1～15.9)	14.6(13.7～15.6)	—
教育水平					
小学及以下	33 372	4 538	13.6(13.2～14.0)	14.0(13.6～14.5)	16.7 (16.6～16.8)
初中	17 271	2 265	13.1(12.6～13.6)	12.6(12.1～13.0)	17.6 (17.5～17.7)
高中	4 814	532	11.1(10.2～12.0)	13.6(12.6～14.6)	15.9 (15.7～16.1)
大学及以上	2 775	243	8.8(7.7～9.9)	8.1(7.4～8.8)	14.6 (14.4～14.7)
不清楚或拒绝回答	2 644	332	12.6(11.3～13.9)	13.0(12.1～14.1)	—
城乡					
城市	29 204	4 026	13.8(13.4～14.2)	12.4(12.0～12.8)	16.6 (16.5～16.7)
农村	31 672	3 884	12.3(11.9～12.6)	13.3(12.9～13.7)	16.7 (16.6～16.8)

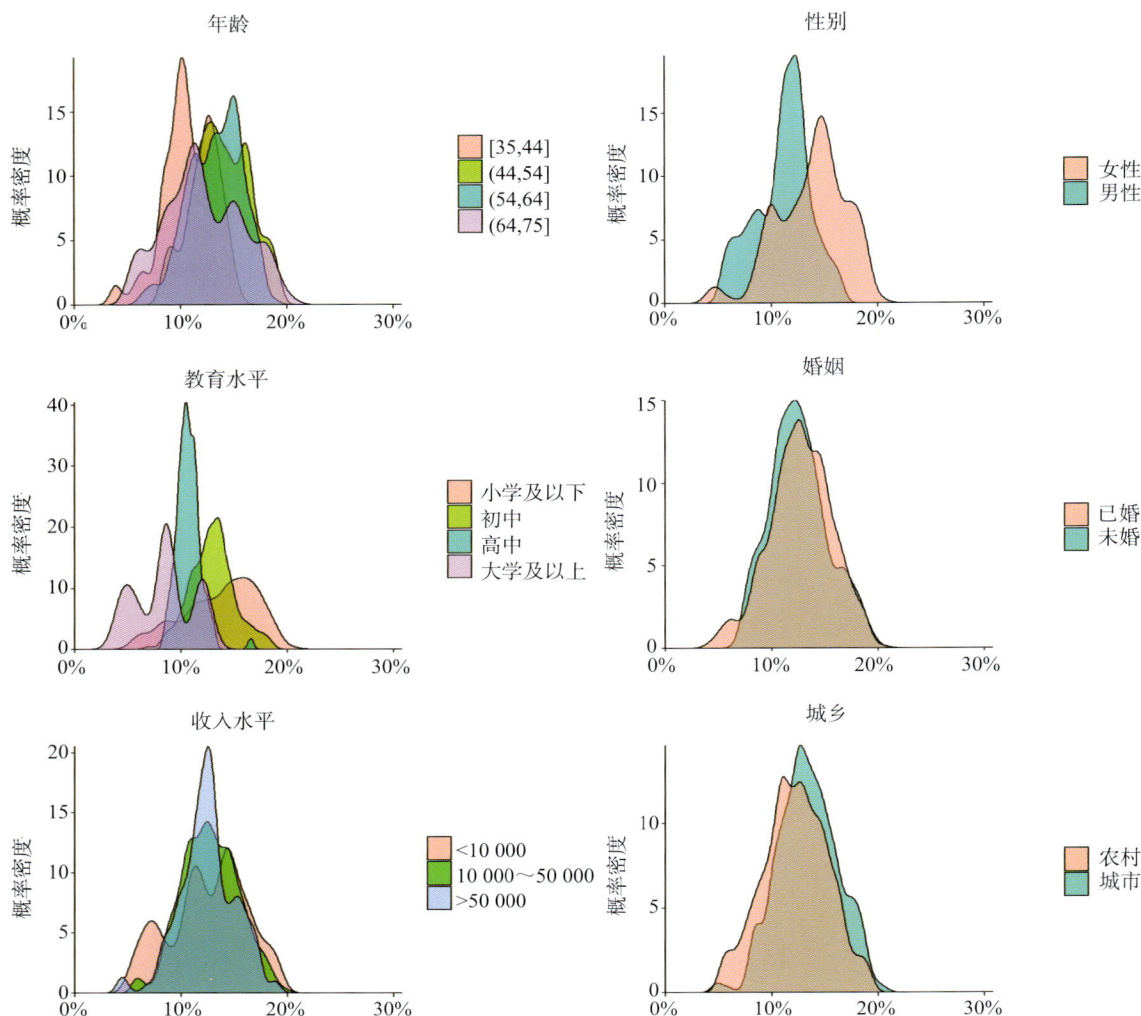

图3-4　肥胖的人群分层后亚组概率密度

第三节　外部因素

一、吸烟

四川省共纳入吸烟状况调查人群60 876人，平均每日吸烟量2.6±6.8支（男性7.0±9.7支，女性0.1±1.2支），其中吸烟者11 427人，检出率为18.8（18.5～19.1）%，标化率为27.3（26.9～27.6）%，高于全国标化检出水平{其中东部［23.5（23.4～23.6）%］，中部［25.8（25.7～25.9）%］，西部［25.8（25.7～25.9）%］}。

不同人群亚组间，吸烟的检出率在55～64岁最高，且男性检出率显著高于女性。在任何收入水平和初高中教育水平的人群中，吸烟的检出率均较高，农村地区的检出率高于城市地区，见表3-5所列，如图 3-5 所示。在不同区县项目点之间，检出率最低为 19.4（18.3～20.5）%，最高为 33.3（32～34.6）%，相差达 1.7 倍。

在多因素模型中，不同年龄、性别、职业、婚姻状况、教育水平间的吸烟检出率差异仍然存在，说明这些是人群中吸烟水平的独立影响因素。而城乡、民族、收入水平、有无医保对吸烟水平无显著影响。

表 3-5　整体和各类人群中的吸烟率

特征	总人数	吸烟人数	% /（95% CI）	标化%/（95% CI）	全国标化%/（95% CI）
总计	60 876	11 427	18.8（18.5～19.1）	27.3（26.9～27.6）	25.0（25.0～25.1）
年龄					
35～44	6 043	1 141	18.9（17.9～19.9）	27.6（27.0～28.2）	24.9（24.8～25.0）
45～54	16 439	3 010	18.3（17.7～18.9）	28.8（28.2～29.5）	26.4（26.2～26.5）
55～64	19 641	3 776	19.2（18.7～19.8）	27.5（26.7～28.2）	26.0（25.8～26.1）
65～75	18 753	3 500	18.7（18.1～19.2）	22.0（21.1～22.9）	20.7（20.5～20.8）
性别					
男性	23 277	10 918	46.9（46.3～47.5）	51.6（51.1～52.2）	47.3（47.1～47.4）
女性	37 599	509	1.4（1.2～1.5）	2.0（1.8～2.2）	2.0（2.0～2.1）
收入水平					
<10 000	11 349	2 355	20.8（20～21.5）	27.8（26.9～28.7）	23.7（23.5～23.8）
10 000～50 000	36 312	6 910	19.0（18.6～19.4）	27.8（27.4～28.3）	25.5（25.4～25.6）
>50 000	6 975	1 309	18.8（17.9～19.7）	27.7（26.8～28.5）	25.5（25.4～25.7）
不清楚或拒绝回答	6 240	853	13.7（12.8～14.5）	21.8（20.7～22.9）	—
教育水平					
小学及以下	33 372	5 930	17.8（17.4～18.2）	24.7（24.2～25.3）	21.7（21.5～21.8）
初中	17 271	3 425	19.8（19.2～20.4）	28.6（28.0～29.3）	28.0（27.8～28.1）
高中	4 814	950	19.7（18.6～20.9）	32.1（30.8～33.5）	27.2（27.0～27.5）
大学及以上	2 775	573	20.6（19.2～22.2）	26.7（25.6～27.9）	23.9（23.7～24.1）
不清楚或拒绝回答	2 644	549	20.8（19.2～22.4）	30.4（29.0～31.7）	—
城乡					
城市	29 204	4 938	16.9（16.5～17.3）	27.2（26.7～27.7）	23.6（23.5～23.7）
农村	31 672	6 489	20.5（20～20.9）	27.3（26.8～27.8）	26.0（25.9～26.1）

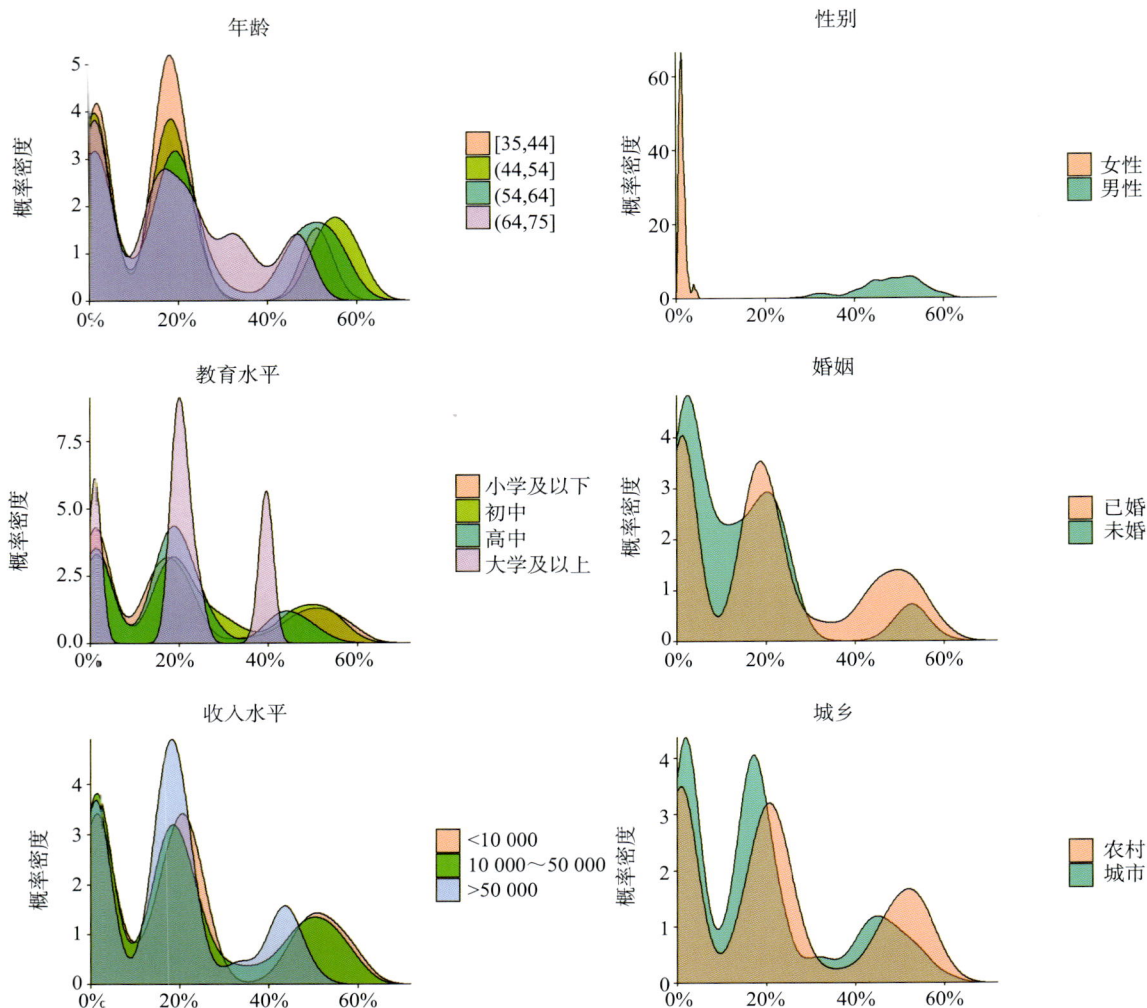

图3-5 吸烟的人群分层后亚组概率密度

二、饮酒

四川省共纳入饮酒状况调查人群60 876人，其中饮酒者5 089人，检出率为8.4（8.1～8.6)%，标化率为8.9（8.7～9.1）%，高于全国标化检出水平｛其中东部［8.5（8.5～8.6)%］，中部［7.4（7.3～7.4)%］，西部［4.6（4.6～4.7)%］｝。

不同人群亚组间，饮酒的检出率随着年龄的增长而升高，且男性检出率显著高于女性。在中低收入和教育水平的人群中，饮酒的检出率较高。在地理区域方面，饮酒的检出率自东向西呈现逐渐降低的趋势，且农村地区的检出率高于城市地区，见表3-6所列，如图3-6所示。

在多因素模型中，不同年龄、性别、教育水平间的饮酒检出率差异仍然存在，说明这些是人群中饮酒的独立影响因素。而不同城乡、民族、职业、收入水平间的饮酒水平无显著差异，且有无医保对饮酒水平没有显著影响。

表 3-6　整体和各类人群中的饮酒率

特征	总人数	饮酒人数	%/（95% CI）	标化%/（95% CI）	全国标化%/（95% CI）
总计	60 876	5 089	8.4(8.1～8.6)	8.9(8.7～9.1)	6.7(6.7～6.7)
年龄					
35～44	6 043	301	5.0(4.4～5.6)	6.5(6.2～6.8)	4.5(4.5～4.6)
45～54	16 439	1 114	6.8(6.4～7.2)	9.6(9.1～10.0)	7.2(7.1～7.2)
55～64	19 641	1 864	9.5(9.1～9.9)	11.2(10.7～11.8)	9.1(9.0～9.2)
65～75	18 753	1 810	9.7(9.2～10.1)	10.4(9.7～11.1)	8.2(8.1～8.3)
性别					
男性	23 277	4 479	19.2(18.7～19.8)	16.4(16.0～16.8)	12.4(12.4～12.5)
女性	37 599	610	1.6(1.5～1.8)	1.1(1.0～1.2)	0.8(0.7～0.8)
收入水平					
<10 000	11 349	1 141	10.1(9.5～10.6)	11.5(10.8～12.1)	6.8(6.7～6.9)
10 000～50 000	36 312	3 072	8.5(8.2～8.8)	8.6(8.3～8.9)	6.8(6.8～6.9)
>50 000	6 975	528	7.6(7.0～8.2)	8.4(7.9～8.9)	6.4(6.4～6.5)
不清楚或拒绝回答	6 240	348	5.6(5～6.2)	7.6(6.9～8.3)	—
教育水平					
小学及以下	33 372	2 835	8.5(8.2～8.8)	9.1(8.8～9.5)	6.8(6.7～6.8)
初中	17 271	1 517	8.8(8.4～9.2)	9.6(9.2～10.0)	7.7(7.6～7.7)
高中	4 814	382	7.9(7.2～8.7)	10.2(9.4～11.1)	6.8(6.6～6.9)
大学及以上	2 775	200	7.2(6.3～8.2)	6.4(5.8～7.1)	4.1(4.0～4.2)
不清楚或拒绝回答	2 644	155	5.9(5～6.8)	6.3(5.6～7.0)	—
城乡					
城市	29 204	2 001	6.9(6.6～7.1)	7.5(7.2～7.8)	6.0(5.9～6.0)
农村	31 672	3 088	9.7(9.4～10.1)	10.3(10.0～10.6)	7.1(7.1～7.2)

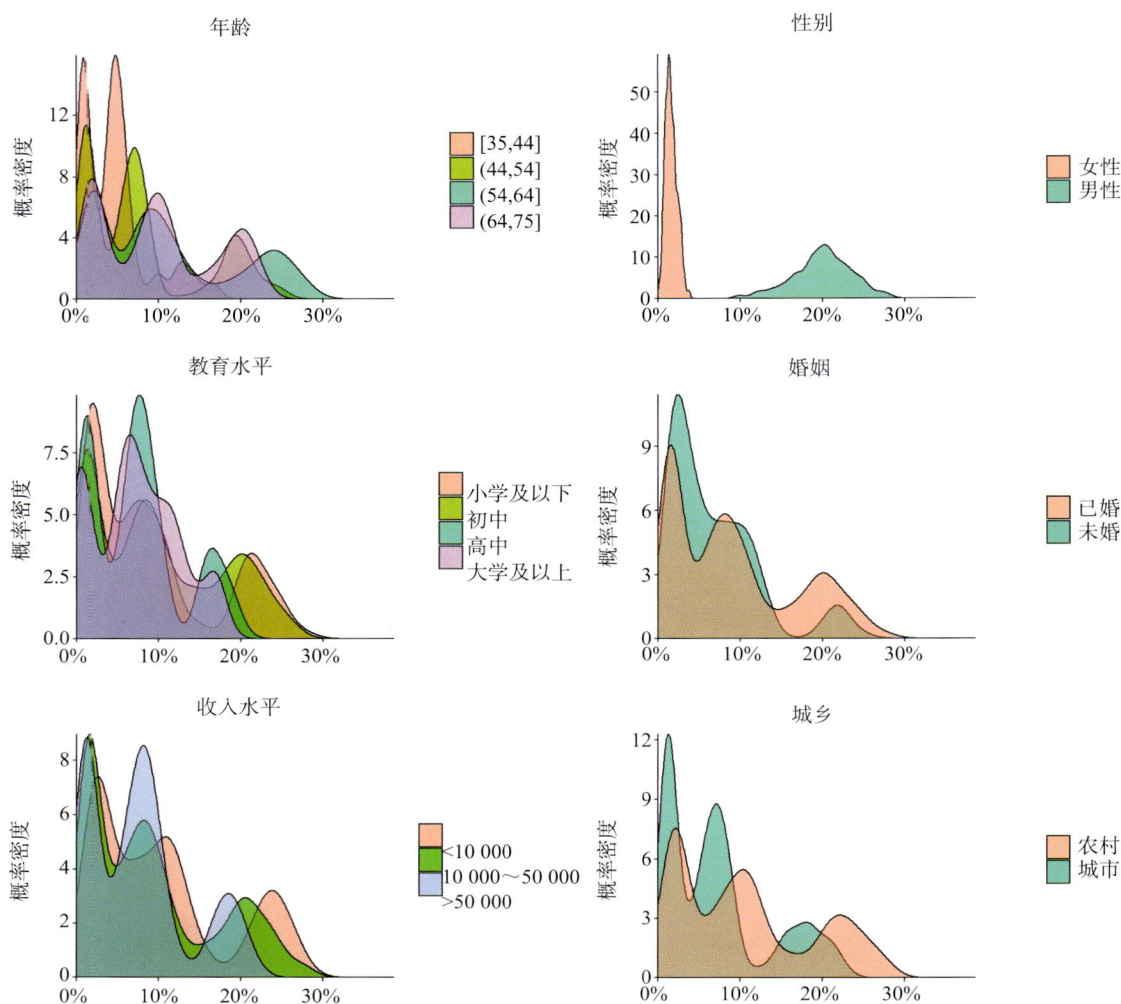

图3-6　饮酒的人群分层后亚组概率密度

三、不健康膳食

（一）全谷物摄入不足

四川省共纳入全谷物摄入状况调查人群60 876人，其中全谷物摄入不足者40 161人，检出率为66.0（65.6～66.3）%，标化率为66.9（66.5～67.3）%，低于全国标化检出水平{其中东部［74.8（74.7～75）%］，中部［73.5（73.4～73.6）%］，西部［70（69.8～70.1）%］}。

在不同人群亚组间，各年龄段全谷物摄入不足的检出率基本持平，且男性检出率高于女性。随着收入水平的升高，全谷物摄入不足的检出率呈现升高的趋势；教育程度为初中和大学及以上人群检出率较高；城市地区的检出率高于农村地区，见表3-7所列，如图3-7所示。在不同区县项目点之间，检出率最低为25.3（24.2～26.6）%，最高为91.0（90.2～91.8）%，相差可达3.6倍。

在多因素模型中，不同年龄、性别、职业、教育水平、收入水平间的全谷物摄入不足检出率差异仍然存在，说明这些是人群中全谷物摄入水平的独立影响因素。而不同城乡、婚姻状况的全谷物摄入水平无显著差异，且有无医保对全谷物摄入水平没有显著影响。

表3-7 整体和各类人群中的全谷物摄入不足率

特征	总人数	杂粮摄入不足人数	%/(95% CI)	标化%/(95% CI)	全国标化%/(95% CI)
总计	60 876	40 161	66.0(65.6~66.3)	66.9(66.5~67.3)	72.6(72.5~72.7)
年龄					
35~44	6 043	4 158	68.8(67.6~70.0)	67.0(66.4~67.6)	73.0(72.8~73.1)
45~54	16 439	11 124	67.7(66.9~68.4)	67.5(66.8~68.2)	73.0(72.9~73.1)
55~64	19 641	12 854	65.4(64.8~66.1)	65.8(65.0~66.6)	72.3(72.2~72.5)
65~75	18 753	12 025	64.1(63.4~64.8)	67.0(66.0~68.1)	70.9(70.7~71.1)
性别					
男性	23 277	15 270	65.6(65.0~66.2)	67.2(66.6~67.7)	72.6(72.5~72.7)
女性	37 599	24 891	66.2(65.7~66.7)	66.6(66.1~67.1)	72.6(72.5~72.7)
收入水平					
<10 000	11 349	7 377	65.0(64.1~65.9)	65.5(64.6~66.5)	64.8(64.6~65.0)
10 000~50 000	36 312	23 265	64.1(63.6~64.6)	63.8(63.3~64.3)	73.6(73.5~73.7)
>50 000	6 975	5 072	72.7(71.7~73.8)	76.4(75.6~77.2)	77.7(77.5~77.8)
不清楚或拒绝回答	6 240	4 447	71.3(70.1~72.4)	71.6(70.4~72.8)	—
教育水平					
小学及以下	33 372	21 935	65.7(65.2~66.2)	64.2(63.6~64.8)	70.4(70.3~70.6)
初中	17 271	11 429	66.2(65.5~66.9)	67.8(67.2~68.5)	74.3(74.2~74.4)
高中	4 814	3 099	64.4(63.0~65.7)	63.4(62.1~64.8)	71.6(71.4~71.8)
大学及以上	2 775	1 987	71.6(69.9~73.3)	74.9(73.8~76.0)	73.7(73.5~73.9)
不清楚或拒绝回答	2 644	1 711	64.7(62.9~66.5)	70.7(69.3~72.0)	—
城乡					
城市	29 204	19 468	66.7(66.1~67.2)	68.5(67.9~69.0)	72.8(72.7~72.9)
农村	31 672	20 693	65.3(64.8~65.9)	65.4(64.8~65.9)	72.4(72.3~72.5)

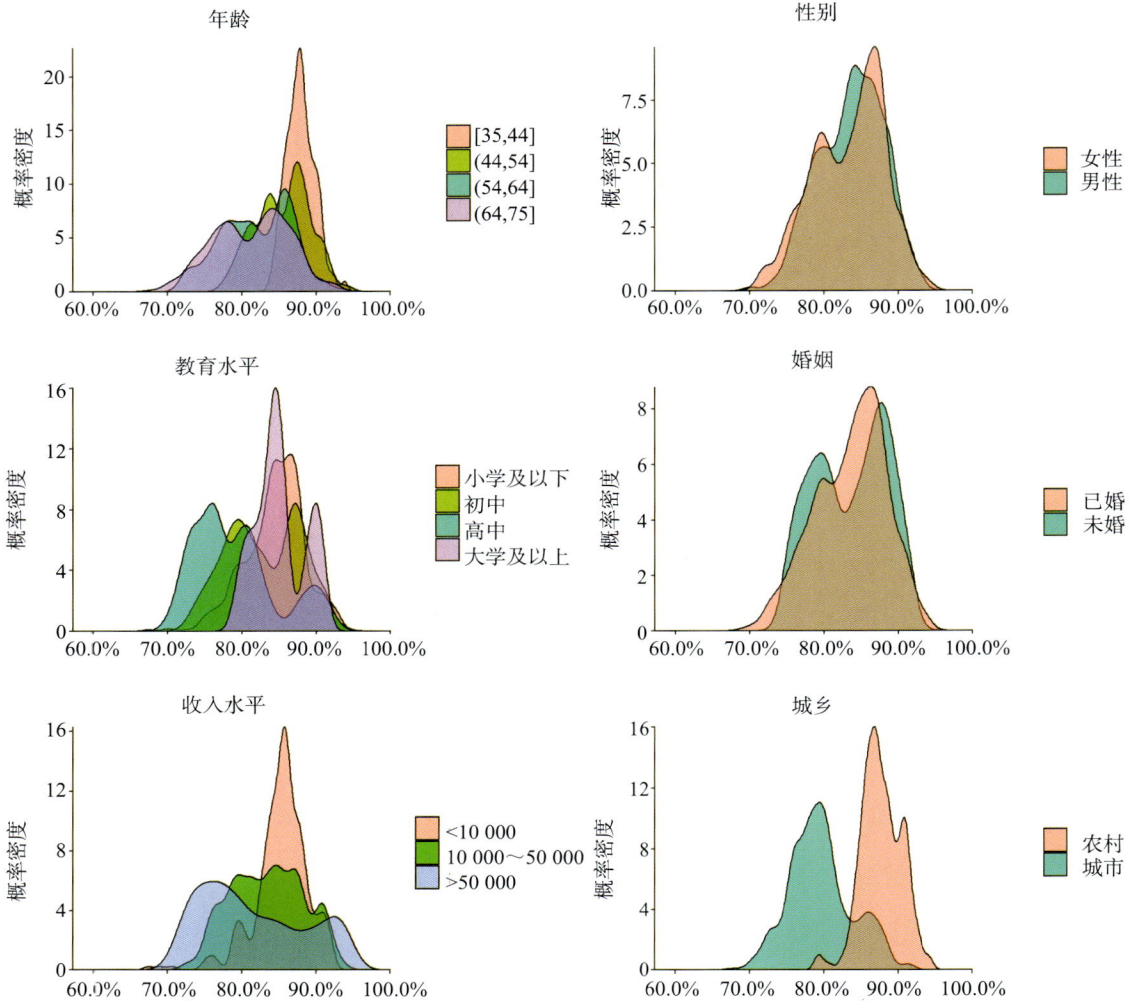

图3-7　全谷物摄入不足的人群分层后亚组概率密度

（二）水果摄入不足

四川省共纳入水果摄入状况调查人群60 876人，其中水果摄入不足者32 869人，检出率为54（53.6～54.4)%，标化率为48.5（48.1～48.9)%，低于全国标化检出水平{其中东部［53.2（53.1～53.3)%］，中部［62.9（62.7～63)%］，西部［52.8（52.6～52.9)%］}。

在不同人群亚组间，水果摄入不足的检出率随着年龄段的增加而升高，且男性检出率高于女性。随着收入水平的升高及受教育程度的升高，水果摄入不足的检出率呈现降低的趋势；城市地区的检出率远低于农村地区，见表3-8所列，如图3-8所示。在不同区县项目点之间，检出率最低为25.3（24.2～26.6)%，最高为75.2（74～76.4)%，相差达3倍。

在多因素模型中，性别、职业、教育水平、收入水平间的水果摄入不足检出率差异仍然存在，说明这些是人群中水果摄入水平的独立影响因素。此外，不同年龄、城乡、婚姻状况的水果摄入水平无显著差异，且有无医保对水果摄入水平没有显著影响。

表3-8　整体和各类人群中的水果摄入不足率

特征	总人数	水果摄入不足人数	%/（95% CI）	标化%/（95% CI）	全国标化%/（95% CI）
总计	60 876	32 869	54(53.6～54.4)	48.5(48.1～48.9)	55.8(55.7～55.8)
年龄					
35～44	6 043	2 882	47.7(46.4～49.0)	45.5(44.8～46.1)	53.0(52.9～53.2)
45～54	16 439	8 456	51.4(50.7～52.2)	48.3(47.6～49.1)	55.8(55.7～56.0)
55～64	19 641	10 793	55.0(54.3～55.6)	51.0(50.1～51.8)	58.2(58.0～58.4)
65～75	18 753	10 738	57.3(56.5～58.0)	53.4(52.3～54.6)	59.7(59.5～59.9)
性别					
男性	23 277	13 123	56.4(55.7～57)	51.6(51.1～52.2)	58.1(58.0～58.2)
女性	37 599	19 746	52.5(52.0～53.0)	45.2(44.6～45.8)	53.3(53.2～53.4)
收入水平					
<10 000	11 349	7 371	64.9(64.1～65.8)	58.1(57.0～59.1)	59.3(59.1～59.5)
10 000～50 000	36 312	18 993	52.3(51.8～52.8)	47.2(46.7～47.8)	58.0(57.9～58.1)
>50 000	6 975	2 827	40.5(39.4～41.7)	41.4(40.4～42.3)	50.2(50.1～50.4)
不清楚或拒绝回答	6 240	3 678	58.9(57.7～60.2)	54.295(53～55.6)	—
教育水平					
小学及以下	33 372	19 973	59.8(59.3～60.4)	53.9(53.2～54.5)	62.7(62.6～62.8)
初中	17 271	8 603	49.8(49.1～50.6)	47.4(46.7～48.1)	56.8(56.7～57.0)
高中	4 814	2 117	44.0(42.6～45.4)	46.1(44.7～47.6)	49.4(49.2～49.7)
大学及以上	2 775	1 125	40.5(38.7～42.4)	41.5(40.2～42.7)	42.5(42.3～42.7)
不清楚或拒绝回答	2 644	1 051	39.8(37.9～41.6)	34.5(33.1～35.9)	—
城乡					
城市	29 204	14 365	49.2(48.6～49.8)	43.6(43.1～44.2)	47.7(47.6～47.9)
农村	31 672	18 504	58.4(57.9～59.0)	53.2(52.7～53.8)	61.0(60.9～61.1)

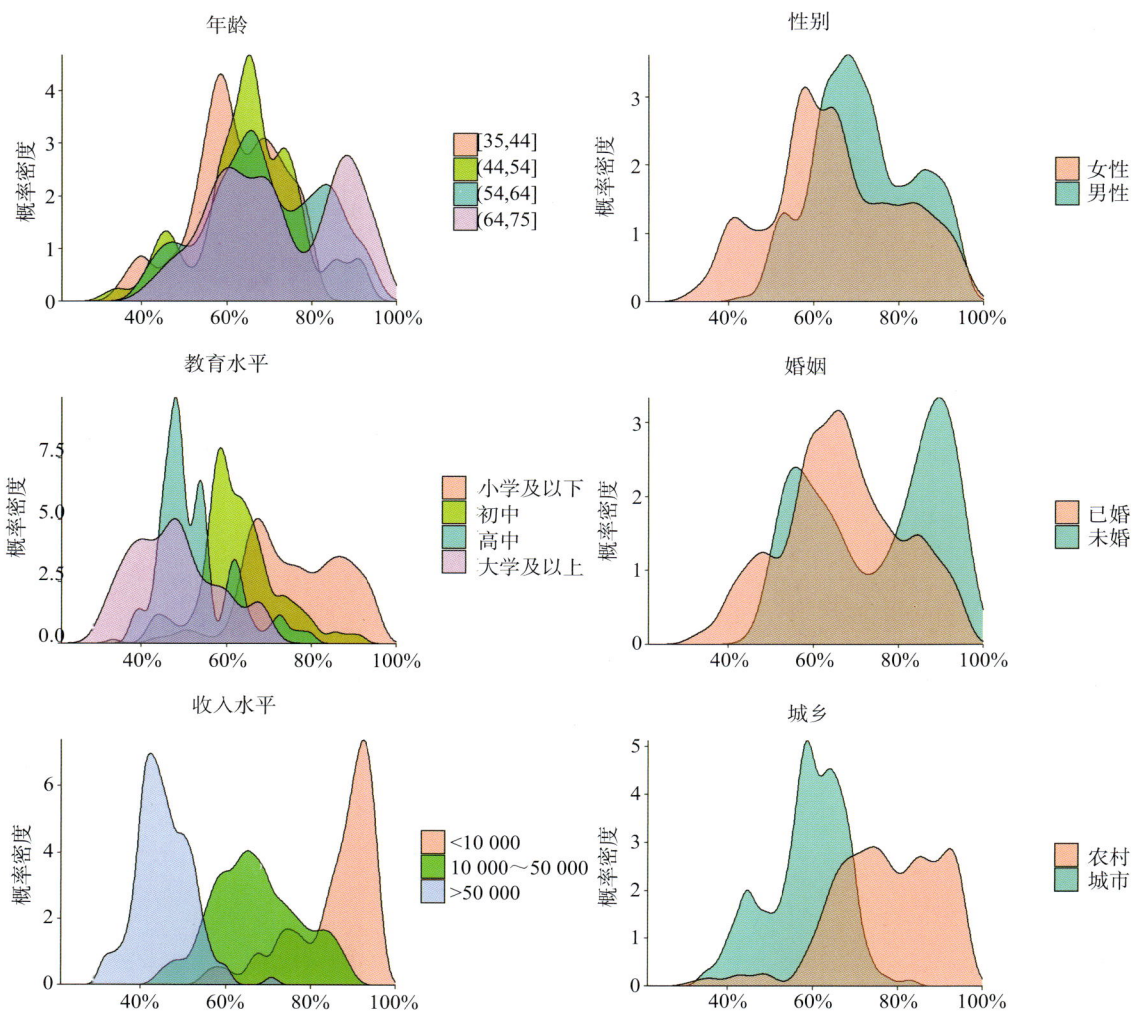

图3-8　水果摄入不足的人群分层后亚组概率密度

（三）蔬菜摄入不足

四川省共纳入水果摄入状况调查人群60 876人，其中蔬菜摄入不足者9 564人，检出率为15.7（15.4～16）％，标化率为14.7（14.4～14.9)%，低于全国标化检出水平{其中东部［25.2（25.1～25.3)%］，中部［26.3（26.2～26.4)%］，西部［27.1（26.9～27.2)%］}。

在不同人群亚组间，蔬菜摄入不足的检出率在35～44岁年龄组最高，男性检出率高于女性。收入水平在100 000～50 000之间和受教育程度为小学及以下的人群，蔬菜摄入不足的检出率最高；城市地区的检出率低于农村地区，见表3-9所列，如图3-9所示。在不同区县项目点之间，检出率最低为3.9（3.4～4.5)%，最高为29.2（28～30.5）％，相差可达7.5倍。

在多因素模型中，不同年龄、性别、职业、教育水平、收入水平间的蔬菜摄入不足检出率差异仍然存在，说明这些是人群中蔬菜摄入水平的独立影响因素。而城乡、婚姻状况、有无医保对蔬菜摄入水平没有显著影响。

表3-9　整体和各类人群中的蔬菜摄入不足率

特征	总人数	蔬菜摄入不足人数	% /（95% CI）	标化%/（95% CI）	全国标化%/（95% CI）
总计	60 876	9 564	15.7（15.4～16）	14.7（14.4～14.9）	26.2（26.2～26.3）
年龄					
35～44	6 043	950	15.7（14.8～16.7）	15.8（15.3～16.3）	26.4（26.3～26.5）
45～54	16 439	2 571	15.6（15.1～16.2）	14.3（13.8～14.9）	26.1（26.0～26.3）
55～64	19 641	2 967	15.1（14.6～15.6）	13.5（13.0～14.1）	26.0（25.9～26.2）
65～75	18 753	3 076	16.4（15.9～16.9）	13.9（13.1～14.7）	26.2（26～26.4）
性别					
男性	23 277	3 805	16.3（15.9～16.8）	15.3（14.9～15.7）	26.6（26.5～26.7）
女性	37 599	5 759	15.3（15～15.7）	14.0（13.6～14.4）	25.9（25.8～26.0）
收入水平					
<10 000	11 349	1 778	15.7（15.0～16.3）	14.0（13.3～14.8）	31.2（31.0～31.4）
10 000～50 000	36 312	5 888	16.2（15.8～16.6）	15.1（14.8～15.5）	27.2（27.1～27.3）
>50 000	6 975	857	12.3（11.5～13.1）	14.3（13.6～14.9）	21.6（21.5～21.7）
不清楚或拒绝回答	6 240	1 041	16.7（15.8～17.6）	13.1（12.2～14.0）	—
教育水平					
小学及以下	33 372	5 622	16.8（16.4～17.3）	16.1（15.7～16.6）	29.8（29.7～29.9）
初中	17 271	2 542	14.7（14.2～15.3）	13.7（13.2～14.2）	26.1（26.0～26.2）
高中	4 814	693	14.4（13.4～15.4）	15.1（14.2～16.2）	24.2（24.0～24.4）
大学及以上	2 775	379	13.7（12.4～15.0）	15.2（14.3～16.2）	21.0（20.8～21.2）
不清楚或拒绝回答	2 644	328	12.4（11.2～13.7）	9.3（8.5～10.2）	—
城乡					
城市	29 204	4 363	14.9（14.5～15.4）	13.4（13.0～13.7）	23.7（23.6～23.8）
农村	31 672	5 201	16.4（16.0～16.8）	15.9（15.5～16.3）	27.9（27.8～28.0）

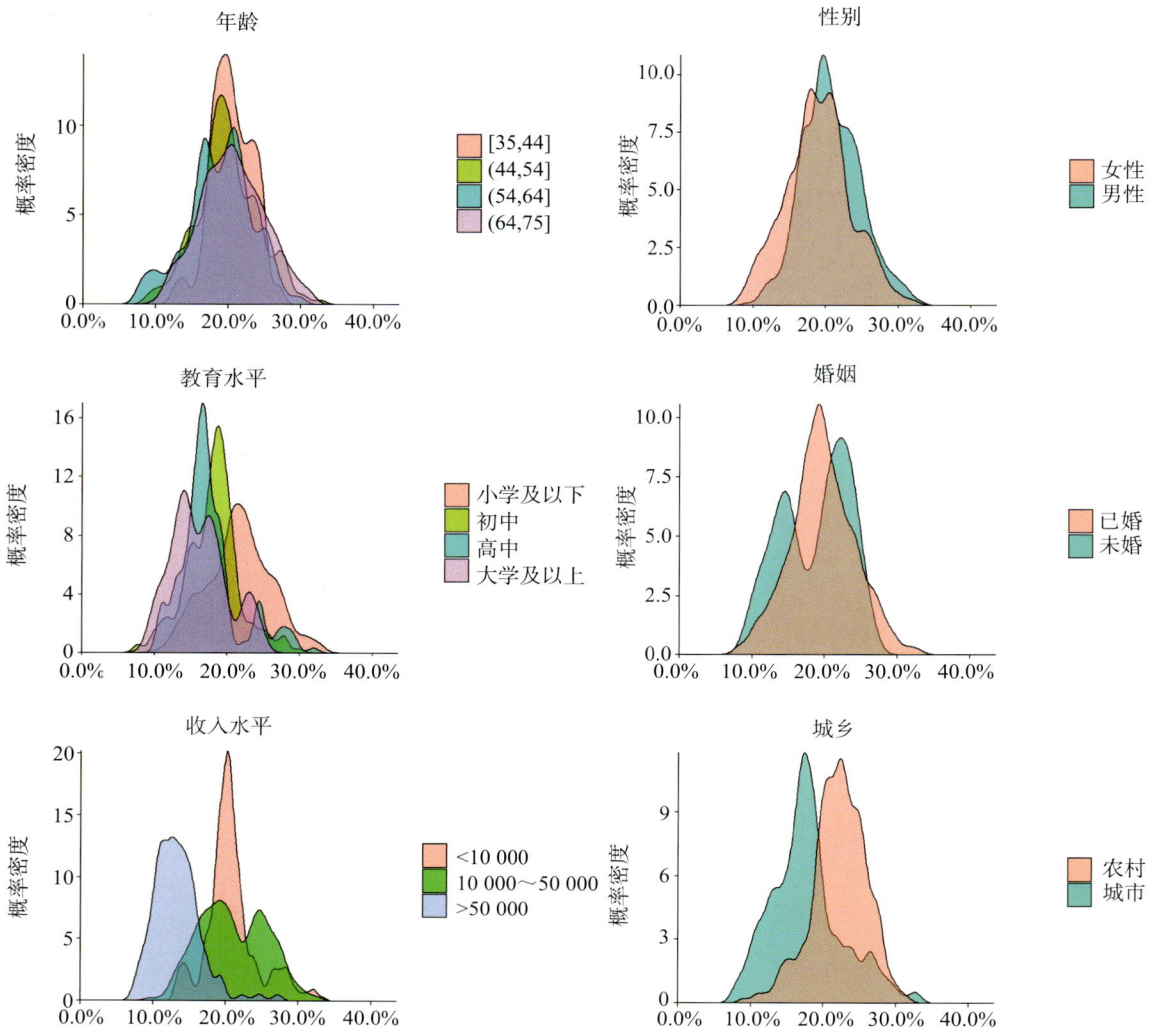

图3-9　蔬菜摄入不足的人群分层后亚组概率密度

（四）豆类摄入不足

四川省共纳入豆类摄入状况调查人群60 876人，其中豆类摄入不足者41 545人，检出率为68.2（67.9～68.6)%，标化率为67.7(67.3～68.1)%，高于全国标化检出水平{其中东部［64.4（64.3～64.6)%]，中部［66.0（65.9～66.2)%]，西部［62.1（62.0～62.2)%]｝。

在不同人群亚组间，豆类摄入不足的检出率随着年龄段的增加而升高，男性检出率与女性检出率大致相同。高收入水平和大学及以上受教育水平的人群豆类摄入不足的检出率最高；城市地区的检出率低于农村地区，见表3-10所列，如图3-10所示。在不同区县项目点之间，检出率最低为32.0（30.7～33.3)%，最高为89.8(89～90.6)%，相差可达2.8倍。

在多因素模型中，不同城乡、职业、教育水平、收入水平、有无医保间的豆类摄入不足检出率差异仍然存在，说明这些是人群中豆类摄入水平的独立影响因素。而年龄、性别、婚姻状况对豆类摄入水平没有显著影响。

表3-10　整体和各类人群中的豆类摄入不足率

特征	总人数	豆类摄入不足人数	%/(95% CI)	标化%/(95% CI)	全国标化%/(95% CI)
总计	60 876	41 545	68.2(67.9~68.6)	67.7(67.3~68.1)	64.0(63.9~64.1)
年龄					
35~44	6 043	4 108	68.0(66.8~69.2)	66.3(65.7~66.9)	63.2(63.1~63.4)
45~54	16 439	11 284	68.6(67.9~69.4)	68.0(67.3~68.7)	64.1(64.0~64.2)
55~64	19 641	13 559	69.0(68.4~69.7)	68.6(67.8~69.4)	64.8(64.7~65.0)
65~75	18 753	12 594	67.2(66.5~67.8)	69.8(68.7~70.8)	64.7(64.5~64.9)
性别					
男性	23 277	15 779	67.8(67.2~68.4)	67.9(67.4~68.4)	63.3(63.2~63.4)
女性	37 599	25 766	68.5(68.1~69.0)	67.5(67.0~68.0)	64.7(64.6~64.8)
收入水平					
<10 000	11 349	7 923	69.8(69.0~70.7)	69.6(68.6~70.5)	62.1(61.9~62.2)
10 000~50 000	36 312	24 139	66.5(66.0~67.0)	64.8(64.3~65.3)	65.4(65.3~65.5)
>50 000	6 975	4 954	71.0(69.9~72.1)	73.5(72.6~74.3)	64.0(63.8~64.1)
不清楚或拒绝回答	6 240	4 529	72.6(71.5~73.7)	73.1(71.9~74.3)	—
教育水平					
小学及以下	33 372	23 236	69.6(69.1~70.1)	67.4(66.8~67.9)	66.8(66.6~66.9)
初中	17 271	11 733	67.9(67.2~68.6)	68.9(68.2~69.5)	65.4(65.3~65.5)
高中	4 814	3 054	63.4(62.1~64.8)	60.9(59.5~62.3)	58.8(58.6~59.0)
大学及以上	2 775	1 899	68.4(66.7~70.2)	70.9(69.7~72.0)	58.5(58.3~58.7)
不清楚或拒绝回答	2 644	1 623	61.4(59.5~63.2)	67.6(66.2~68.9)	—
城乡					
城市	29 204	19 471	66.7(66.1~67.2)	66.8(66.3~67.4)	59.7(59.6~59.9)
农村	31 672	22 074	69.7(69.2~70.2)	68.6(68.1~69.1)	66.8(66.7~66.9)

年龄

性别

教育水平

婚姻

收入水平

城乡

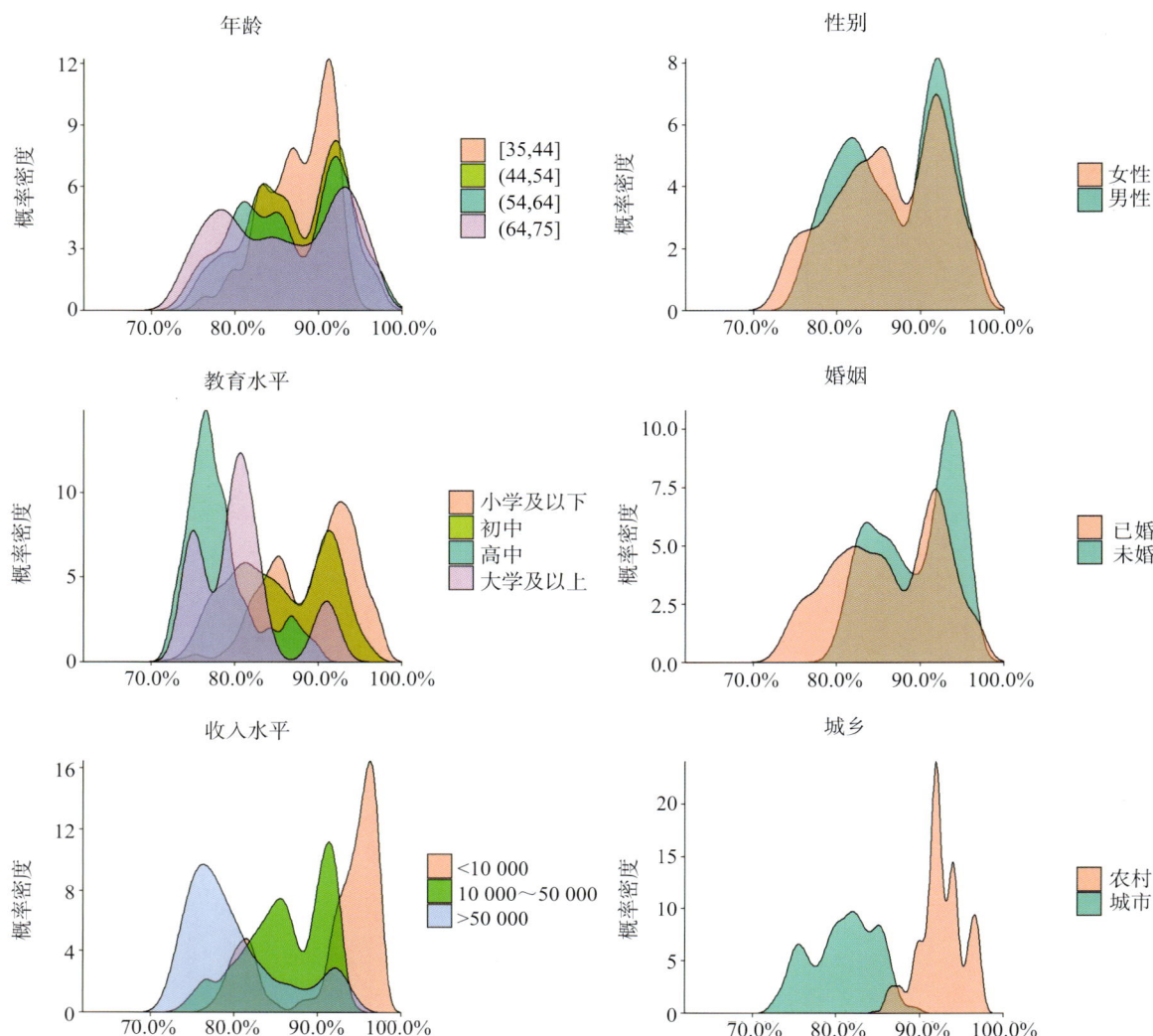

图3-10　豆类摄入不足的人群分层后亚组概率密度

（五）畜肉摄入过多

四川省共纳入畜肉摄入状况调查人群60 876人，其中畜肉摄入过多者39 409人，检出率为64.7（64.4～65.1）%，标化率为64.8（64.4～65.2）%，高于全国标化检出水平｛其中东部［65.6（65.5～65.7）%］，中部［58.3（58.2～58.5）%］，西部［56.1（56～56.2）%］｝。

在不同人群亚组间，畜肉摄入过多的检出率在65～75岁年龄组最高，男性检出率高于女性。随着收入水平提升，畜肉摄入过多的检出率呈现升高趋势，受教育水平大学及以上的人群，检出率最高；城市地区的检出率远高于农村地区，见表3-11所列，如图3-11所示。在不同区县项目点之间，检出率最低为25.8（24.6～27.1）%，最高为85.2（84.1～86.1）%，相差可达3.3倍。

在多因素模型中，不同性别、年龄、收入水平、婚姻状况间畜肉摄入过多的检出率差异仍然存在，说明这些是人群中畜肉摄入水平的独立影响因素。而城乡、民族、职业、教育水平、有无医保对畜肉的摄入水平没有显著影响。

表3-11　整体和各类人群中的畜肉摄入过多率

特征	总人数	畜肉摄入过多人数	%/（95%CI）	标化%/（95%CI）	全国标化%/（95%CI）
总计	60 876	39 409	64.7（64.4~65.1）	64.8（64.4~65.2）	59.9（59.8~60）
年龄					
35~44	6 043	3 935	65.1（63.9~66.3）	64.0（63.4~64.6）	61.4（61.3~61.6）
45~54	16 439	10 740	65.3（64.6~66.1）	65.3（64.5~66.0）	60.3（60.2~60.5）
55~64	19 641	12 981	66.1（65.4~66.8）	64.7（63.9~65.5）	58.9（58.7~59.1）
65~75	18 753	11 753	62.7（62.0~63.4）	66.1（65.0~67.2）	55.9（55.7~56.1）
性别					
男性	23 277	14 938	64.2（63.6~64.8）	65.0（64.4~65.5）	61.4（61.3~61.5）
女性	37 599	24 471	65.1（64.6~65.6）	64.6（64.0~65.1）	58.4（58.3~58.5）
收入水平					
<10 000	11 349	6 671	58.8（57.9~59.7）	61.3（60.3~62.4）	47.4（47.2~47.6）
10 000~50 000	36 312	22 964	63.2（62.7~63.7）	61.5（61.0~62.0）	59.5（59.4~59.6）
>50 000	6 975	5 238	75.1（74.1~76.1）	75.6（74.8~76.4）	70.5（70.4~70.6）
不清楚或拒绝回答	6 240	4 536	72.7（71.6~73.8）	71.3（70.1~72.5）	—
教育水平					
小学及以下	33 372	20 711	62.1（61.5~62.6）	60.6（60.0~61.2）	53.2（53.1~53.4）
初中	17 271	11 724	67.9（67.2~68.6）	67.1（66.5~67.8）	61.5（61.4~61.6）
高中	4 814	3 269	67.9（66.6~69.2）	62.7（61.3~64.0）	64.7（64.4~64.9）
大学及以上	2 775	2 001	72.1（70.4~73.8）	73.3（72.1~74.4）	68.6（68.4~68.8）
不清楚或拒绝回答	2 644	1 704	64.4（62.6~66.3）	68.7（67.3~70.0）	—
城乡					
城市	29 204	20 950	71.7（71.2~72.3）	69.7（69.2~70.2）	64.9（64.7~65.0）
农村	31 672	18 459	58.3（57.7~58.8）	59.9（59.4~60.5）	56.7（56.6~56.8）

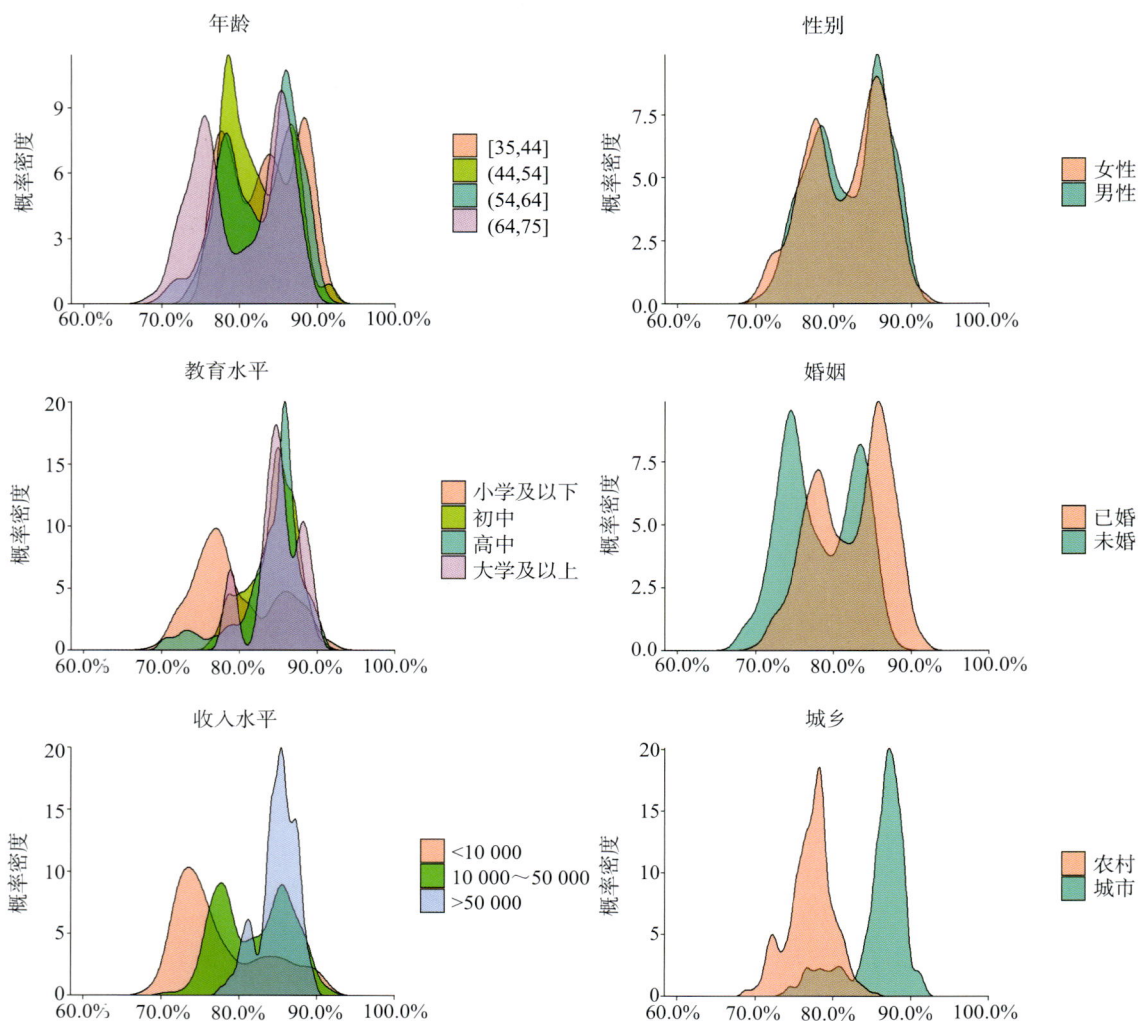

图3-11　畜肉摄入过多的人群分层后亚组概率密度

四、缺乏体力活动

四川省共纳入体力活动调查人群60 876人，平均每日代谢量16.1±12 MET（男性16.5±12.9 MET，女性15.8±11.4 MET），其中缺乏体力活动者45 290人，检出率为74.4（74～74.7）%，标化率为79.2（78.9～79.6）%，低于全国标化检出水平{其中东部［78.6（78.4～78.7）%］，中部［81.9（81.8～82）%］，西部［82.4（82.3～82.4）%］}。

不同人群亚组间，缺乏体力活动的检出率随年龄段的升高而降低，男性检出率高于女性。随着收入水平和受教育水平的升高，体力活动不足的检出率呈现降低趋势；城市地区的检出率远低于农村地区，见表3-12所列，如图3-12所示。在不同区县项目点之间，检出率最低为51.6（50.2～53）%，最高为97.0（96.5～97.4）%，相差可达1.9倍。

　　在多因素模型中，不同年龄、性别、城乡、教育水平、职业、教育水平、收入水平间的体力活动不足检出率差异仍然存在，说明这些是人群中体力活动的独立影响因素。此外，有医保人群中体力活动不足检出率较低。

表3-12　整体和各类人群中的体力活动不足率

特征	总人数	缺乏体力活动人数	%/（95% CI）	标化%/（95% CI）	全国标化%/（95% CI）
总计	60 876	45 290	74.4（74～74.7）	79.2（78.9～79.6）	80.9（80.9～81.0）
年龄					
35～44	6 043	4 884	80.8（79.8～81.8）	83.8（83.3～84.3）	84.7（84.6～84.8）
45～54	16 439	12 691	77.2（76.6～77.8）	79.9（79.3～80.5）	81.6（81.5～81.7）
55～64	19 641	14 051	71.5（70.9～72.2）	75.3（74.5～76.0）	77.1（76.9～77.2）
65～75	18 753	13 664	72.9（72.2～73.5）	70.8（69.8～71.8）	74.5（74.3～74.7）
性别					
男性	23 277	17 992	77.3（76.8～77.8）	81.4（81.0～81.9）	81.8（81.7～81.9）
女性	37 599	27 298	72.6（72.1～73.1）	77.0（76.5～77.4）	80.1（80.0～80.2）
收入水平					
<10 000	11 349	9 811	86.4（85.8～87.1）	87.8（87.1～88.4）	88.0（87.8～88.1）
10 000～50 000	36 312	26 480	72.9（72.5～73.4）	79.4（78.9～79.8）	82.1（82.0～82.2）
>50 000	6 975	4 103	58.8（57.7～60.0）	72.3（71.4～73.1）	73.1（72.9～73.2）
不清楚或拒绝回答	6 240	4 896	78.5（77.4～79.5）	77.7（76.6～78.8）	—
教育水平					
小学及以下	33 372	27 162	81.4（81.0～81.8）	84.8（84.3～85.2）	87.3（87.2～87.4）
初中	17 271	11 792	68.3（67.6～69.0）	78.6（78.0～79.1）	81.2（81.1～81.3）
高中	4 814	2 790	58.0（56.5～59.4）	70.5（69.2～71.8）	74.7（74.4～74.9）
大学及以上	2 775	1 620	58.4（56.5～60.2）	68.1（66.9～69.3）	70.8（70.6～71.0）
不清楚或拒绝回答	2 644	1 926	72.8（71.1～74.5）	75.4（74.1～76.7）	—
城乡					
城市	29 204	17 473	59.8（59.3～60.4）	69.8（69.2～70.3）	75.2（75.1～75.3）
农村	31 672	27 817	87.8（87.5～88.2）	88.6（88.2～88.9）	84.7（84.6～84.8）

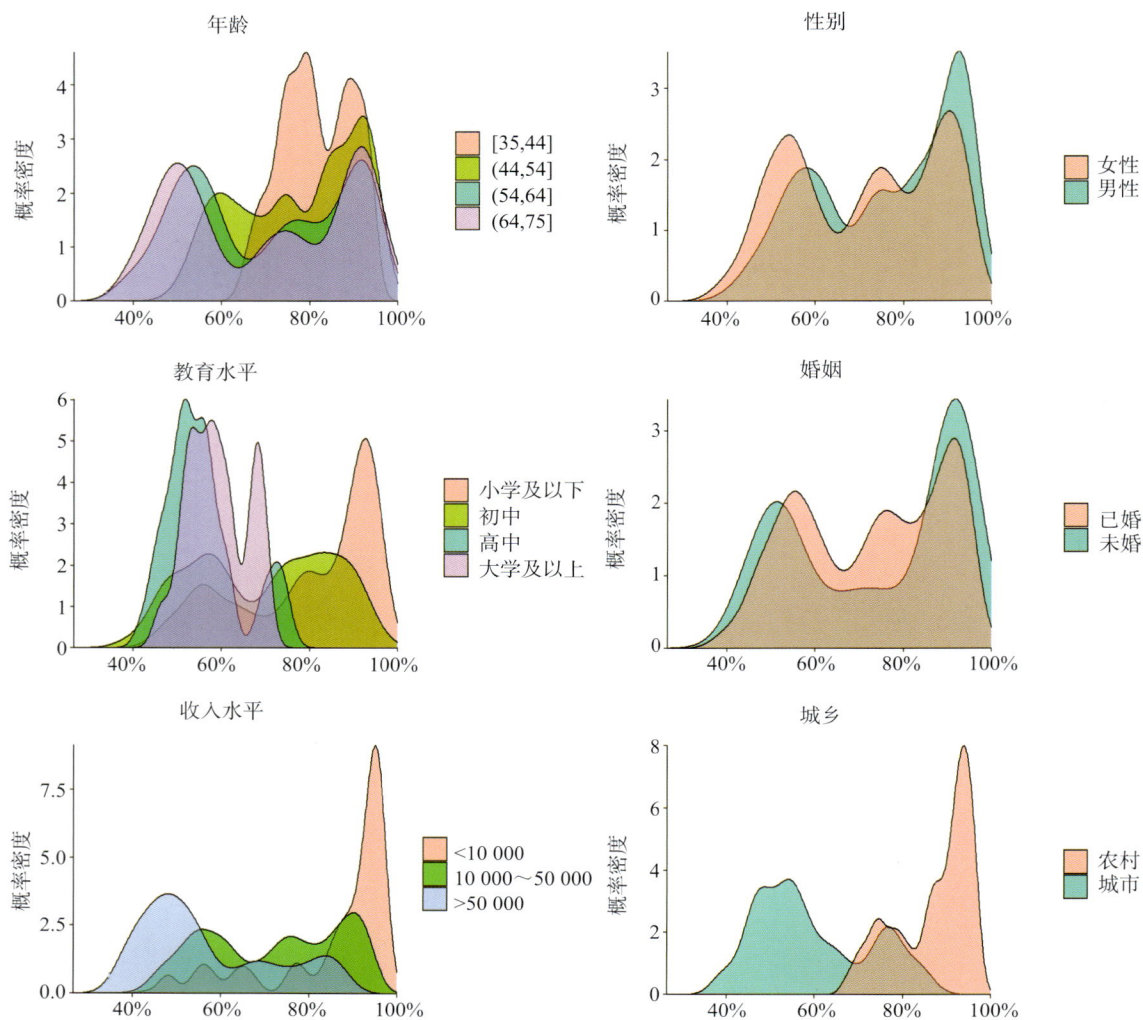

图3-12 缺乏体力活动的人群分层后亚组概率密度

本章编写人员：查雨欣　何予晋

审核：邓　颖　何　君

第四章　心脑血管疾病风险防控情况

第一节　高血压

一、高血压知晓率

高危筛查项目共纳入65 999名高血压患者，其中28 594名患者知道自己被诊断为高血压，知晓率为43.3%。标化率为40.7%，低于全国标化知晓率水平47.6%（其中东部50.4%，中部46.4%，西部45.8%）。

在不同人群亚组间，高血压知晓率随年龄上升，女性高于男性。收入水平和教育水平较低的人群中，高血压知晓率较高。城市地区高于农村地区，见表4-1所列，如图4-1所示。在不同区县项目点之间，检出率最低为19.3（18.1～20.5)%，最高为46.7（44.4～49)%，相差可达2.4倍。

表4-1　整体和各类人群中的高血压知晓率

特征	总人数	高血压知晓人数	%/（95% CI）	标化%/（95% CI）	全国标化%/（95% CI）
年龄					
35～44	2 705	601	22.2(20.7～23.8)	23.8(23.0～24.6)	31.3（31.2～31.5）
45～54	12 960	4 656	35.9(35.1～36.8)	36.2(35.4～37.0)	44.1（43.9～44.2）
55～64	23 074	9 865	42.8(42.1～43.4)	46.2(45.4～47.0)	54.3（54.2～54.4）
65～75	27 260	13 472	49.4(48.8～50.0)	53.3(52.4～54.2)	59.8（59.7～60.0）
性别					
男性	26 455	11 212	42.4(41.8～43.0)	38.5(37.9～39.1)	46.0（45.9～46.1）
女性	39 544	17 382	44.0(43.5～44.4)	43.3(42.7～44.0)	49.6（49.5～49.7）
收入水平					
<10 000	13 950	6 174	44.3(43.4～45.1)	43.2(42.2～44.3)	48.2（48.0～48.3）
10 000～50 000	38 313	16 880	44.1(43.6～44.6)	41.5(41.0～42.1)	46.6（46.5～46.7）
>50 000	7 071	3 474	49.1(48.0～50.3)	39.3(38.2～40.4)	49.8（49.7～50.0）

续表

特征	总人数	高血压知晓人数	%/（95% CI）	标化%/（95% CI）	全国标化%/（95% CI）
不清楚或拒绝回答	6 665	2 066	31.0（29.9～32.1）	32.9（31.5～34.2）	—
教育水平					
小学及以下	39 283	16 869	42.9（42.5～43.4）	41.9（41.2～42.5）	48.9（48.8～49.0）
初中	17 138	7 428	43.3（42.6～44.1）	40.1（39.3～40.9）	46.1（46.0～46.2）
高中	4 645	1 987	42.8（41.3～44.2）	32.8（31.2～34.3）	48.4（48.1～48.6）
大学及以上	2 382	1 036	43.5（41.5～45.5）	34.7（33.2～36.2）	44.8（44.6～45.1）
不清楚或拒绝回答	2 551	1 274	49.9（48.0～51.9）	49.9（48.2～51.5）	—
城乡					
城市	29 243	13 306	45.5（44.9～46.1）	42.6（41.9～43.2）	49.7（49.6～49.8）
农村	36 756	15 288	41.6（41.1～42.1）	39.1（38.5～39.7）	46.3（46.2～46.4）

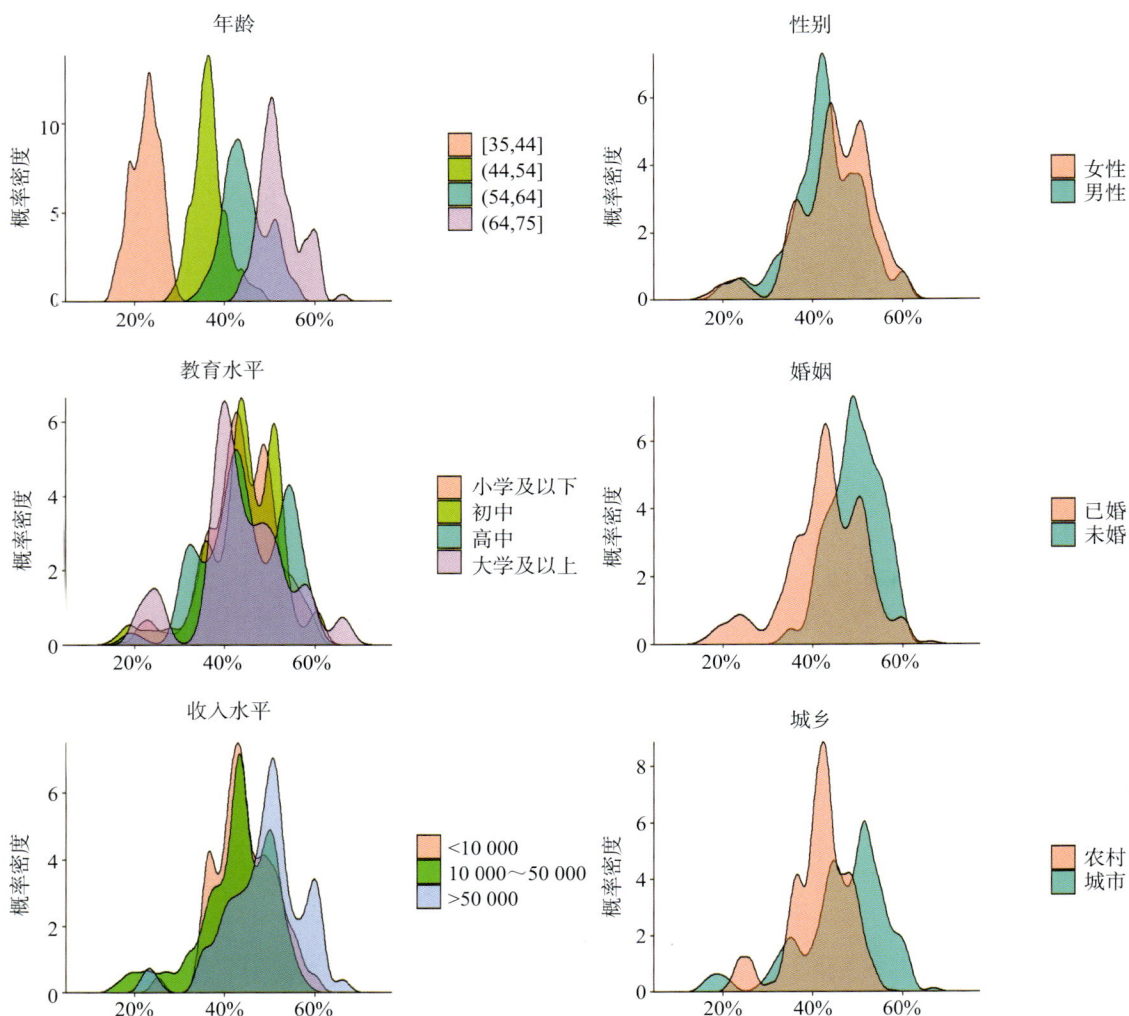

图4-1　高血压知晓率的人群分层后亚组概率密度

二、高血压治疗率

高危筛查项目纳入的高血压患者中，共有21 785人在治疗高血压，治疗率为33.0%，标化率为31.9%，低于全国标化治疗率水平38.4%（其中东部42.8 %，中部37.2%，西部35.1%）。

在不同人群亚组间，高血压治疗率随年龄上升增幅明显，女性高于男性。各收入水平人群治疗率基本相近，但教育水平为高中、大学及以上的人群治疗率较低。城市地区高于农村地区，见表4-2所列，如图4-2所示。在不同区县项目点之间，检出率最低为27.8（26.5～29.2）%，最高为56.4（54.1～58.7）%，相差可达2倍。

表4-2　整体和各类人群中的高血压治疗率

特征	总人数	高血压治疗人数	%/（95% CI）	标化%/（95% CI）	全国标化%/（95% CI）
年龄					
35～44	2 705	400	14.8（13.5～16.2）	16.4（15.7～17.1）	22.1（21.9～22.2）
45～54	12 960	3 426	26.4（25.7～27.2）	27.6（26.8～28.4）	34.5（34.4～34.7）
55～64	23 074	7 522	32.6（32.0～33.2）	37.1（36.3～37.9）	45.3（45.1～45.4）
65～75	27 260	10 437	38.3（37.7～38.9）	43.4（42.5～44.4）	51.0（50.8～51.2）
性别					
男性	26 455	8 358	31.6（31.0～32.2）	29.7（29.2～30.3）	36.4（36.3～36.5）
女性	39 544	13 427	34.0（33.5～34.4）	34.5（33.8～35.1）	40.9（40.8～41.0）
收入水平					
<10 000	13 950	4 360	31.3（30.5～32.0）	32.3（31.3～33.3）	37.3（37.1～37.5）
10 000～50 000	38 313	13 084	34.2（33.7～34.6）	32.7（32.2～33.3）	37.7（37.6～37.8）
>50 000	7 071	2 935	41.5（40.4～42.7）	32.5（31.5～33.6）	41.4（41.2～41.6）
不清楚或拒绝回答	6 665	1 406	21.1（20.1～22.1）	24.5（23.3～25.7）	—
教育水平					
小学及以下	39 283	12 414	31.6（31.1～32.1）	32.1（31.5～32.7）	38.9（38.8～39.1）
初中	17 138	5 841	34.1（33.4～34.8）	31.9（31.1～32.6）	37.6（37.5～37.8）
高中	4 645	1 615	34.8（33.4～36.2）	25.2（23.8～26.6）	39.1（38.8～39.3）
大学及以上	2 382	840	35.3（33.3～37.2）	26.5（25.1～27.9）	35.2（35.0～35.4）
不清楚或拒绝回答	2 551	1 075	42.1（40.2～44.1）	43.2（41.5～44.8）	—
城乡					
城市	29 243	10 848	37.1（36.5～37.7）	35.5（34.9～36.2）	41.7（41.6～41.9）
农村	36 756	10 937	29.8（29.3～30.2）	28.9（28.3～29.4）	36.4（36.3～36.5）

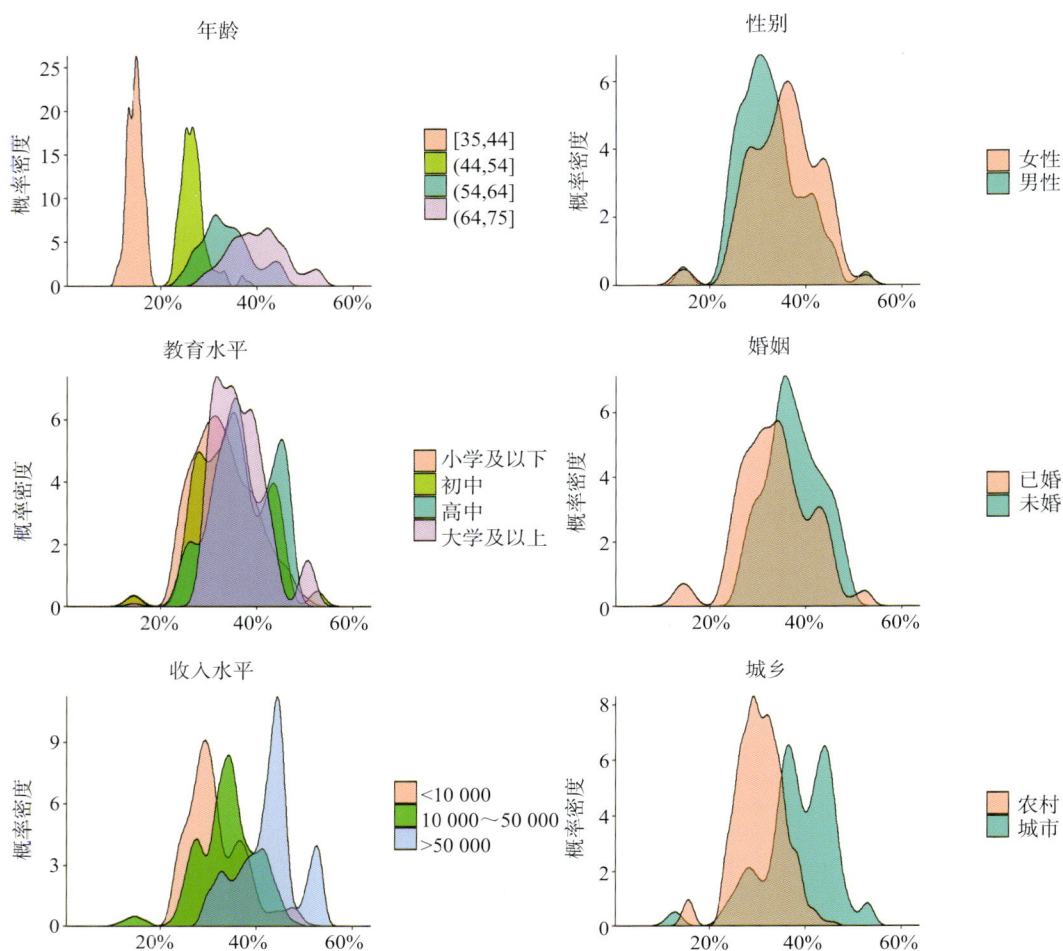

图4-2　高血压治疗率的人群分层后亚组概率密度

三、高血压控制率

高危筛查项目纳入的高血压患者中，高血压控制达标人数为6 137人，控制率为9.3%，标化率为9.0%，低于全国标化控制率水平12.4%（其中东部15.0%，中部11.0%，西部11.0%）。

在不同人群亚组间，高血压控制率随年龄升高而上升，女性高于男性；高教育水平和高收入人群高血压控制率较高；城市地区远高于农村地区，见表4-3所列，如图4-3所示。在不同区县项目点之间，检出率最低为3.9(3.4～4.5)%，最高为26.2(24.2～28.3)%，相差可达6.7倍。

表4-3　整体和各类人群中的高血压控制率

特征	总人数	高血压控制人数	%/(95%CI)	标化%/(95%CI)	全国标化%/(95%CI)
年龄					
35～44	2 705	123	4.5(3.8～5.4)	4.7(4.3～5.1)	8.1(8.0～8.1)
45～54	12 960	1 010	7.8(7.3～8.3)	8.1(7.6～8.5)	11.8(11.7～11.9)
55～64	23 074	2 229	9.7(9.3～10.0)	10.8(10.3～11.3)	14.7(14.6～14.8)
65～75	27 260	2 775	10.2(9.8～10.5)	11.4(10.8～12.0)	14.4(14.3～14.5)
性别					
男性	26 455	2 490	9.4(9.1～9.8)	8.5(8.2～8.9)	11.9(11.8～12.0)
女性	39 544	3 647	9.2(8.9～9.5)	9.6(9.2～10.0)	13.0(12.9～13.0)
收入水平					
<10 000	13 950	1 046	7.5(7.1～7.9)	8.4(7.8～9.0)	10.3(10.2～10.4)
10 000～50 000	38 313	3 623	9.5(9.2～9.8)	9.0(8.7～9.4)	11.6(11.5～11.7)
>50000	7 071	1 059	15(14.2～15.8)	10.4(9.7～11.1)	15.9(15.7～16.0)
不清楚或拒绝回答	6 665	409	6.1(5.6～6.7)	7.4(6.7～8.2)	
教育水平					
小学及以下	39 283	3 020	7.7(7.4～8.0)	8.2(7.9～8.6)	10.9(10.8～11.0)
初中	17 138	1 795	10.5(10～10.9)	9.3(8.8～9.7)	12.4(12.3～12.5)
高中	4 645	571	12.3(11.4～13.3)	8.1(7.2～9.0)	14.7(14.5～14.9)
大学及以上	2 382	327	13.7(12.4～15.2)	8.0(7.2～8.9)	14.3(14.1～14.5)
不清楚或拒绝回答	2 551	424	16.6(15.2～18.1)	14.8(13.6～16.0)	
城乡					
城市	29 243	3 825	13.1(12.7～13.5)	12.2(11.8～12.7)	15.0(14.9～15.1)
农村	36 756	2 312	6.3(6.0～6.5)	6.4(6.1～6.6)	10.8(10.7～10.8)

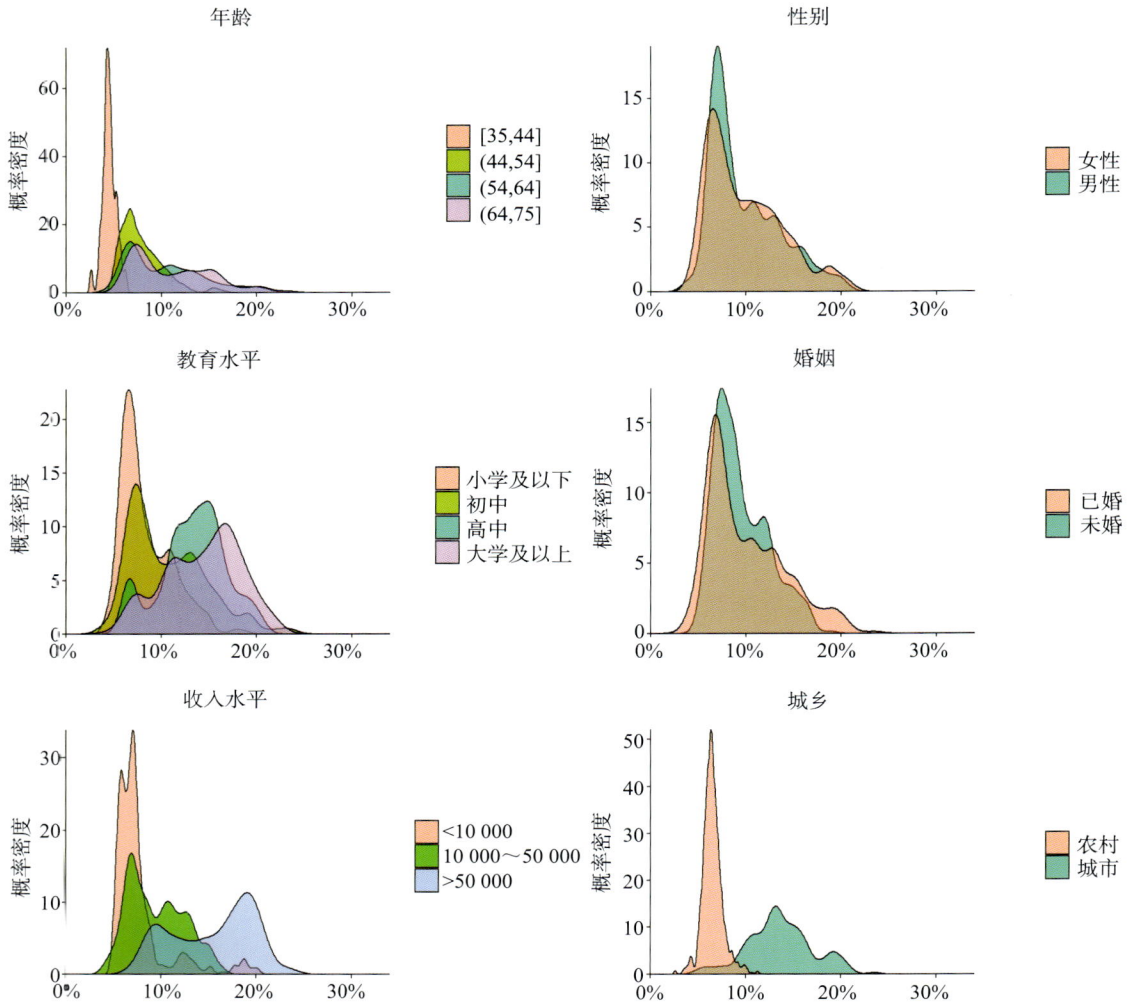

图4-3　高血压控制率的人群分层后亚组概率密度

第二节　高血糖

一、高血糖知晓率

高危筛查项目共纳入35 101名糖尿病患者，其中10 359名患者知道自己被诊断为糖尿病，知晓率为29.5%，标化率31.5%，低于全国标化控制率水平40.6%（其中东部46.9%，中部42.5%，西部33.5%）。

在不同人群亚组间，高血糖知晓率随年龄增加而上升，女性高于男性。高收入水平人群高血糖知晓率较高，城市地区远高于农村地区，见表4-4所列，如图4-4所示。在不同区县项目点之间，检出率最低为9.2（8.3～10.2)%，最高为76.0（73.3～78.6)%，相差可达8.3倍。

表4-4　整体和各类人群中的高血糖知晓率

特征	总人数	糖尿病知晓人数	%/(95% CI)	标化%/(95% CI)	全国标化%/(95% CI)
年龄					
35～44	1 864	237	12.7(11.2～14.3)	16.8(15.9～17.8)	25.7 (25.4～25.9)
45～54	6 978	1 594	22.8(21.9～23.8)	27.6(26.5～28.7)	37.0 (36.7～37.2)
55～64	12 474	3 932	31.5(30.7～32.3)	39.5(38.4～40.6)	47.9 (47.7～48.2)
65～75	13 785	4 596	33.3(32.6～34.1)	42.4(41.0～43.8)	50.9 (50.6～51.2)
性别					
男性	13 736	3 849	28.0(27.3～28.8)	30.7(29.9～31.5)	40.0 (39.8～40.1)
女性	21 365	6 510	30.5(29.9～31.1)	32.5(31.6～33.4)	41.5 (41.3～41.6)
收入水平					
<10 000	7 354	1 693	23.0(22.1～24)	27.9(26.6～29.3)	35.7 (35.4～36.0)
10 000～50 000	20 239	6 350	31.4(30.7～32)	32.4(31.6～33.2)	40.0 (39.8～40.2)
>50 000	3 753	1 502	40(38.4～41.6)	38.6(37.0～40.3)	46.1 (45.9～46.4)
不清楚或拒绝回答	3 755	814	21.7(20.4～23)	22.5(20.8～24.2)	—
教育水平					
小学及以下	20 481	5 638	27.5(26.9～28.1)	31.4(30.6～32.3)	38.8 (38.6～39.0)
初中	9 372	3 034	32.4(31.4～33.3)	32.1(31.0～33.1)	41.1 (40.9～41.3)
高中	2 869	840	29.3(27.6～31.0)	23.6(21.9～25.4)	40.7 (40.3～41.1)
大学及以上	1 293	411	31.8(29.3～34.4)	27.4(25.4～29.6)	39.5 (39.1～39.9)
不清楚或拒绝回答	1 086	436	40.1(37.2～43.1)	48.7(45.9～51.5)	—
城乡					
城市	15 425	6 029	39.1(38.3～39.9)	41.9(40.9～42.8)	45.6 (45.4～45.8)
农村	19 676	4 330	22.0(21.4～22.6)	24.1(23.4～24.8)	37.2 (37.1～37.4)

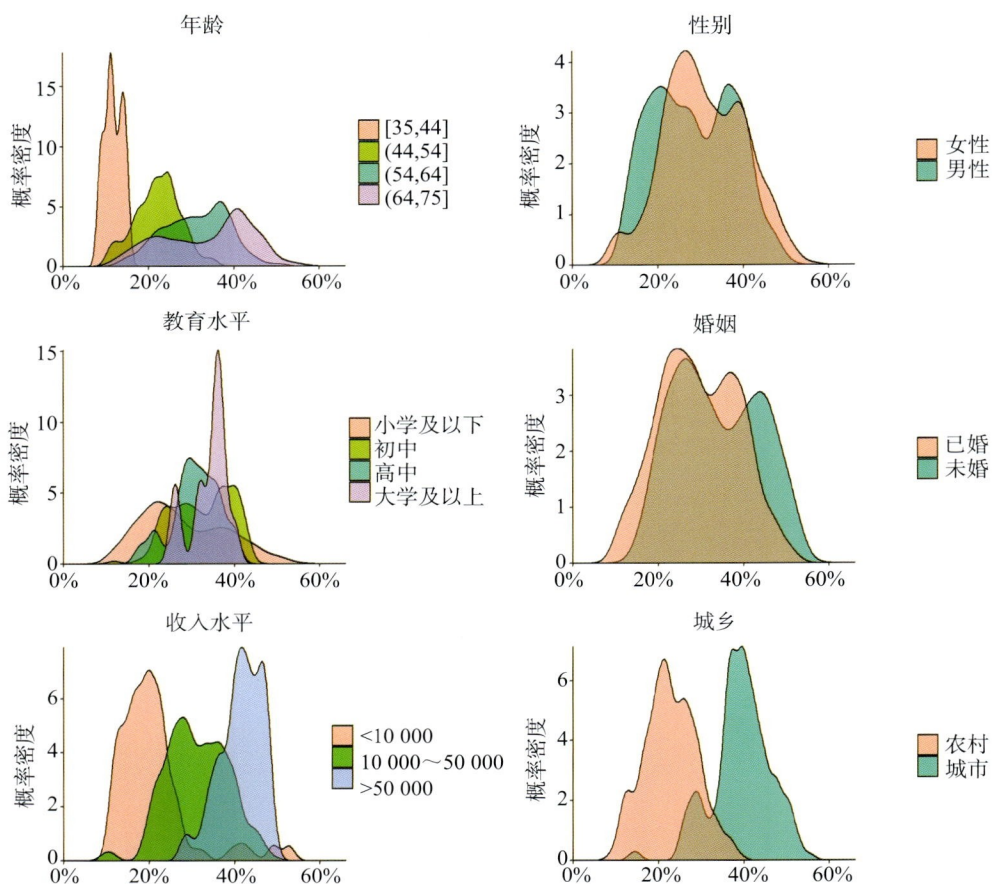

图 4-4　高血糖知晓率的人群分层后亚组概率密度

二、糖尿病治疗率

高危筛查项目纳入的糖尿病患者中，8 310 人在治疗高血糖，治疗率为 23.7%，标化率为 25.4%，低于全国标化治疗率水平 33.4%（其中东部 40.1 %，中部 34.0%，西部 26.6%）。

在不同人群亚组间，糖尿病治疗率随年龄升高而上升，女性高于男性。随收入水平升高，高血糖治疗率呈上升趋势。城市地区远高于农村地区，见表 4-5 所列，如图 4-5 所示。在不同区县项目点之间，检出率最低为 5.7（5～6.5)%，最高为 68.8（65.9～71.6)%，相差可达 12.1 倍。

表4-5　整体和各类人群中的糖尿病治疗率

特征	总人数	糖尿病治疗人数	%/（95% CI）	标化%/（95% CI）	全国标化%/（95% CI）
年龄					
35～44	1 864	166	8.9（7.7～10.3）	11.9（11.0～12.7）	19.2（18.9～19.4）
45～54	6 978	1 213	17.4（16.5～18.3）	21.9（20.9～23.0）	29.6（29.4～29.8）
55～64	12 474	3 159	25.3（24.6～26.1）	32.7（31.6～33.8）	40.2（40.0～40.4）
65～75	13 785	3 772	27.4（26.6～28.1）	35.6（34.2～37.0）	43.6（43.3～43.9）
性别					
男性	13 736	3 117	22.7（22.0～23.4）	25.0（24.2～25.7）	32.5（32.3～32.6）
女性	21 365	5 193	24.3（23.7～24.9）	26.0（25.2～26.8）	34.4（34.2～34.6）
收入水平					
<10 000	7 354	1 304	17.7（16.9～18.6）	22.3（21.1～23.6）	28.6（28.3～28.9）
10 000～50 000	20 239	5 148	25.4（24.8～26.0）	26.7（26.0～27.4）	33.0（32.8～33.2）
>50 000	3 753	1 251	33.3（31.8～34.9）	30.8（29.2～32.3）	38.2（37.9～38.5）
不清楚或拒绝回答	3 755	607	16.2（15.0～17.4）	16.0（14.6～17.5）	—
教育水平					
小学及以下	20 481	4 503	22.0（21.4～22.6）	25.3（24.5～26.1）	32.0（31.8～32.2）
初中	9 372	2 458	26.2（25.3～27.1）	26.4（25.4～27.3）	33.9（33.7～34.1）
高中	2 869	670	23.4（21.8～24.9）	18.3（16.7～20.0）	33.1（32.8～33.5）
大学及以上	1 293	313	24.2（21.9～26.6）	19.9（18.0～21.8）	30.7（30.4～31.1）
不清楚或拒绝回答	1 086	366	33.7（30.9～36.6）	41.6（38.8～44.3）	—
城乡					
城市	15 425	4 914	31.9（31.1～32.6）	34.7（33.8～35.6）	38.1（37.9～38.3）
农村	19 676	3 396	17.3（16.7～17.8）	18.8（18.2～19.4）	30.1（29.9～30.2）

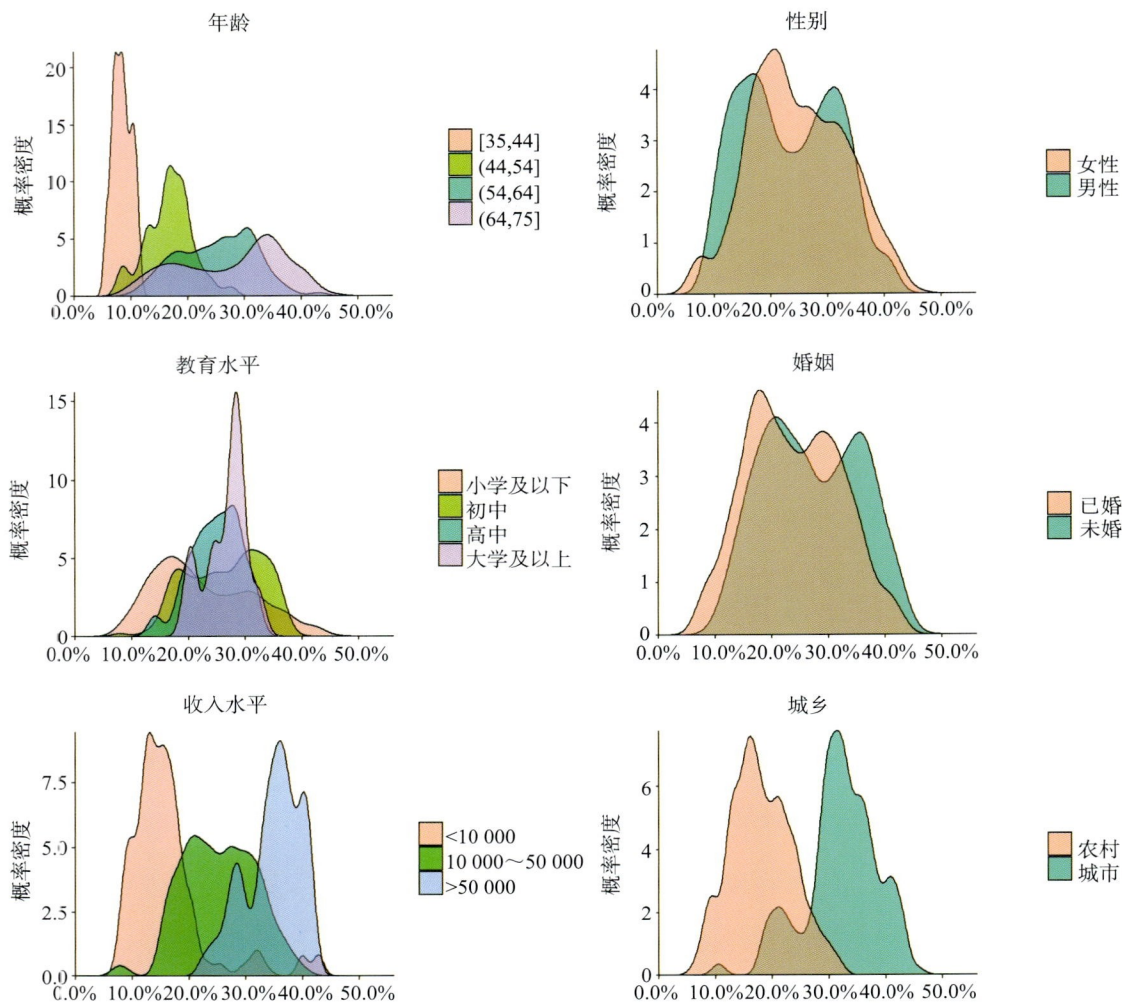

图4-5 糖尿病治疗率的人群分层后亚组概率密度

三、高血糖控制率

高危筛查项目纳入的高血糖患者中，高血糖控制达标人数为1956人，控制率为5.6%，标化率为8.9%，低于全国标化治疗率水平11.3%（其中东部13.1%，中部11.6%，西部9.2%）。

在不同人群亚组间，高血糖控制率随年龄上升而上升，女性高于男性。高收入水平人群控制率较高。城市地区远高于农村地区，见表4-6所列，如图4-6所示。在不同区县项目点之间，检出率最低为2.0(1.6～2.6)%，最高为25.5(22.9～28.2)%，相差可达12.8倍。

表4-6　整体和各类人群中的糖尿病控制率

特征	总人数	糖尿病控制人数	%/(95% CI)	标化%/（95% CI)	全国标化%/（95% CI)
年龄					
35～44	1 864	39	2.1(1.5～2.8)	2.7(2.3～3.2)	7.2（7.0～7.3）
45～54	6 978	287	4.1(3.7～4.6)	5.5(5.0～6.1)	9.9（9.8～10.0）
55～64	12 474	745	6.0(5.6～6.4)	9.4(8.8～10.1)	13（12.9～13.2）
65～75	13 785	885	6.4(6.0～6.8)	9.9(9.1～10.8)	14.8（14.6～15）
性别					
男性	13 736	721	5.2(4.9～5.6)	6.4(6.0～6.8)	10.8（10.7～10.9）
女性	21 365	1 235	5.8(5.5～6.1)	7.5(7.0～8.0)	11.9（11.7～12.0）
收入水平					
<10 000	7 354	333	4.5(4.1～5.0)	6.3(5.6～7.1)	9.8（9.6～10.0）
10 000～50 000	20 239	1 170	5.8(5.5～6.1)	7.0(6.6～7.5)	10.5（10.4～10.6）
>50 000	3 753	315	8.4(7.5～9.3)	8.5(7.6～9.5)	13.6（13.4～13.8）
不清楚或拒绝回答	3 755	138	3.7(3.1～4.3)	4.6(3.8～5.5)	—
教育水平					
小学及以下	20 481	1 096	5.4(5.0～5.7)	7.2(6.7～7.7)	10.5（10.4～10.6）
初中	9 372	520	5.5(5.1～6.0)	6.7(6.2～7.3)	10.9（10.7～11.0）
高中	2 869	154	5.4(4.6～6.3)	5.3(4.4～6.3)	10.4（10.2～10.6）
大学及以上	1 293	78	6.0(4.8～7.5)	4.5(3.6～5.5)	12.5（12.3～12.8）
不清楚或拒绝回答	1 086	108	9.9(8.2～11.9)	11.5(9.8～13.4)	—
城乡					
城市	15 425	1 114	7.2(6.8～7.6)	10.1(9.5～10.7)	13.2（13.1～13.3）
农村	19 676	842	4.3(4.0～4.6)	4.6(4.2～4.9)	9.9（9.8～10.0）

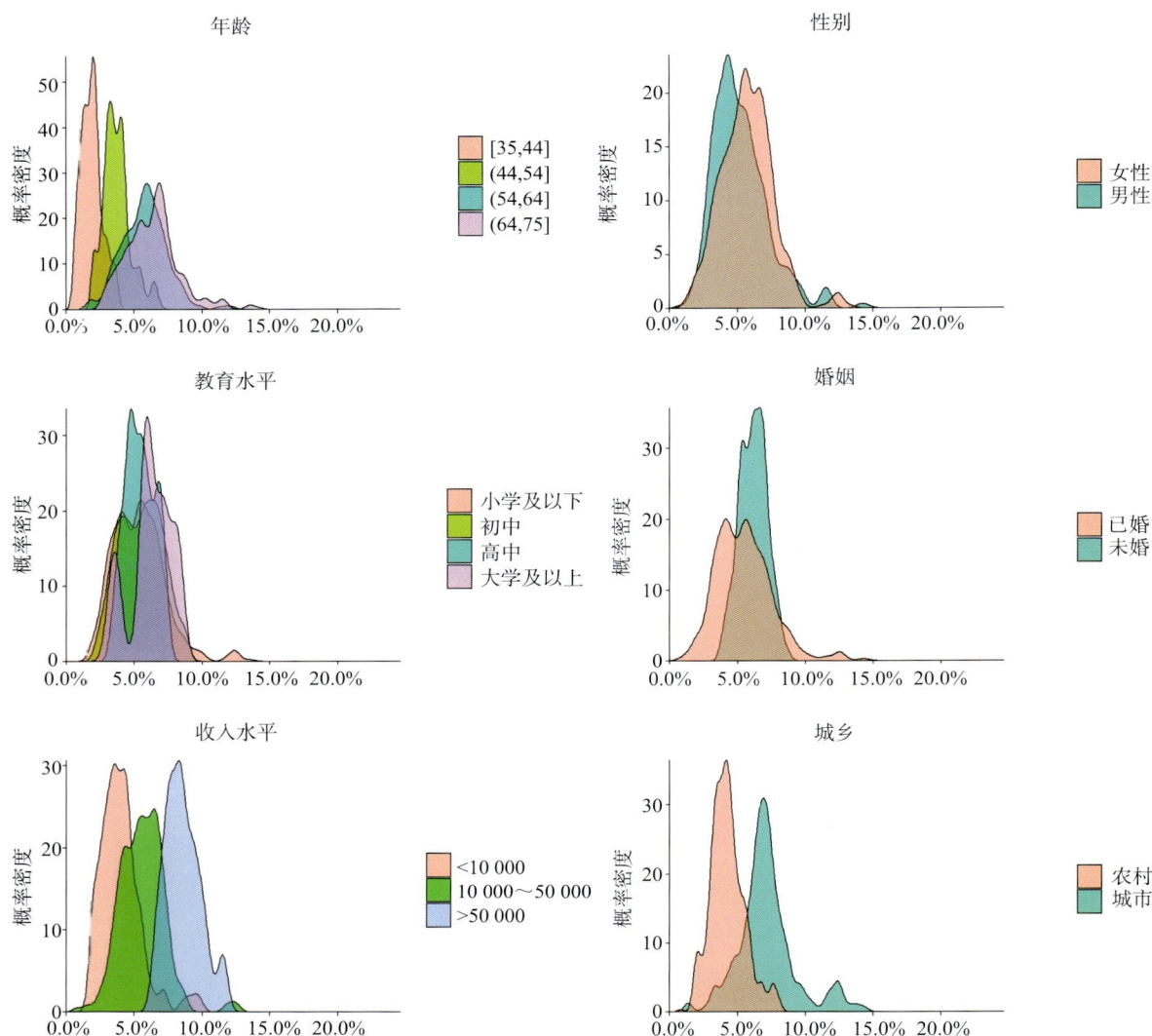

图4-6　高血糖控制率的人群分层后亚组概率密度

第三节　血脂异常

一、血脂异常知晓率

高危筛查项目共纳入42 956名血脂异常患者，其中2 179名知道自己被诊断为血脂异常，知晓率为5.1%，标化率为6.1%，低于全国标化知晓率水平8.5%（其中东部11.4%，中部8.2%，西部6.4%）。

在不同人群亚组间，血脂异常知晓率随年龄上升，女性高于男性。高收入水平和高教育水平人群知晓率较高。城市地区高于农村地区，见表4-7所列，如图4-7所示。在不同区县项目点之间，检出率最低为0.7(0.5~1)%，最高为17.1（16~18.4）%，相差可达24.4倍。

表4-7　整体和各类人群中的血脂异常知晓率

group	总人数	血脂异常知晓人数	%/（95% CI）	标化%/（95% CI）	全国标化%/（95% CI）
年龄					
35~44	4 070	98	2.4(2.0~2.9)	3.5(3.3~3.8)	4.6 (4.5~4.6)
45~54	12 046	459	3.8(3.5~4.2)	5.5(5.1~5.9)	7.5 (7.4~7.6)
55~64	14 199	760	5.4(5.0~5.7)	8.4(7.9~8.9)	12.4 (12.3~12.5)
65~75	12 641	862	6.8(6.4~7.3)	11.2(10.3~12)	15.3 (15.1~15.4)
性别					
男性	17 803	815	4.6(4.3~4.9)	5.6(5.3~5.8)	8.1 (8.0~8.1)
女性	25 153	1 364	5.4(5.1~5.7)	6.7(6.4~7.1)	9.1 (9.1~9.2)
收入水平					
<10 000	6 767	315	4.7(4.2~5.2)	5.6(5.0~6.2)	7.0 (6.9~7.1)
10 000~50 000	26 484	1 188	4.5(4.2~4.7)	5.4(5.1~5.7)	7.4 (7.3~7.4)
>50 000	5 991	528	8.8(8.1~9.6)	8.3(7.8~8.9)	11.4 (11.3~11.5)
不清楚或拒绝回答	3 714	148	4.0(3.4~4.7)	6.0(5.2~6.8)	—
教育水平					
小学及以下	21 527	926	4.3(4~4.6)	5.1(4.8~5.5)	7.1 (7.0~7.1)
初中	12 901	697	5.4(5~5.8)	5.9(5.5~6.3)	7.9 (7.8~7.9)
高中	3 824	137	3.6(3.0~4.2)	2.5(2.0~3.0)	9.3 (9.1~9.4)
大学及以上	2 316	181	7.8(6.8~9)	9.1(8.3~9.9)	10.8 (10.7~10.9)
不清楚或拒绝回答	2 388	238	10(8.8~11.2)	10.3(9.4~11.2)	—
城乡					
城市	22 954	1 051	4.6(4.3~4.9)	5.6(5.3~5.8)	10.3 (10.2~10.4)
农村	20 002	1 128	5.6(5.3~6.0)	6.7(6.3~7.0)	7.3 (7.2~7.3)

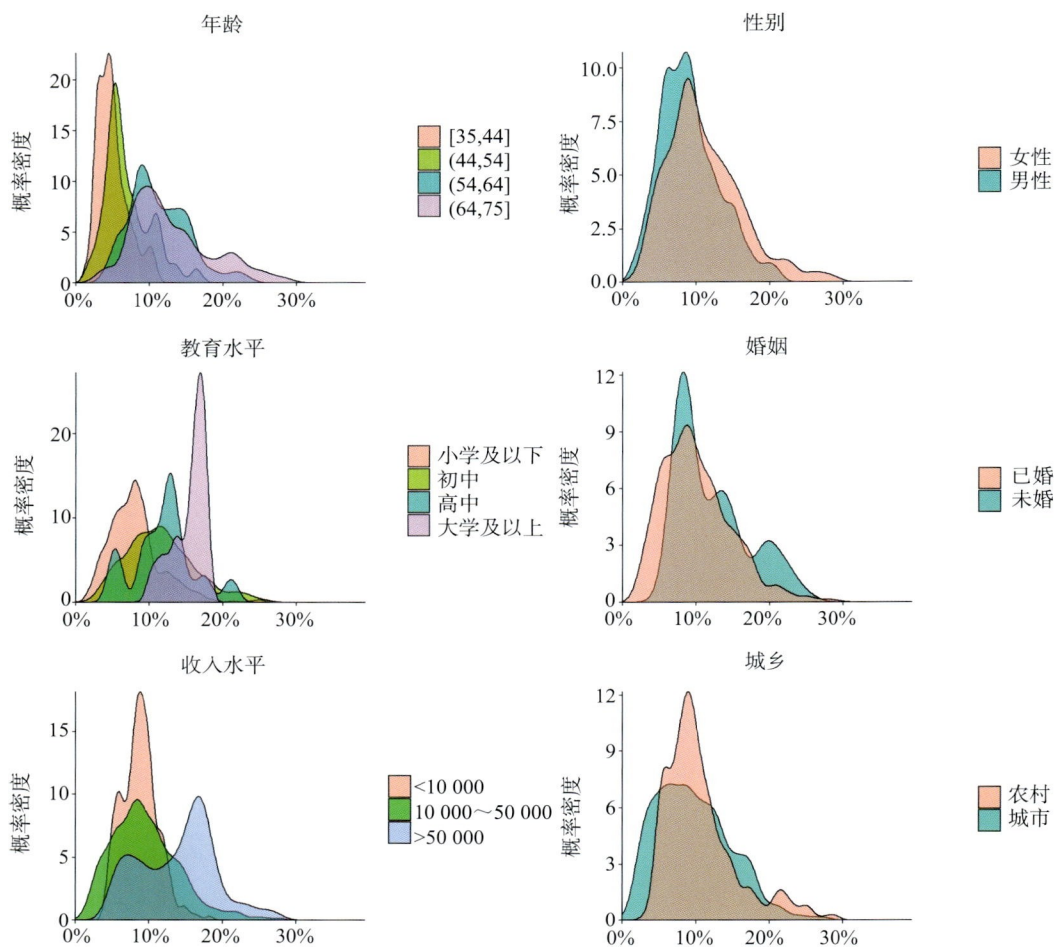

图4-7　血脂异常知晓率的人群分层后亚组概率密度

二、血脂异常治疗率

高危筛查项目纳入的血脂异常患者中，2 085人在对血脂异常进行治疗，治疗率为4.9%，标化率为4.2%，低于全国标化治疗率水平6.3%（其中东部8.6%，中部6.2%，西部4.5%）。

在不同人群亚组间，血脂异常治疗率随年龄上升而上升，女性高于男性。不同收入人群的治疗率接近且偏低，高教育水平人群治疗率较高。农村地区高于城市地区，见表4-8所列，如图4-8所示。在不同区县项目点之间，检出率最低为0.5（0.3～0.7）%，最高为14.6（13.2～16.1）%，相差可达29.2倍。

表4-8　整体和各类人群中的血脂异常治疗率

特征	总人数	血脂异常治疗人数	%/(95% CI)	标化%/(95% CI)	全国标化%/(95% CI)
年龄					
35～44	4 070	63	1.5(1.2～2.0)	1.7(1.5～1.9)	2.4 (2.3～2.4)
45～54	12 046	341	2.8(2.5～3.1)	3.5(3.2～3.8)	5.2 (5.1～5.2)
55～64	14 199	752	5.3(4.9～5.7)	6.5(6.0～7.0)	10.0 (9.9～10.1)
65～75	12 641	929	7.3(6.9～7.8)	9.8(9.0～10.6)	13.8 (13.6～13.9)
性别					
男性	17 803	785	4.4(4.1～4.7)	3.6(3.4～3.8)	5.8 (5.8～5.9)
女性	25 153	1 300	5.2(4.9～5.4)	5.0(4.7～5.4)	7.0 (7.0～7.1)
收入					
<10 000	6 767	269	4(3.5～4.5)	4.5(4.0～5.1)	6.2 (6.1～6.3)
10 000～50 000	26 484	1 195	4.5(4.3～4.8)	4.2(3.9～4.4)	5.8 (5.8～5.9)
>50 000	5 991	499	8.3(7.6～9.1)	4.3(3.9～4.7)	7.1 (7.1～7.2)
不清楚或拒绝回答	3 714	122	3.3(2.7～3.9)	3.3(2.8～4.0)	—
教育水平					
小学及以下	21 527	829	3.9(3.6～4.1)	3.8(3.5～4.0)	5.9 (5.8～6.0)
初中	12 901	717	5.6(5.2～6.0)	4.1(3.8～4.4)	6.1 (6.0～6.1)
高中	3 824	216	5.6(4.9～6.4)	3.1(2.6～3.6)	7.2 (7.0～7.3)
大学及以上	2 316	139	6.0(5.1～7.0)	4.0(3.5～4.6)	6.0 (5.9～6.1)
不清楚或拒绝回答	2 388	184	7.7(6.7～8.8)	7.5(6.8～8.3)	—
城乡					
城市	22 954	1 161	5.1(4.8～5.3)	3.9(3.7～4.2)	7.7 (7.6～7.8)
农村	20 002	924	4.6(4.3～4.9)	4.5(4.2～4.7)	5.4 (5.3～5.4)

年龄

性别

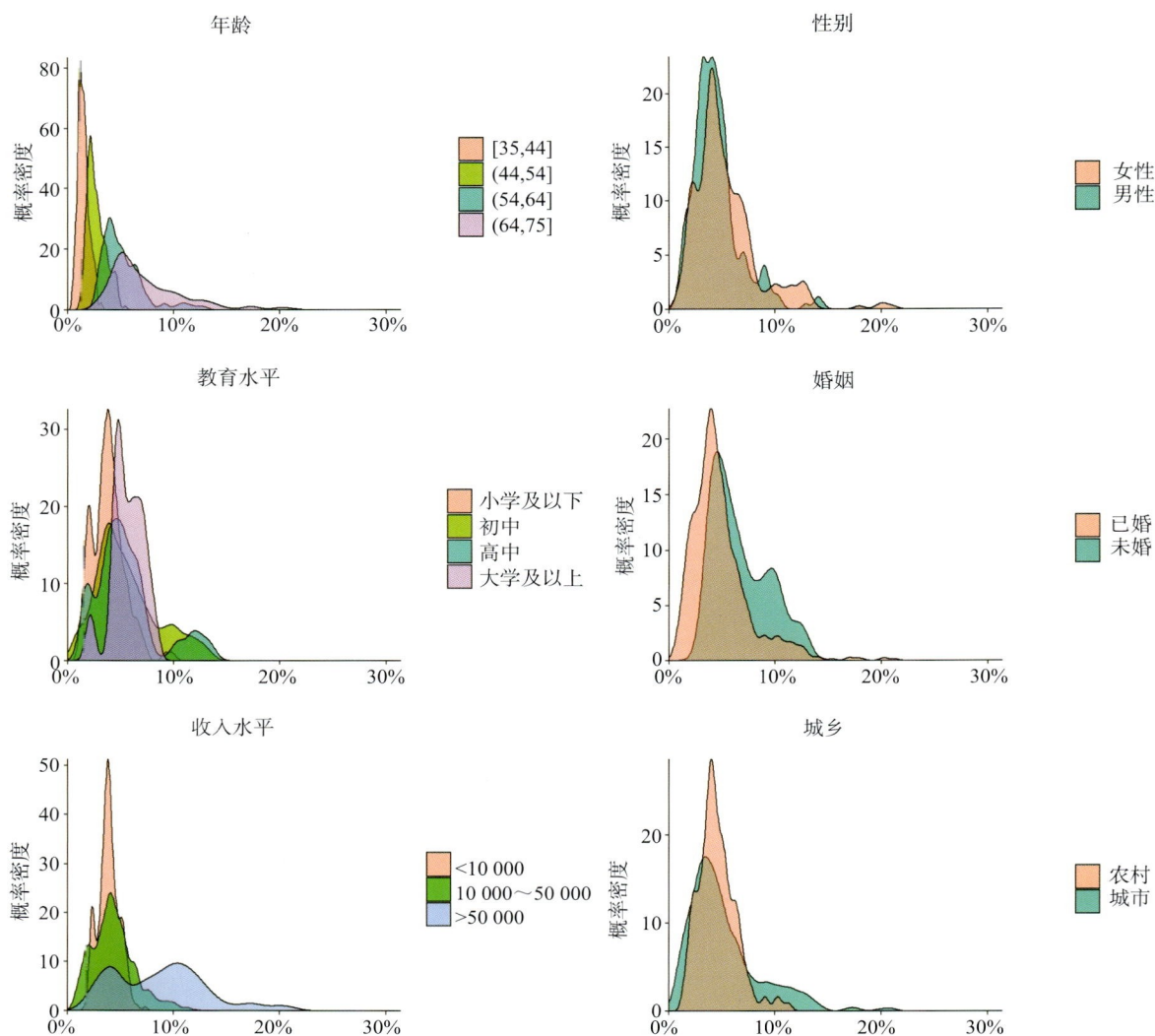

教育水平

婚姻

收入水平

城乡

图4-8　血脂异常治疗率的人群分层后亚组概率密度

三、血脂异常控制率

高危筛查项目纳入的血脂异常患者中，血脂异常控制达标人数为23 254人，控制率为54.1%，标化率为58.1%，低于全国标化治疗率水平62.1%（其中东部58.6%，中部63.3%，西部64.3%）。

在不同人群亚组间，血脂异常控制率随年龄上升而下降，男性高于女性。高教育水平和高收入人群血脂异常控制率较高。农村地区高于城市地区，见表4-9所列，如图4-9所示。在不同区县项目点之间，检出率最低为37.0（35.7～38.2）%，最高为69.4（67.8～71）%，相差可达1.9倍。

表4-9　整体和各类人群中的血脂异常控制率

特征	总人数	血脂异常控制人数	%/（95% CI）	标化%/（95% CI）	全国标化%/（95% CI）
年龄					
35～44	4 070	2 725	67.0(65.5～68.4)	66.6(65.9～67.3)	69.5（69.4～69.6）
45～54	12 046	6 756	56.1(55.2～57.0)	55.8(55.0～56.6)	61.2（61.1～61.3）
55～64	14 199	7 264	51.2(50.3～52.0)	51.0(50.0～52.0)	56.1（56.0～56.3）
65～75	12 641	6 509	51.5(50.6～52.4)	50.1(48.8～51.4)	53.9（53.6～54.1）
性别					
男性	17 803	10 552	59.3(58.5～60.0)	61.3(60.7～61.9)	63.8（63.7～63.9）
女性	25 153	12 702	50.5(49.9～51.1)	53.4(52.7～54.1)	59.7（59.5～59.8）
收入水平					
<10 000	6 767	3 594	53.1(51.9～54.3)	57.1(55.8～58.3)	61.7（61.5～61.9）
10 000～50 000	26 484	14 094	53.2(52.6～53.8)	56.2(55.7～56.8)	62.2（62.1～62.3）
>50 000	5 991	3 460	57.8(56.5～59.0)	62.1(61.1～63.0)	62.5（62.3～62.7）
不清楚或拒绝回答	3 714	2 106	56.7(55.1～58.3)	64.3(62.8～65.9)	—
教育水平					
小学及以下	21 527	11 122	51.7(51.0～52.3)	53.5(52.7～54.2)	59.0（58.8～59.1）
初中	12 901	7 301	56.6(55.7～57.5)	60.7(59.9～61.4)	63.8（63.6～63.9）
高中	3 824	2 218	58.0(56.4～59.6)	65.1(63.7～66.6)	63.2（62.9～63.4）
大学及以上	2 316	1 446	62.4(60.4～64.4)	66.6(65.4～67.9)	65.2（65.0～65.4）
不清楚或拒绝回答	2 388	1 167	48.9(46.8～50.9)	50.9(49.4～52.4)	—
城乡					
城市	22 954	12 207	53.2(52.5～53.8)	54.1(53.5～54.7)	62.2（62.0～62.3）
农村	20 002	11 047	55.2(54.5～55.9)	62.9(62.3～63.6)	62.1（62.0～62.2）

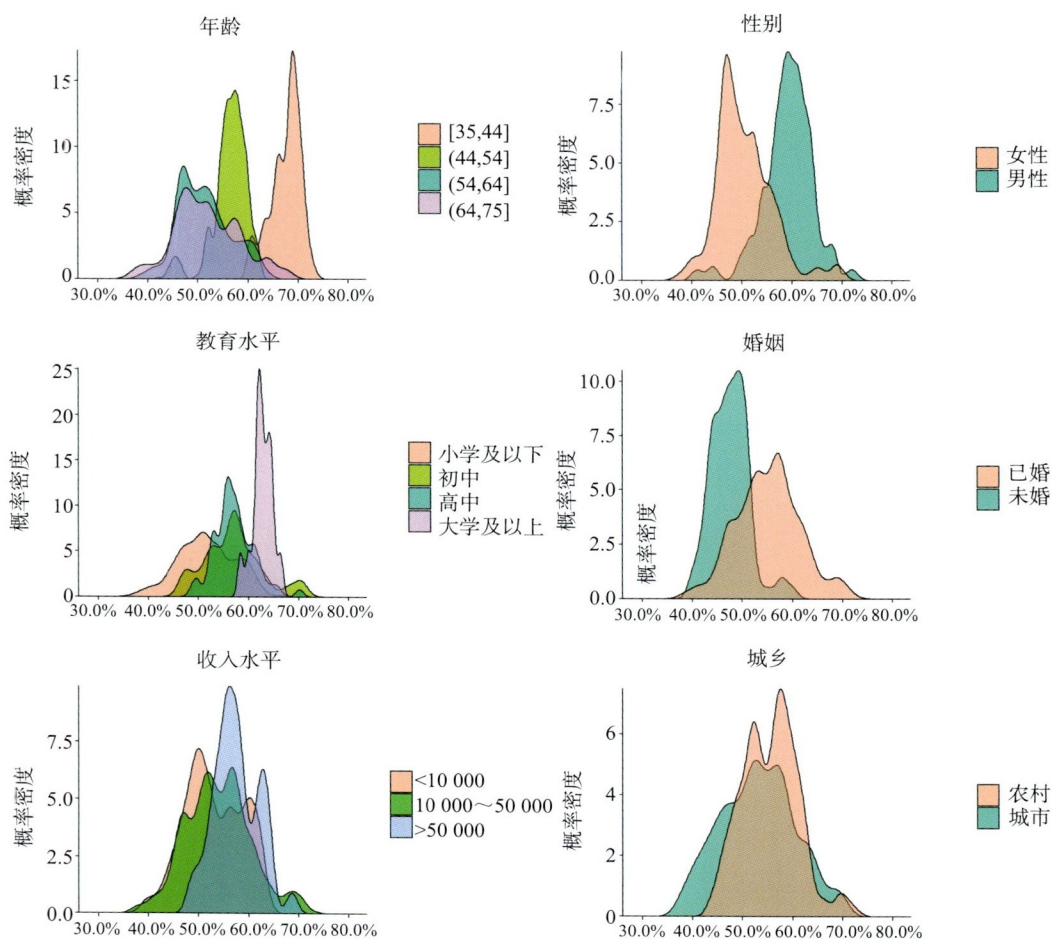

图4-9　血脂异常控制率的人群分层后亚组概率密度

第四节　戒　　烟

高危筛查项目中吸烟人群戒烟率为19.1%，标化率为14.7%，低于全国标化戒烟率水平15.1%（其中东部16.2%，中部14.6%，西部14.6%）。

在不同人群亚组间，戒烟率随年龄上升而上升，女性高于男性。戒烟率随教育水平和收入水平的上升而升高。城市地区高于农村地区，见表4-10所列，如图4-10所示。在不同区县项目点之间，检出率最低为2.8（1.9～4.0)%，最高为47.8（46.1～49.4)%，相差可达16倍。

表4-10　整体和各类人群中的戒烟率

特征	总人数	戒烟人数	%/(95% CI)	标化%/(95% CI)	全国标化%/(95% CI)
年龄					
35～44	3 170	310	9.8(8.8～10.9)	8.7(8.3～9.1)	9.4(9.4～9.5)
45～54	8 480	1 127	13.3(12.6～14)	13.1(12.6～13.7)	13.4(13.3～13.5)
55～64	11 553	2 210	19.1(18.4～19.9)	18.6(17.9～19.4)	19.3(19.2～19.5)
65～75	11 816	3 037	25.7(24.9～26.5)	29.2(28.0～30.4)	27.8(27.5～28.0)
性别					
男性	33 261	6 233	18.7(18.3～19.2)	14.5(14.2～14.8)	15.0(14.9～15.0)
女性	1 758	451	25.7(23.6～27.8)	19.4(17.7～21.3)	17.9(17.5～18.2)
收入水平					
<10 000	6 989	1 187	17.0(16.1～17.9)	14.0(13.2～14.8)	15.7(15.5～15.9)
10 000～50 000	21 049	3 928	18.7(18.1～19.2)	14.2(13.8～14.6)	14.8(14.7～14.8)
>50 000	4 300	1 013	23.6(22.3～24.9)	16.2(15.4～17.0)	15.8(15.6～15.9)
不清楚或拒绝回答	2 681	556	20.7(19.2～22.3)	16.8(15.6～18.1)	—
教育水平					
小学及以下	17 739	3 076	17.3(16.8～17.9)	14.3(13.7～14.8)	15.7(15.6～15.8)
初中	10 760	2 271	21.1(20.3～21.9)	15.7(15.1～16.2)	14.3(14.2～14.4)
高中	3 016	636	21.1(19.6～22.6)	14.2(13.2～15.3)	15.6(15.5～15.8)
大学及以上	1 839	421	22.9(21.0～24.9)	14.6(13.6～15.6)	15.3(15.1～15.5)
不清楚或拒绝回答	1 665	280	16.8(15.0～18.7)	13.5(12.4～14.6)	—
城乡					
城市	15 832	3 447	21.8(21.1～22.4)	15.2(14.7～15.6)	16.1(16.0～16.2)
农村	19 187	3 237	16.9(16.3～17.4)	14.2(13.8～14.7)	14.5(14.4～14.6)

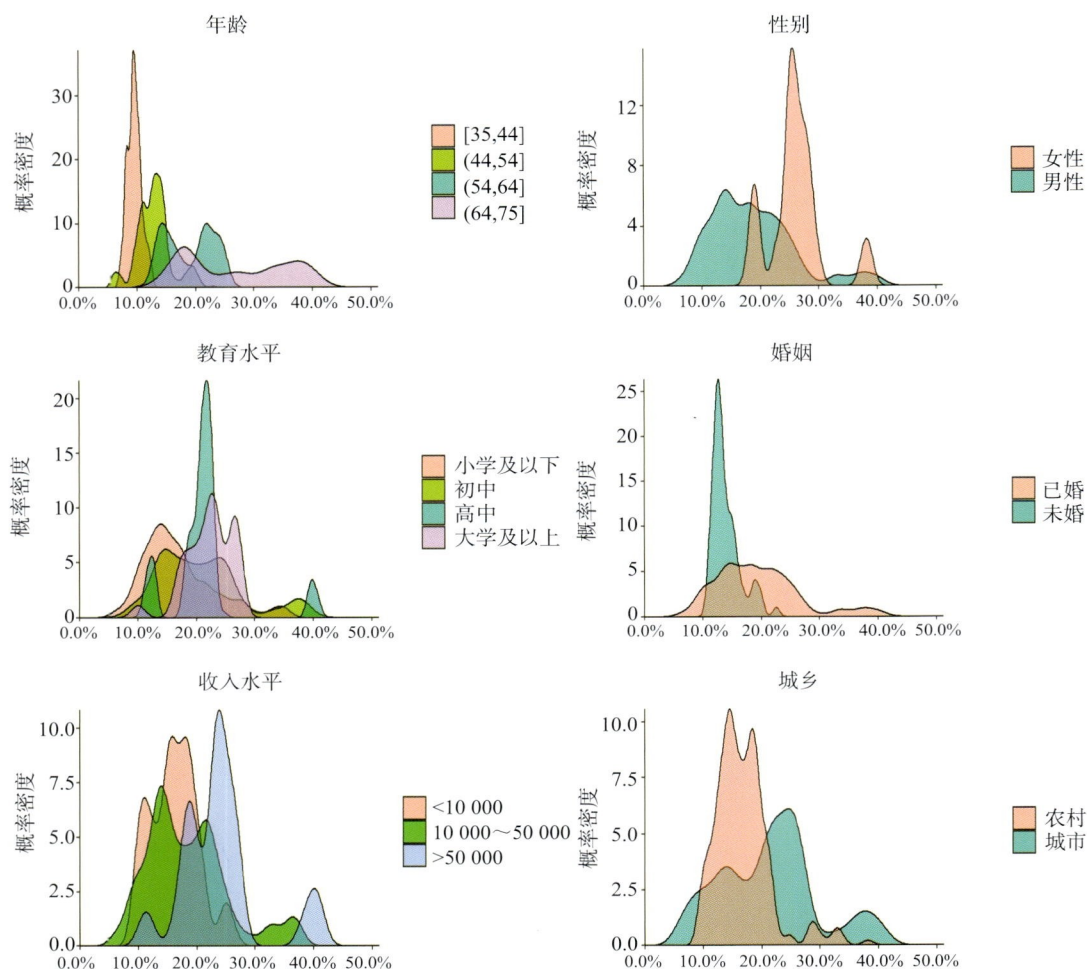

图4-10　戒烟率的人群分层后亚组概率密度

第五节　二级预防用药

一、冠心病

高危筛查项目共纳入冠心病患者1 066名，其中在服用冠心病二级预防药物（抗血小板、他汀、ACEI/ARB、β受体阻滞剂）人数为173人，用药率为16.2%，标化率为15.3%，低于全国标化冠心病二级预防用药率31.4%（其中东部16.2%，中部14.6%，西部14.6%）。

在不同人群亚组间，冠心病二级预防用药率随年龄上升而上升，男性高于女性。高收入水平和高教育水平人群用药率较高。城市地区高于农村地区，见表4-11所列。在不同区县项目点之间，用药率最低为1.8(0～9.6)%，最高为45.2(33.5～57.3)%，相差可达25.1倍。

在多因素模型中，不同年龄、职业、婚姻状况、教育水平间人群的用药率存在显著差异，因此这些是冠心病二级预防用药率的独立影响因素。此外，非农业人群用药率较高。

表4-11　整体和各类冠心病患者中二级预防用药率

特征	总人数	冠心病二级预防人数	%/(95% CI)	标化%/(95% CI)	全国标化%/(95% CI)
年龄					
35～44	52	0	0.0(0.0～6.8)	0.0(0.0～2.9)	17.1(16.1～18.1)
45～54	190	23	12.1(7.8～17.6)	17.1(12.0～23.3)	30.1(29.1～31.1)
55～64	351	56	16.0(12.3～20.2)	19.0(14.1～24.6)	33.8(33.1～34.6)
65～75	473	94	19.9(16.4～23.8)	19.0(13.7～25.2)	35.4(34.6～36.3)
性别					
男性	478	116	24.3(20.5～28.4)	22.2(18.3～26.6)	35.5(34.9～36.0)
女性	588	57	9.7(7.4～12.4)	6.7(4.2～10.0)	23.8(23.1～24.5)
收入水平					
<10 000	229	16	7.0(4.0～11.1)	7.7(3.9～13.4)	23.3(22.3～24.3)
10 000～50 000	653	105	16.1(13.3～19.1)	15.4(12.3～19.0)	30.7(30.1～31.4)
>50 000	124	44	35.5(27.1～44.6)	25.6(17.1～35.6)	41.7(40.6～42.7)
不清楚或拒绝回答	60	8	13.3(5.9～24.6)	17.8(6.4～36.0)	—
教育水平					
小学及以下	557	56	10.1(7.7～12.9)	11.4(8.1～15.4)	21.5(20.9～22.2)
初中	317	67	21.1(16.8～26.0)	17.9(13.1～23.5)	34.6(33.8～35.4)
高中	104	27	26.0(17.9～35.5)	21.0(11.7～33.1)	37.2(35.9～38.5)
大学及以上	55	16	29.1(17.6～42.9)	18.6(10.4～29.4)	40.1(38.7～41.6)
不清楚或拒绝回答	33	7	21.2(9.0～38.9)	16.5(7.9～28.9)	21.5(20.9～22.2)
城乡					
城市	377	116	30.8(26.1～35.7)	28.5(22.8～34.8)	40.9(40.2～41.6)
农村	689	57	8.3(6.3～10.6)	9.2(6.8～12.0)	24.5(24.0～25.1)

二、缺血性脑卒中

高危筛查项目共纳入缺血性脑卒中患者 1 429人，其中在服用二级预防药物（抗血小板、他汀）人数为99人，用药率为6.9%。标化率为6.9%。低于全国标化冠心病二级预防用药率20.0%（其中东部24.3%，中部17.9%，西部18.2%）。

在不同人群亚组间，缺血性脑卒中二级预防用药率随年龄上升而上升，男性高于女性。高收入水平人群用药率较高。城市地区高于农村地区，见表4-12所列，如图4-11所示。在不同区县项目点之间，用药率最低为0（0～12.0）%，最高为68.9（45.1～87.1）。

在多因素模型中，不同年龄、职业、教育水平、收入水平的人群缺血性脑卒中二级预防用药率存在显著差异，因此这些为缺血性脑卒中用药的独立影响因素。此外，非农业和有医保人群的用药率较高。

表4-12　整体和各类缺血性脑卒中患者中二级预防用药率

特征	总人数	缺血性脑卒中二级预防人数	%/(95% CI)	标化%/(95% CI)	全国标化%/(95% CI)
年龄					
35～44	65	1	1.5(0.0～8.3)	1.2(0.2～3.9)	16.4 (15.2～17.6)
45～54	220	11	5.0(2.5～8.8)	4.2(1.8～8.2)	19.4 (18.5～20.2)
55～64	487	33	6.8(4.7～9.4)	8.1(5.1～12.2)	20.5 (20.0～21.1)
65～75	657	54	8.2(6.2～10.6)	12.7(8.5～17.9)	20.6 (20.0～21.2)
性别					
男性	626	42	6.7(4.9～9.0)	8.0(5.7～10.8)	22.2 (21.7～22.7)
女性	803	57	7.1(5.4～9.1)	5.3(3.2～8.2)	17.0 (16.5～17.5)
收入水平					
<10 000	381	17	4.5(2.6～7.0)	7.8(4.4～12.5)	18.3 (17.6～19.1)
10 000～50 000	754	57	7.6(5.8～9.7)	6.8(4.7～9.5)	19.7 (19.2～20.2)
>50 000	93	17	18.3(11.0～27.6)	11.9(5.4～21.9)	25.5 (24.6～26.6)
不清楚或拒绝回答	201	8	4.0(1.7～7.7)	2.2(0.4～6.9)	—
教育水平					
小学及以下	801	53	6.6(5.0～8.6)	8.4(5.7～11.9)	15.9 (15.4～16.4)
初中	417	22	5.3(3.3～7.9)	4.9(2.8～8.0)	23.1 (22.5～23.8)
高中	112	14	12.5(7～20.1)	6.7(2.1～15.2)	23.3 (22.2～24.5)
大学及以上	73	6	8.2(3.1～17.0)	4.3(1.3～10.4)	22.6 (21.2～24.1)
不清楚或拒绝回答	26	4	15.4(4.4～34.9)	21.7(7.1～44.4)	—
城乡					
城市	768	70	9.1(7.2～11.4)	8.3(5.9～11.2)	24.6 (24.0～25.2)
农村	661	29	4.4(3.0～6.2)	5.2(3.2～7.9)	16.9 (16.5～17.3)

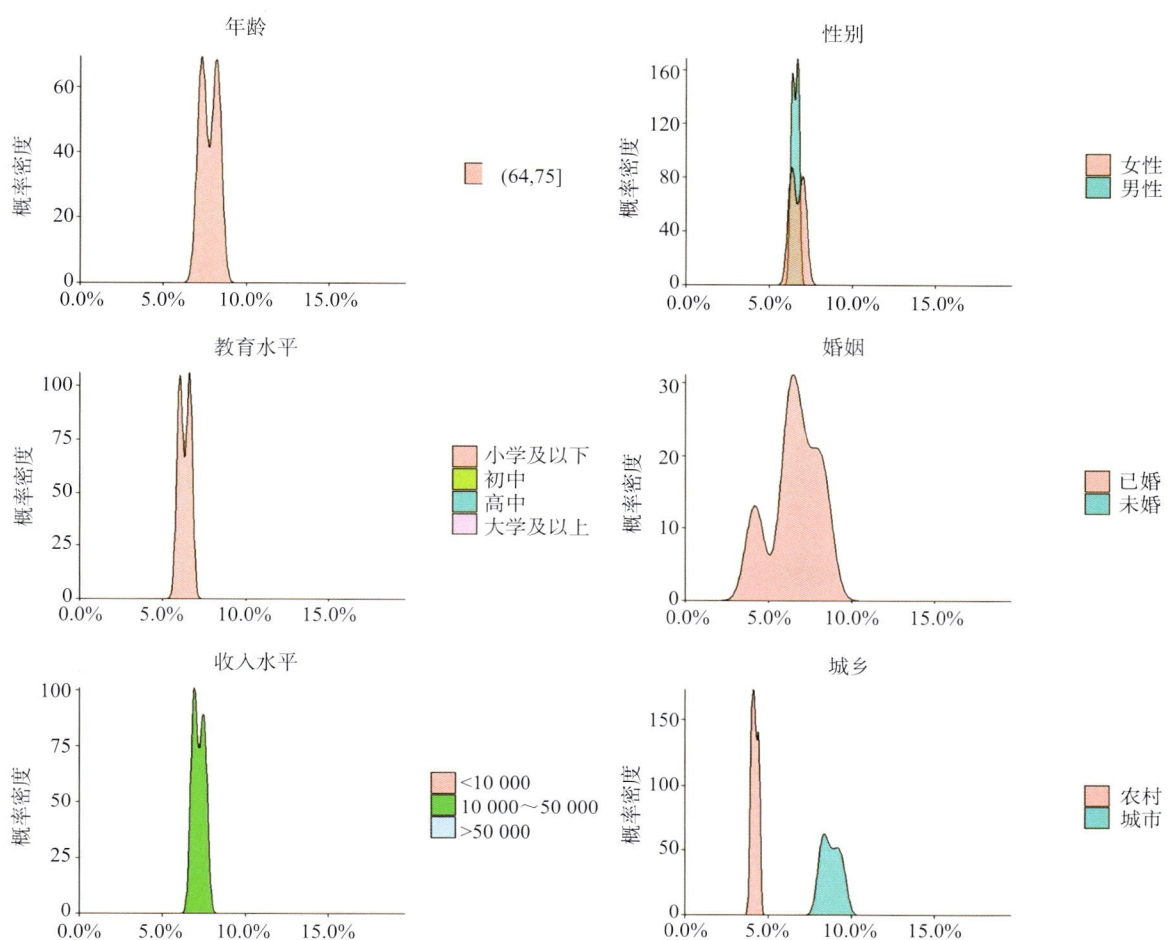

图4-11 缺血性脑卒中二级预防用药率的人群亚组分析结果

本章编写人员：查雨欣 胡狄慧

审核：王 卓 何 君

第五章 心脑血管疾病诊疗情况

一、住院患者诊疗费用情况

2015—2021年，四川省二级医疗机构中脑卒中、缺血性心脏病、高血压、糖尿病住院病人诊疗总费用出现先升高后下降的变化，次均费用变化不大。与2015年相比，2021年脑卒中、缺血性心脏病、高血压、糖尿病住院病人诊疗总费用分别下降至原来的76.14%、79.59%、40.45%、70.78%，如图5-1、图5-2所示。

2015—2021年，四川省三级医疗机构中脑卒中、缺血性心脏病、糖尿病住院病人诊疗总费用出现增长趋势，分别以年均21.29%、22.14%、11.18%的比例上升。与2015年相比，2021年脑卒中、缺血性心脏病、高血压、糖尿病住院病人诊疗总费用分别上升3.61倍、3.59倍、1.21倍、2.17倍。高血压、糖尿病住院病人次均费用出现下降趋势，分别以年均11.05%、9.90%的比例下降，如图5-3、图5-4所示。

整体数据见表5-1所列。

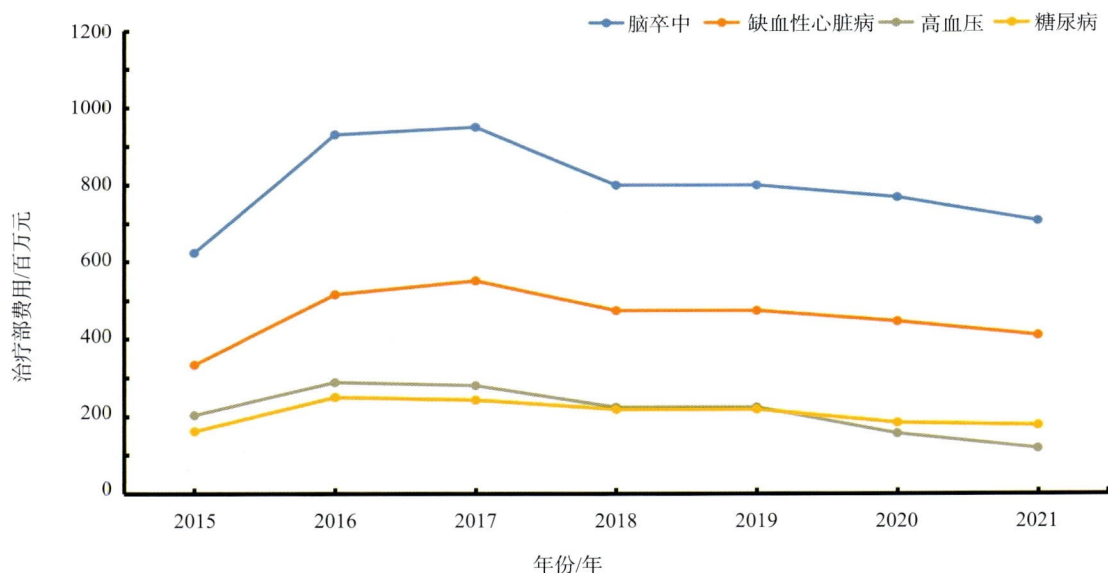

图5-1 2015—2021年二级医院住院病人治疗总费用及变化趋势

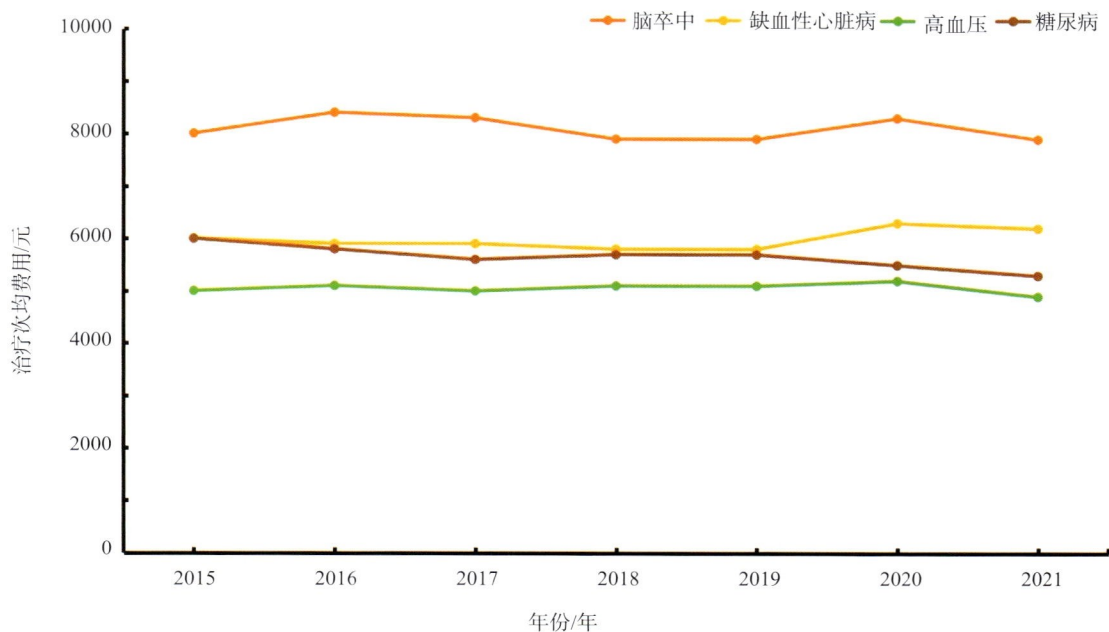

图 5-2　2015—2021 年二级医院住院病人治疗次均费用及变化趋势

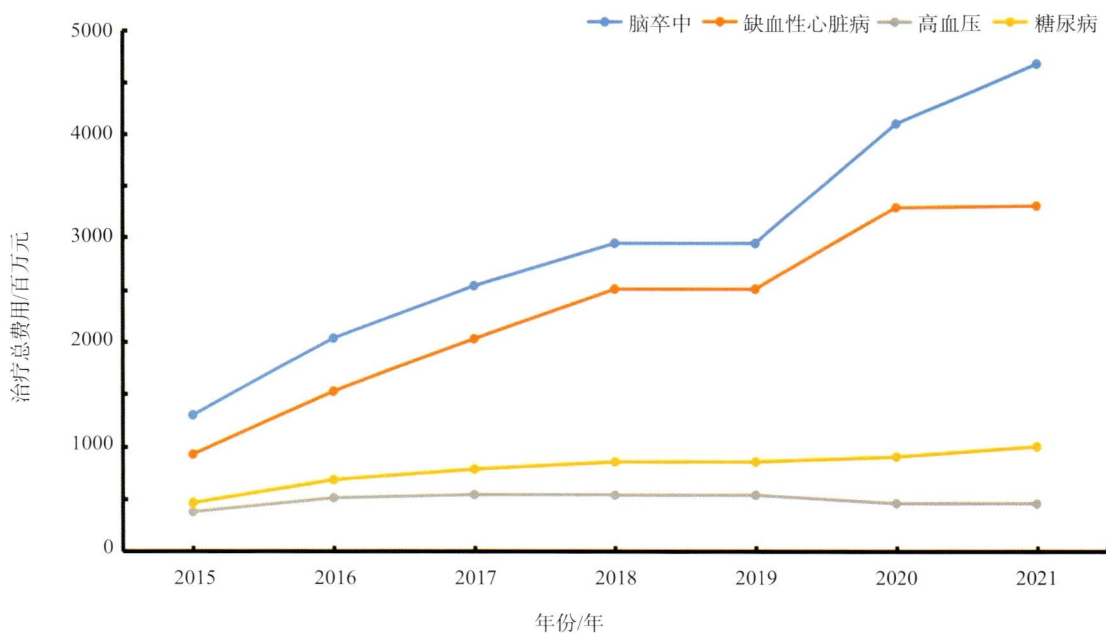

图 5-3　2015—2021 年三级医院住院病人治疗总费用及变化趋势

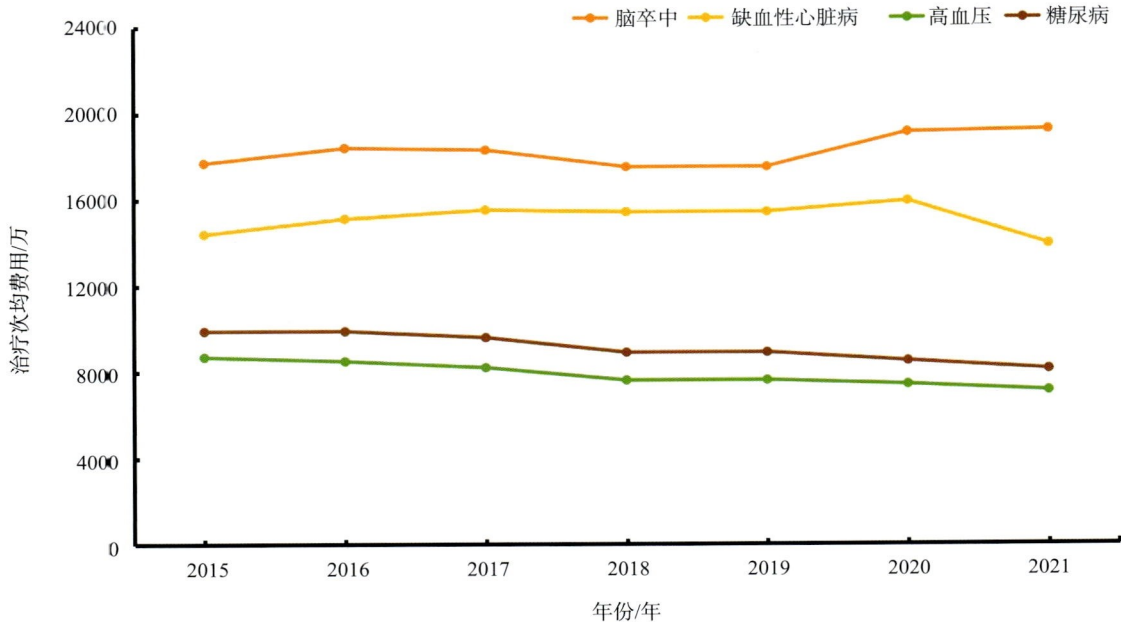

图 5-4　2015—2021 年三级医院住院病人治疗次均费用及变化趋势

表 5-1　2015—2021 年二级、三级医院住院病人诊疗费用及变化趋势

类型	年份	脑卒中		缺血性心脏病		糖尿病		高血压	
		总费用/百万元	次均费用/万元	总费用/百万元	次均费用/万元	总费用/百万元	次均费用/万元	总费用/百万元	次均费用/万元
二级医院	2015	621.75	0.80	332.04	0.60	159.35	0.60	201.38	0.50
	2016	927.59	0.84	513.97	0.59	247.34	0.58	286.56	0.51
	2017	946.90	0.83	549.42	0.59	240.24	0.56	278.13	0.50
	2018	798.87	0.79	472.74	0.58	216.16	0.57	221.99	0.51
	2019	798.87	0.79	472.74	0.58	216.16	0.57	221.99	0.51
	2020	767.92	0.83	444.91	0.63	181.82	0.55	154.32	0.52
	2021	706.26	0.79	409.09	0.62	175.06	0.53	115.92	0.49
	APC/%	−0.60	−0.40	0.70	0.80	−1.59	−1.59	−10.51	−0.01
	t值	−0.195	−0.733	0.196	1.317	−0.462	−4.634	−2.512	−0.018
	P值	0.853	0.496	0.852	0.245	0.663	0.006	0.054	0.987
三级医院	2015	1296.00	1.77	919.50	1.44	457.70	0.99	373.50	0.87
	2016	2030.83	1.84	1519.17	1.51	675.62	0.99	506.95	0.85
	2017	2538.92	1.83	2021.35	1.55	776.15	0.96	537.40	0.82
	2018	2939.69	1.75	2504.38	1.54	847.33	0.89	533.97	0.76
	2019	2939.69	1.75	2504.38	1.54	847.33	0.89	533.97	0.76

续表

类型	年份	脑卒中		缺血性心脏病		糖尿病		高血压	
		总费用/百万元	次均费用/万元	总费用/百万元	次均费用/万元	总费用/百万元	次均费用/万元	总费用/百万元	次均费用/万元
三级医院	2020	4097.74	1.91	3281.76	1.59	896.14	0.85	455.15	0.74
	2021	4684.68	1.92	3298.77	1.39	994.69	0.81	452.71	0.71
	APC/%	21.29	1.01	22.14	−1.49	11.18	0.00	1.31	−3.34
	t值	8.531	1.437	6.351	−0.034	4.543	-9.902	0.467	−11.053
	P值	<0.001	0.21	0.001	0.974	0.006	<0.001	0.66	<0.001
合计	2015	1918.00	1.27	1252.00	1.03	617.00	0.83	575.00	0.69
	2016	2958.42	1.34	2033.14	1.08	922.96	0.83	793.51	0.69
	2017	3485.82	1.38	2570.76	1.15	1016.39	0.82	815.53	0.67
	2018	3738.57	1.39	2977.12	1.22	1063.49	0.80	755.96	0.67
	2019	3738.57	1.39	2977.12	1.22	1063.49	0.80	755.96	0.67
	2020	4865.67	1.59	3726.67	1.34	1077.95	0.78	609.47	0.66
	2021	5390.94	1.62	3707.86	1.22	1169.75	0.75	568.63	0.65
	APC/%	16.07	3.98	17.94	3.67	8.44	−1.59	−2.27	−1.00
	t值	6.553	5.852	5.495	4.057	3.248	−6.824	−0.731	−6.783
	P值	0.001	0.002	0.003	0.01	0.023	0.001	0.498	0.001

注：次均费用=总费用/总次数，1次入院—出院为1次。APC为年度变化百分比。

二、住院患者构成及次均住院时间

2015—2021年，四川省二级医疗机构中脑卒中、缺血性心脏病、糖尿病住院病人构成比例变化不大，高血压以年均5.92%的比例下降；脑卒中、缺血性心脏病、高血压、糖尿病次均住院时间呈下降趋势，分别以年均1.39%、1.69%、3.25%、2.08%的比例下降，如图5-5、图5-6所示。

2015—2021年，四川省三级医疗机构中脑卒中、缺血性心脏病住院病人构成比例呈上升趋势，分别以年均3.05%、4.50%的比例上升；高血压住院病人构成比例呈下降趋势，以年均4.88%的比例下降，糖尿病住院病人构成比例变化不大。脑卒中、缺血性心脏病、高血压、糖尿病次均住院时间呈下降趋势，分别以年均3.34%、5.64%、4.88%、5.16%的比例下降，如图5-7、图5-8所示。

整体数据见表5-2所列。

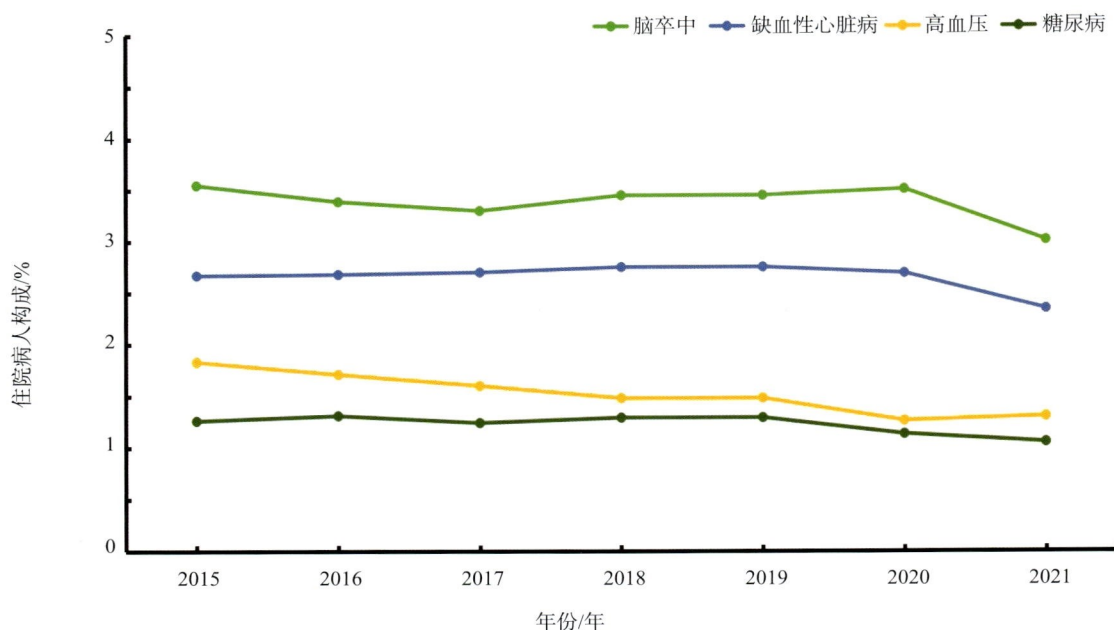

图 5-5　2015—2021 年二级医院住院病人构成比例及变化趋势

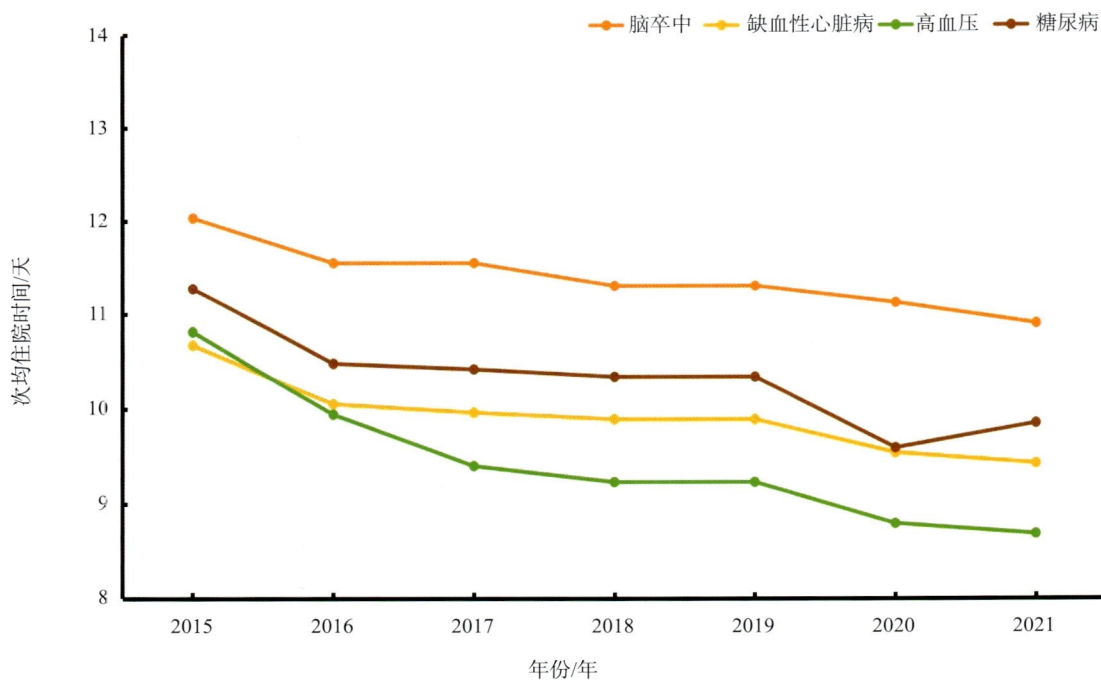

图 5-6　2015—2021 年二级医院次均住院时间及变化趋势

图例：脑卒中　缺血性心脏病　高血压　糖尿病

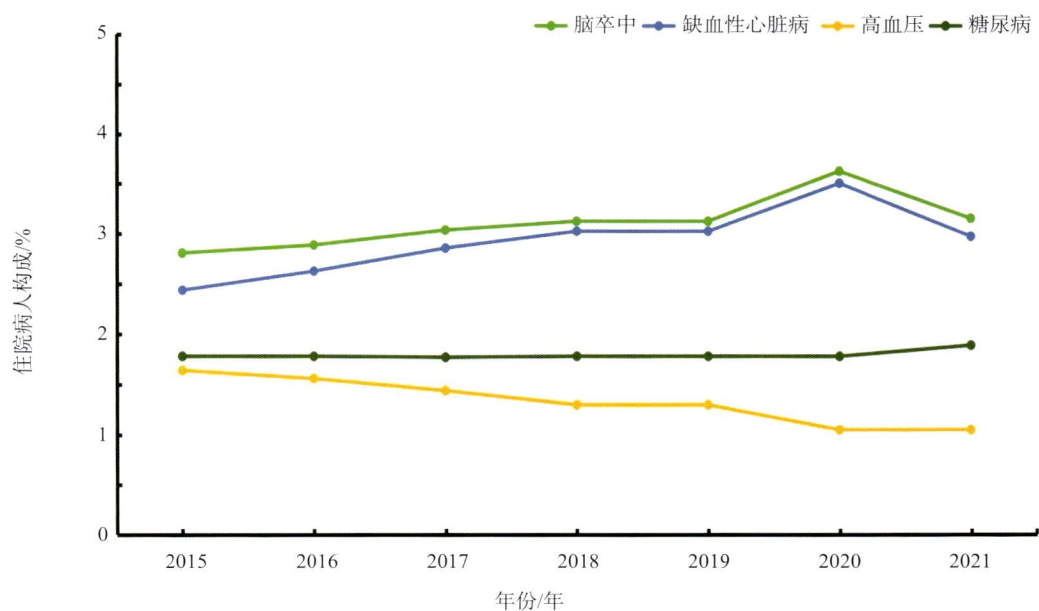

图5-7　2015—2021年三级医院住院住院病人构成比例及变化趋势

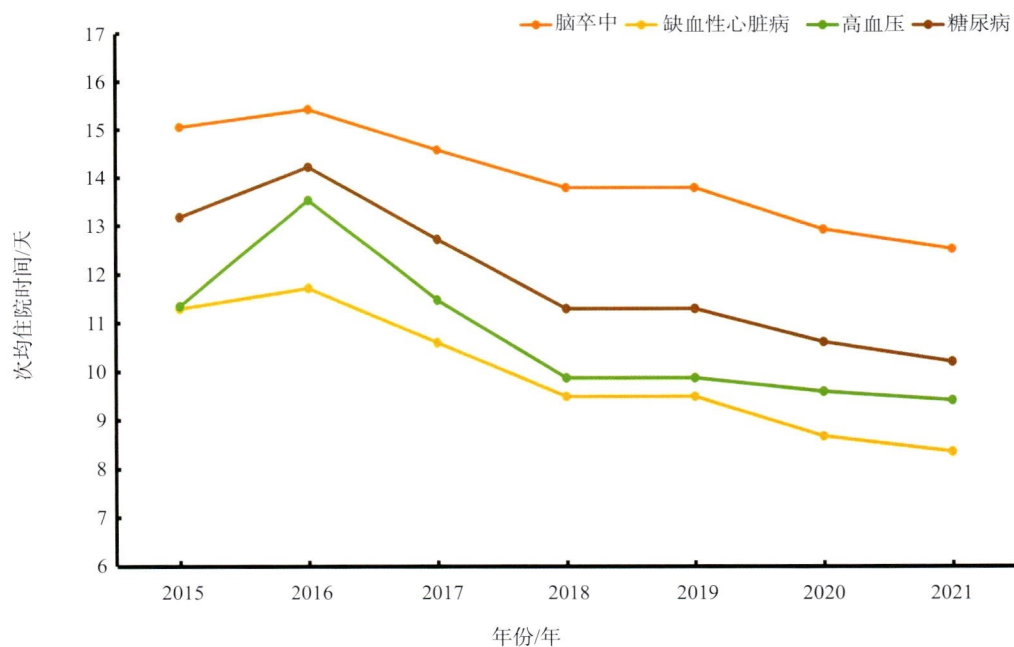

图例：脑卒中　缺血性心脏病　高血压　糖尿病

图5-8　2015—2021年三级医院次均住院时间及变化趋势

表5-2　2015—2021年住院期间住院病人构成、次均住院时间情况及变化趋势

类型	年份	脑卒中		缺血性心脏病		糖尿病		高血压	
		住院病人构成比例/%	次均住院时间/天	住院病人构成比例/%	次均住院时间/天	住院病人构成比例/%	次均住院时间/天	住院病人构成比例/%	次均住院时间/天
二级医院	2015	3.55	12.03	2.67	10.67	1.26	11.27	1.83	10.81
	2016	3.39	11.55	2.68	10.05	1.31	10.48	1.71	9.94
	2017	3.30	11.55	2.70	9.96	1.24	10.42	1.60	9.40
	2018	3.45	11.30	2.75	9.89	1.29	10.34	1.48	9.23
	2019	3.45	11.30	2.75	9.89	1.29	10.34	1.48	9.23
	2020	3.51	11.12	2.69	9.54	1.13	9.59	1.26	8.79
	2021	3.01	10.90	2.34	9.43	1.05	9.85	1.30	8.68
	APC/%	−1.39	−1.39	−1.29	−1.69	−2.86	−2.08	−5.92	−3.25
	t值	−1.386	−7.615	−1.317	−5.623	−2.533	−4.37	−8.811	−6.36
	P值	0.224	0.001	0.245	0.002	0.052	0.007	<0.001	0.001
三级医院	2015	2.81	15.05	2.44	11.29	1.78	13.17	1.64	11.34
	2016	2.89	15.42	2.63	11.71	1.78	14.21	1.56	13.52
	2017	3.04	14.57	2.86	10.59	1.77	12.71	1.44	11.47
	2018	3.13	13.78	3.03	9.48	1.78	11.29	1.30	9.86
	2019	3.13	13.78	3.03	9.48	1.78	11.29	1.30	9.86
	2020	3.63	12.92	3.51	8.66	1.78	10.60	1.05	9.58
	2021	3.16	12.51	2.98	8.34	1.89	10.19	1.05	9.40
	APC/%	3.05	−3.34	4.50	−5.64	0.70	−5.16	−7.69	−4.88
	t值	2.854	−8.089	3.231	−8.241	1.763	−5.857	−9.494	−3.181
	P值	0.036	<0.001	0.023	<0.001	0.138	0.002	<0.001	0.024
合计	2015	3.15	13.5	2.54	11.02	1.54	12.45	1.73	11.06
	2016	3.12	13.49	2.66	10.94	1.57	12.77	1.63	11.79
	2017	3.15	13.21	2.79	10.53	1.54	11.92	1.51	10.33
	2018	3.24	12.84	2.93	9.62	1.61	11.02	1.37	9.62
	2019	3.24	12.84	2.93	9.62	1.61	11.02	1.37	9.62
	2020	3.59	12.38	3.26	8.89	1.62	10.35	1.07	9.32
	2021	3.12	12.08	2.54	8.57	1.73	10.12	1.73	9.21
	APC/%	1.01	−1.88	1.61	−4.40	1.61	−3.92	−3.34	−3.82
	t值	1.079	−9.959	0.946	−10.863	4.134	−8.091	−1.047	−4.625
	P值	0.330	<0.001	0.388	<0.001	0.009	<0.001	0.343	0.006

注：次均住院时间（天）：总（出院时间—入院时间）之和/人次数

本章编写人员：查雨欣　秦小雲

审核：邓　颖　王　卓

第六章 心血管疾病现状总结与建议

第一节 四川省心血管疾病现状总结

2014—2021年四川省心血管疾病总体粗发病率、粗死亡率持续上升，男性高于女性，呈年轻化趋势；农村心血管疾病总体粗死亡率高于城市。其中脑卒中、急性心肌梗死、心脏性猝死的粗发病率呈波动性上升趋势；脑梗死、脑卒中未特指、高血压心脏病、缺血性心脏病、心肌梗死粗死亡率呈上升趋势，脑出血、蛛网膜下出血粗死亡率呈下降趋势。

2015—2021年四川省35～75岁常住居民心脑血管疾病的风险筛查结果显示，心血管疾病危险因素仍普遍存在，其中血压升高检出率为39.3%，血糖升高检出率为21.9%，血脂异常检出率为8.5%，肥胖检出率为13.0%，吸烟检出率为18.8%，饮酒检出率为6.7%，全谷物摄入不足检出率为66.0%，水果摄入不足检出率为54%，蔬菜摄入不足检出率为15.7%，豆类摄入不足检出率为68.2%，畜肉摄入过多检出率为64.7%，缺乏体力活动检出率为74.4%。不同社会因素下危险因素的分布呈现一定差异，随着社会人口年龄、性别、城乡、婚姻状况、教育水平、收入水平分布的变化，未来不同的危险因素检出率可能会发生不同的变化，而心血管疾病总体粗发病率、粗死亡率仍存在上升空间，呈上升趋势。

第二节 四川省心脑血管疾病风险防控现状总结

2015—2021年四川省35～75岁常住居民高危筛查情况显示，四川省高血压患者的知晓率、治疗率、控制达标率分别为43.3%、33.0%、9.3%；糖尿病患者的知晓率、治疗率、控制达标率分别为29.5%、23.7%、3.6%；血脂异常患者的知晓率、治疗率、控制达标率分别为5.1%、4.9%、54.1%；吸烟人群戒烟率为19.1%。高血压和糖尿病的知晓率、治疗率、控制率，以及戒烟率随年龄的升高而上升，女性高于男性，城市高于农村。血脂异常知晓率和治疗率随年龄升高而上升，女性高于男性；城市知晓率高于农村，农村治疗率高于城市。血脂异常控制率随年龄上升而下降，男性高于女性，农村高于城市。

供冠心病患者服用的冠心病二级预防药物用药率为16.2%；供缺血性脑卒中患者服用的二级预防药物用药率为6.9%。不同年龄、职业、教育水平的人群冠心病、缺血性脑卒中二级预防用药率存在显著差异，为用药的独立影响因素。此外，非农业人群的用药率较高。

第三节　四川省心脑血管疾病诊疗现状总结

2015—2021年四川省二级医疗机构中，脑卒中、缺血性心脏病、高血压、糖尿病住院病人诊疗的总费用与次均住院时间均呈下降趋势，次均费用变化不大；高血压住院病人构成以年均5.92%的比例下降。

在三级医疗机构中，脑卒中、缺血性心脏病、糖尿病住院病人诊疗总费用出现增长趋势，次均住院时间呈下降趋势；高血压、糖尿病住院病人次均费用呈下降趋势。脑卒中、缺血性心脏病住院病人构成分别以年均3.05%、4.50%的比例上升；高血压住院病人构成以年均4.88%的比例下降，糖尿病住院病人构成变化不大。

四川省医疗资源分布不均现象明显，优质心血管医疗资源主要集中在大型医院，基层医疗机构资源相对匮乏，这也是病人主要集中在三级医疗机构的原因之一。

第四节　政策与社会支持建议

一、加强疾病监测力度。依托国家级、省级监测平台，有效促进专业人员互动、信息共享、多部门协同。为了进一步做好全周期风险防控，应该加强心脑血管疾病患者的随访，完善预警、发病、病后全流程监测与评估体系，保证数据完整，从而有利于心脑血管疾病患者全流程健康管理及多部门有效参与。

二、加强危险因素防控。我国急性心脑血管事件普遍高发、持续上升、重点疾病突出，为践行"健康中国心脑血管疾病防治行动"，更需要积极推进相关政策，科学地在四川省开展分地区、人群的心脑血管疾病防控。针对主要危险因素，制定并实施更为有效的防控策略，控制心脑血管疾病危险因素水平，有效降低心血管病发病率和过早死亡。

三、关注重点人群和高危人群。因地制宜、科学确定心脑血管疾病的重点人群、高危人群的特征、关键问题和优先策略，加强早期预防和预警，开展针对性的定期体检，全面实施35岁以上人群首诊测血压制度，推进"三高"（高血压、高血糖、高血脂）共管，开展超重肥胖、血压血糖增高、血脂异常等高危人群早期、全流程、规范化管理。

四、强化健康教育。健康教育是心脑血管疾病防治的重要环节，需要多部门协作加强对公众的心血管的健康知识教育，提高公众对心脑血管疾病疾病的认知和预防意识，提高患者的自我管理能力和健康素养。针对心脑血管疾病的发病季节周期性、疾病构成等在人群、地区的分布特征和流行趋势，结合实际，优化各地心脑血管疾病的健康教育、综合防控策略。

五、优化医疗资源布局。加强基层医疗机构建设，提高血压检测设备的可及性，结合实际完善"胸痛中心""卒中中心"建设，加强公共场所自动体外除颤器的设备和技术可及性，实现心血管疾病防治的城乡均衡发展，完善医疗保障制度，医防结合共同防控心脑血管疾病，减轻患者疾病和经济负担。并科学利用、优化临床路径，提高救治效率。

六、强化多部门合作，鼓励社会参与。加强心脑血管疾病相关政策制定，鼓励打造健康支持性环境（健康单位、健康餐厅、健康学校、健康乡镇等），推动心脑血管疾病全流程健康管理及多部门有效参与。鼓励企业、社会组织和个人积极参与心血管疾病的防治工作，如提供医疗救助、开展公益宣传等。

七、推动健康生活方式普及。加强心脑血管病生活行为方式的预防和控制措施，包括提倡健康饮食和生活方式，合理用药，戒烟限酒，鼓励适量运动以及积极管理心理健康。"三高"人群加强血压、血糖、血脂的控制，加强急救知识与技能的普及，提高公众对心肺复苏、脑卒中识别等应急救护知识的掌握。

本章编写人员：王　卓

第七章　心脑血管疾病防治典型案例

多项目并行管理，造福百姓生命健康

（泸州市疾控中心　古蔺县市疾控中心）

一、背景

截至2022年，古蔺县户籍人口约87.76万，现有高血压、糖尿病、心脑血管疾病患者7万余人，约占全人群的7.9%。古蔺县2022年死因监测报告显示，因慢性病导致的死亡病例占总死亡人数的82.87%，排在全人群死因顺位的首位，其中在慢性病导致的死亡病例中，心脑血管疾病的死亡病例数位居前列。心脑血管疾病病程较长、致残率高、医疗成本高，给居民生活质量、生命健康及社会发展造成重大影响。心脑血管疾病的防治需要多学科联合，多项目并行。因此，古蔺县通过国家基本公共卫生服务保基础、泸州市全民预防保健服务扩范围、心脑血管疾病监测抓重点、家庭医生团队促落实，建立多项目并行管理机制，最终达到保障百姓生命健康的目的。

二、主要做法

（一）通过泸州市全民预防保健服务落实国家基本公共卫生服务

国家基本公共卫生服务以原发性高血压患者、Ⅱ型糖尿病患者、65岁及以上老年人等为重点人群，通过定期随访管理、健康体检对重点人群落实三级预防。泸州市全民预防保健服务通过扩大体检人群、增加重点人群管理项目，使国家基本公共卫生服务走深走实。古蔺县自2015年启动泸州市全民预防保健服务工作以来，陆续为辖区非重点人群（7~64岁）开展全民预防保健体检，项目启动至今，在县域内的非重点人群已基本接受至少一次的全民预防保健体检服务。通过全民预防保健体检，筛检出血压高值（收缩压130~139 mmHg/舒张压85~89 mmHg）及空腹血糖受损（空腹血糖在6.1≤FBG<7.0 mmol/L）、高胆固醇血症、高尿酸血症等心脑血管疾病高危人群，由乡镇卫生院、街道社区卫生服务中心提供至少每6个月一次的随访管理服务。随访在复测异常指标的同时，对其他危险因素（血脂、血糖、肥胖、吸烟、饮酒、膳食）进行综合干预，在进一步跟进患者转归的同时，为其提供

正确的生活方式，帮助延缓疾病的发生；将隐匿性慢性病患者、年轻患者筛查出并纳入管理，避免隐匿性心脑血管疾病的发生。泸州市自开展全民预防保健服务以来，不断优化、完善，在2019年对高血压患者增加了心脑血管疾病风险指标—同型半胱氨酸的检测，并对同型半胱氨酸高于正常值（≥15 μmol/L）的患者进行针对性健康指导，建议其在改变不良生活方式、规律治疗高血压的基础上预防性服用叶酸，尽量将发生心脑血管疾病的风险降至最小。

（二）借力互联网＋智能医疗，助力基层精准识别与管理

泸州市全民预防保健服务不断完善信息系统和服务项目，各体检单位将居民体检信息录入健康档案云平台（之前为基公共卫生信息系统）后，上传至泸州市全民预防保健服务系统，系统会自动将高血压或糖尿病中具有3个及以上脑卒中高危因素的人群判定为脑卒中高危人群，并提醒乡镇卫生院、街道社区卫生服务中心结合高血压、糖尿病患者日常随访，对卒中高危人群一季度随访一次，并在随访时教会患者自我识别卒中先兆症状及正确处理方式，根据其生活方式提出个性化指导意见。对既往心脑血管事件病例，不仅要做好日常随访管理、教会患者简单居家康复训练方法，还要告知其如果不控制基础高血压、糖尿病疾病，不采用良好的生活方式，不规律用药的话，将面临再次卒中的可能，尽量改善患者预后。通过家庭医生随访管理、教会患者自我识别等方式，有效降低了患者心脑血管疾病发生。

（三）患者沙龙＋优差组合开展别样健康教育

探索建立高血压、糖尿病患者自我管理小组，每组设立组长一名，有目的地将依从性低与依从性高的患者进行组合，在家庭医生的组织下定期开展沙龙活动，活动中优先请既往心脑血管事件后控制良好的患者向小组成员讲解既往高血压、糖尿病控制情况，发生心脑血管事件的先兆症状，发生后对个人、家庭造成的影响和现在采用控制疾病的具体方法等。随后大家分享各自控制血压、血糖的经验与做法，患者们通过分享，强化对控制血压、血糖的认识，明白心脑血管突发事件对健康的危害。最后由家庭医生对沙龙中存在的错误做法及知识盲区进行详细解惑答疑。通过患者沙龙拉近医患关系，促进健康知识的传播和良好行为的养成。

三、成效

（一）及时发现患病人群、减少不良后果发生

根据泸州市全民健康信息系统数据显示，历年累计体检2 333 253人次，累计体检596 641人；通过体检累计新发现高血压患者14 495人、累计新发现糖尿病患者4 617人；累计发现正常血压高值人群10 171人、空腹血糖受损人群5 281人、血脂异常30 726人、尿酸高值5 935人、脑卒中高危37 761人。各乡镇卫生院、街道社区卫生服务中心均对大部分高危人群进行过随访管理，并对重点关注的高

危人群组织家庭医生团队进行综合随访管理。

（二）居民健康水平稳步提升，心脑血管疾病发生风险得到有效控制

近年来，古蔺县城乡居民健康素养水平稳步提升，人均期望寿命稳步增长，2022年已达到76.86岁。四大类重大慢性病过早死亡率稳步下降，2022年古蔺县重大慢性病过早死亡率为15.77%，较2021年的16.31%下降了0.54个百分点；2022年古蔺县三大类心脑血管疾病患病率503.68/10万，较2021年的564.16/10万下降了0.061个百分点。

（三）培养了一批优秀的家庭医生服务团队

为了给广大心脑血管疾病患者提供更优质的健康指导及健康管理，古蔺县各基层医疗卫生机构在不断探索实践中逐步建立了多支优秀的家庭医生团队，并且通过落实家庭医生团队制度管理，实施绩效激励，最终实现公卫、临床双赢。家庭医生作为基层百姓生命健康的第一守护者，用实际行动筑牢第一道防治心脑血管疾病健康的防线，挽救了一条条鲜活的生命，有效地减少了心脑血管疾病的发生。在古蔺县域内，不乏家庭医生提前发现高危人群、挽救患者生命安全的感人真实案例，例如一起发生在龙山镇鱼化卫生院的真实案例（详见附件）。

（四）创新健康教育新模式，提升群众满意度

古蔺县采取试点先行、以点带面、全面铺开的方法，结合全民健康生活方式行动，积极探索符合偏远地区的健康教育模式。2019年在部分乡镇试点建立高血压、糖尿病患者自我管理小组，开展患者沙龙＋优差组合的健康教育方式成效显著。2020年全县推行该方式，并对小组开展活动情况进行考核。截止2023年6月30日，全县共组建患者自我管理小组183个，累计开展各种形式活动680余次，使1750余人从中获益。

四、思考

多项目并行管理机制的建立实现了公卫与临床的融合、优势互补，使家庭医生团队发展走向科学化、规范化、精细化，最终造福百姓生命健康。下一步古蔺县将以创建省级慢性病综合防控示范区为契机，建立政府主导、多部门合作的心脑血管疾病防治机制，深化多项目并行管理运行机制，建立以控制慢性病危险因素、建设健康支持性环境为重点，以健康促进和健康管理为手段的综合防治服务体系，从而提升全民健康素质，降低心脑血管疾病高危人群发病风险，为推进健康古蔺建设奠定坚实基础。

附件：基本公卫惠民生，家庭医生守健康

附件：

基本公卫惠民生，家庭医生守健康

2009年，国家启动了国家基本公共卫生服务项目，14年来，不断完善服务内容和服务要求，以慢性病、精神病、肺结核、孕产妇等重点人群为主，通过泸州市全民预防保健服务逐步向全人群健康管理延伸，老百姓健康素养水平得到明显提升。通过对慢性病患者的早期干预，有效防止或减缓心脑血管疾病的发生发展。家庭医生在国家基本公卫服务的基础上进一步升华，在一、二线城市已成为居民，特别是老年人的健康守护者。其在交通差、经济落后、医疗条件参差不齐、满是留守老人、缺乏健康意识的农村更为重要。

晏光强是龙山镇老马村1组的村民，现年50岁，与妻子育有3个子女，大孩子肢体残疾、颈椎畸形，已外出打工，2个小的孩子还在上大学，晏光强是家里唯一的"顶梁柱"。国家基本公共卫生服务项目实施后，晏光强于2011年在龙山镇鱼化卫生院建立居民健康档案，2015年因患糖尿病被纳入糖尿病患者管理，2018年因患高血压被纳入高血压患者管理。在村医生日常随访管理下，平素规律服药治疗，但长期存在吸烟、不运动、饮食偏咸偏油等不健康生活方式。患者体型肥胖，近年来体检血脂均为异常，血压长期控制稳定，空腹血糖稍高。2018年因突然出现一侧肢体麻木、口眼歪斜等症状，村医生建议其到县人民医院就诊。他在县人民医院被诊断为脑梗，住院治疗好转后回家居家药物治疗。此后每年到卫生院参加重点人群国家基本公共卫生年度体检，并按期到村卫生室、卫生院接受随访。针对其血糖长期控制不满意、长期存在不健康生活方式，辖区内的家庭医生团队多次下乡入户到其家中开展综合性随访。

麻绳专挑细处断，厄运专找苦命人。2023年6月14日，晏光强的家庭医生罗杰接到晏光强电话，诉其心口、肩背部疼痛，罗杰医生充分了解目前症状后，结合患者病史第一时间考虑为心梗，并指导其就近到龙山镇鱼化卫生院做心电图明确诊断。患者自恃平素体健，自认为没这么严重，对此不以为然，想在村医生处输液治疗。罗杰医生立即将情况报告家庭医生团队长、院领导，院领导高度重视，组织院内在岗临床医生分析患者病情，并立即给患者打电话说明病情分析情况以及不及时治疗可能导致的严重后果，在几名临床医生轮番劝说下，患者终于在当晚来院进行心电图检查，结果提示心肌梗死，需立即开展心脏彩超明确诊断后介入治疗。家庭医生罗杰立即与上级家庭医生—县人民医院急诊科、胸痛中心医生对接联系，为其开放生命绿色通道，积极做好接诊准备。龙山镇鱼化卫生院立即用120救护车转运患者到县人民医院，县人民医院立即组织开展救治。经检查，患者诊断为：冠状动脉粥样硬化性心脏病、急性冠脉综合征、慢病心力衰竭等，并于次日施行冠状动脉支架植入术、急性冠脉综合征PCI术，一周后患者康复出院。家庭医生团队入户开展回访，患者恢复良好，在家服药巩固治疗。在离开患者家时，晏光强妻子拉着罗医生的手激动地说："感谢你们耐心的劝解，是你们救了他的命、救了这个家，感谢党，感谢你们真心实意地为老百姓着想……"

慢性病已成为威胁人类健康的主要疾病，心脑血管疾病发病率逐年上升，居民健康意识普遍较低。国家基本公共卫生服务项目实施后，乡镇卫生院和村卫生室成为了慢性病患者健康管理的主力军，家庭医生逐渐发挥了健康守门人作用。2016年以来，泸州市开展了全民预防保健，对基层医疗卫生机构基层设备进行了保障，并建立了远程诊疗系统，让老百姓在基层就能享受到二、三级医院的诊疗服务。通过对全人群开展健康体检，及时将隐匿性慢病患者、年轻患者筛查出并纳入管理，让慢性病心脑血管相关并发症不发、少发、迟发，就是基层医务人员的担当与使命。

弘扬中医文化，探索中医药在
心血管疾病防治项目中的运用

（南充市疾控中心　蓬安县中医院　蓬安县疾控中心）

一、背景

张大爷65岁，是蓬安县烟厂的一位退休工人，吸烟42年，血压、血脂异常，在外多次检查无明显心血管疾病。张大爷在得知县中医院在开展"心血管疾病高危人群早期筛查与综合干预"后，抱着试一试的态度，来参加心血管疾病高危人群早期筛查。通过中西医结合的筛查方式，特别是西医不能完全确定的情况下，通过中医的筛查方法，最后确定张大爷为心血管疾病高危人群。县中医院每年会筛查出多个类似张大爷这样的案例，怎样发挥中医特色，探索一条中西医结合的有效路径来在早期筛查出心血管疾病高危人群是摆在中医专家面前的一道难题。蓬安县心脑血管疾病死亡率位居全县第一，《健康蓬安行动》明确提出要实施心脑血管疾病防治行动，要求到2030年，心脑血管疾病死亡率下降到190.7/10万及以下。

二、主要做法

一是强化高位推动。为降低蓬安县心血管疾病的发病率、复发率、致残率和致死率，县委、县政府高度重视，将其列为我县卫生领域的重点民生项目，并出台了《蓬安县心血管病高危人群早期筛查与综合干预项目实施方案》，成立了以分管副县长为组长的项目实施领导小组，以蓬安县疾病预防控制中心，县中医医院为项目实施单位，探索中医药在"心血管病高危人群早期筛查与综合干预"项目中的运用以及"疾控+中医医院"医防结合的慢病管理新模式。二是强化人员培训。县中医医院严格按照国家心血管病项目统一规范的筛查流程开展工作，先后3次选派了7名骨干医师赴青岛市、洛阳市和成都市参加国家级培训，选派9名骨干医师前往绵阳市梓潼县参加省级培训，选派10名骨干医师前往自贡市富顺县进行项目现场观摩学习。通过学习项目筛查流程、质量控制、样本采集、短期随访和长期随访等，县中医医院的工作内容都得到了进一步规范。三是强化质量控制。县中医医院利用省人民医院心血管内科专家坐诊的契机，加强对心血管病高危人群早期筛查与综合干预项目的临床指导，利用蓬安县脑心同治基地防治慢性病临床基地的优势，邀请众多心血管疾病专业的专家和教授对心血管疾病的诊断、筛查和干预实施进行技术指导，为项目实施提供专业的技术支持。四是强化科普宣传。为促进心血管病高危人群早期筛查与综合干预项目工作顺利开展，确保群众的高参与度和依从性，县中医医院采取了多种群众喜闻乐见的形式普及心血管健康知识，提高群众参与率。如：为调查对象购置手袋，发放健康宣传手册，发放健康宣传扑克和宣传雨伞，为高血压人群发放中药降压香囊，如图7-1所示。

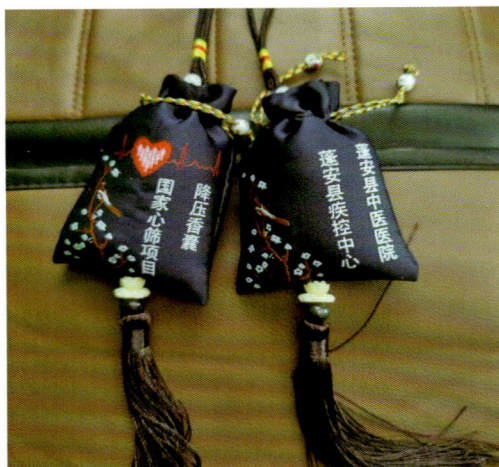

图 7-1 中药降压香囊

三、案例分析

县中医医院在筛查类似张大爷这样的心血管高危人群个体时，采取了中西医结合的方法，即除了运用西医的筛查方法，还运用中医体质问卷、辨识、舌诊、面诊、脉诊等技术对心血管病高危人群进行信息采集，以体质辨识、寒热、阴阳和虚实等属性的辨识及五态人格等相关中医特色辨识评估危险因素，使中医方面的危险因素识别更加精准，再发挥中医"简便廉验"的治疗手段，中药加针灸加熏蒸，起到固本扶正的作用。通过在县中医院随访期间医师的积极干预，开具具有中医特色的生活处方，在饮食起居、情志调摄、食疗药膳、经络穴位、茶饮药浴、运动锻炼等生活各环节方面进行养生和干预指导，这些都便于心血管病高危对象选择适合自己的养生方式和方法。利用现代中医诊断仪器将体质问卷、脉诊、舌诊、面诊等中医特色"四诊"结果"标准化""量化"和"图表化"，可以评估干预措施是否有效，如图7-2所示。通过前后两次检测结果的对比，心血管病高危对象可以明确自己的身体状况是否得到改善，哪些方面有明显改善，哪些方面还需要加强，为下一步的评估和干预提供依据。

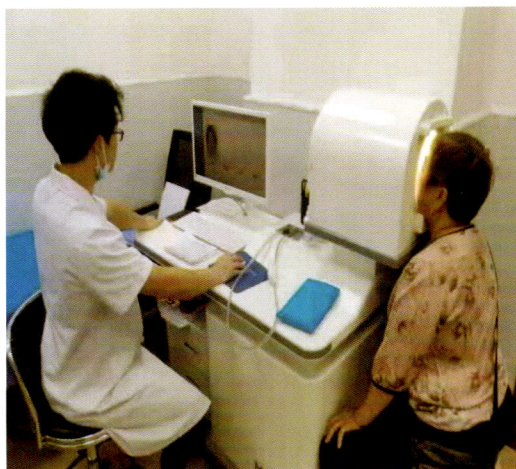

图 7-2 现代中医诊断仪器

四、工作成效和体现

2021年任务数为3 000人，初筛调查3 081人，初筛调查完成率102.7%，检出高危对象915人，高危检出率29.7%，完成高危干预750人，高危对象干预率100%。2022年任务数为600人，初筛调查601人，初筛调查完成率100.17%，检出高危对象176人，高危检出率29.3%，完成高危干预150人，高危对象干预率100%，完成短期随访236人，完成长期随访683人。2023年任务数为800人，目前完成初筛管理800人，完成率100%，检出高危对象245人，高危检出率34.4 %，完成高危干预200人，高危对象干预率100%。

县中医医院在心血管病高危人群早期筛查与综合干预项目实施过程中，充分发挥中医治病"未病先防、既病防变"的独特优势，邀请中医药专家参与项目咨询和干预，发挥中医药在心血管疾病防治中的作用。医师利用中医体质辨识、降压香囊、药枕、放血疗法、针灸和中药等手段，有针对性地对高危人群进行干预，干预措施获得群众的高度认可。

五、展望未来

"疾控+中医医院"医防结合的慢病管理新模式充分发挥了中医在养生及干预方面的优势和特色，并与疾控中心在组织管理、综合协调、健康教育方面的优势有机结合，得到了国家心血管病中心督导组的充分肯定。下一步县中医医院将积极与川北医学院公共卫生学院合作，将中医适宜技术用于心血管疾病筛查、干预、治疗、管理等临床试验研究，积极推广中医药、适宜技术在"心血管病高危人群早期筛查与综合干预"项目中的运用，让更多的人民群众受益。

推动卒中救治"防、筛、治、管"一体化

（内江市第一人民医院 内江市疾病预防控制中心）

一、主要做法

（一）强化"治"，建设高级卒中中心，提升卒中诊疗质量

内江市第一人民医院始建于1939年，现已成为内江市最大的集医疗、教学、科研、急救、预防保健和康复为一体的综合性临床教学医院。内江市第一人民医院卒中中心于2018年成立，2021年11月通过国家脑防委专家组现场评审，成为全国高级卒中中心。在上级主管部门的高度重视与医院的持续建设投入下，医院卒中中心不断提档升级，最大程度优化救治流程和卒中通道，进一步缩短中位DNT时间（急性脑卒中患者进入医院到静脉溶栓开始给药时间）。一是强化绿色通道运行质控。采取周质控的方式，由医务科统筹协调，联合神经内科联合急诊科、放射科等相关科室，对卒中急救绿色通道运行中发现的问题及时分析并落实整改，确保绿道的高效运行。二是建强卒中救治团队。医院定期对医务人员进行脑卒中识别、救治和转运等技术培训。神经内科排有24小时×7天卒中班，随时待命，确保第一时间赶到指定地点开展接诊处置。三是推动溶栓关口前移。为了缩短DNT时间，医院将溶栓地点改设置在CT室，120送入病人入院前即完成采血，协调中央运输部门，安排专人提前等候送血至检验科，尽力缩短检验检查时间，为卒中患者争取宝贵的救治时间窗。

（二）促进"管"，布局卒中防控网络，推动诊疗同质化

在国家脑防委专家组的支持下，2019年12月，内江市第一人民医院卒中中心成为内江地区卒中急救地图管理医院，发布了内江地区脑卒中急救地图。同时，其与内江市第二人民医院、内江市中医医院、内江市东兴区人民医院、内江市市中区人民医院、隆昌市人民医院、威远县人民医院、资中县人民医院、资中县中医医院等8家区域卒中防治中心共同搭建了区域卒中救治网络，还对内江的这8家卒中急救地图医院开展质控管理，每月进行质控考核。医院卒中中心团队多次到卒中急救地图医院、辐射单位以及医联体单位进行医疗技术的支持、帮扶和培训，每月对卒中地图参与医院所填报的卒中数据进行质控分析，推动了内江地区急性缺血性脑卒中同质化救治的发展，如图7-3所示。在管理医院的帮扶下，隆昌市人民医院和资中县人民医院顺利通过了脑防委专家组的检查，创建了国家防治卒中中心，东兴区、市中区及威远县相关卒中地图医院也正在筹备创建国家防治卒中中心，区域卒中救治能力得到了进一步提升。

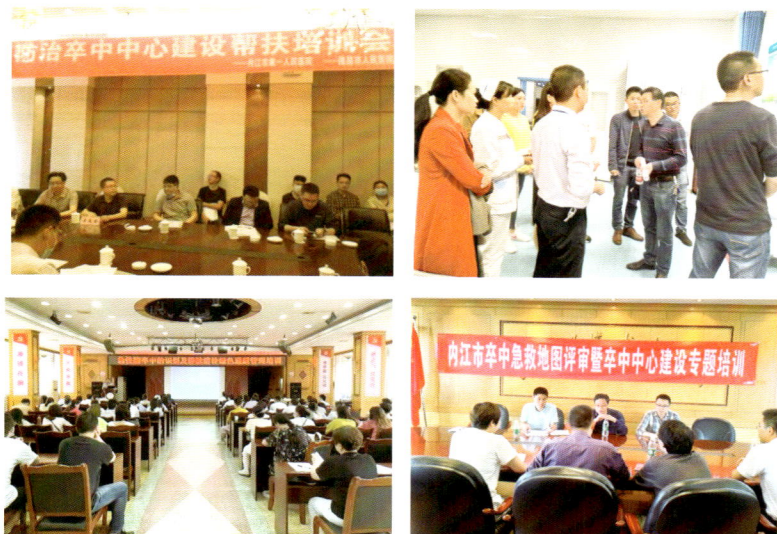

图7-3　卒中中心团队进行技术支持、帮扶培训

（三）落实"防"：开展卒中科普宣教，提升群众防治意识

为了让更多的群众知晓脑卒中快速识别与救治知识，在市卫健委的组织下，内江市第一人民医院高级卒中中心联合8家卒中急救地图医院投入经费，制作中风120短视频并于公交车及各小区楼宇电梯循环播放，在内江公共电视频道每日黄金时间段播放脑卒中防治视频。中心还在每年"世界卒中日""卒中宣传周"，联合各卒中急救地图医院制作脑卒中宣传海报及宣传手册，分派医务人员到各镇（街）、村（社）、单位，为老百姓进行脑卒中防治科普知识讲解，不断提升城乡群众卒中防治知识和技能，促进卒中防治关口迁移，如图7-4所示。

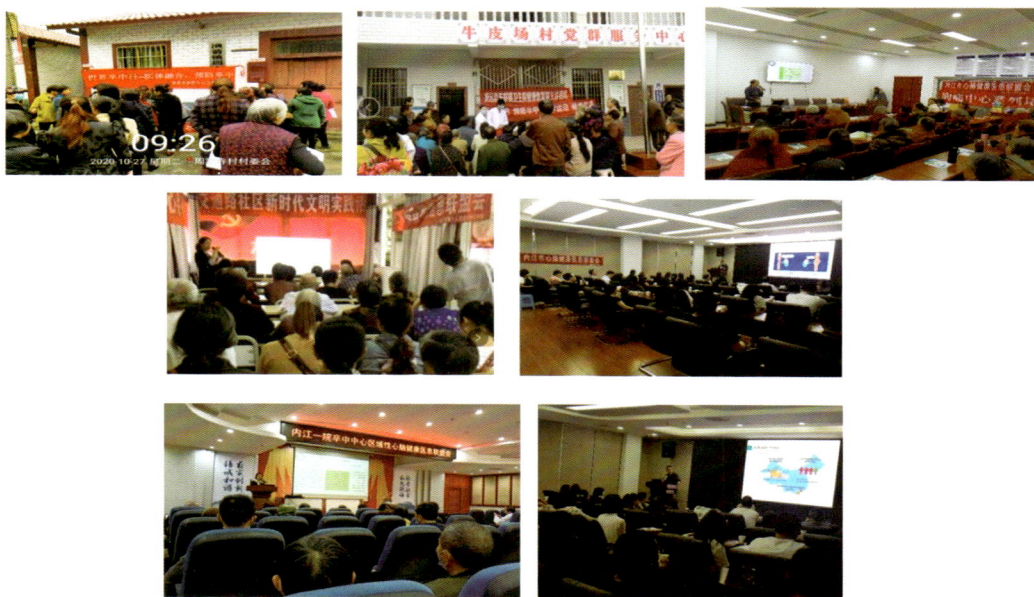

图7-4　开展脑卒中防治科普知识讲解

（四）试点"筛"：依托国家医改重大专项，推进卒中全流程管理

实施筛查与干预是预防脑卒中发生发展的重要手段。为推进《健康内江行动——心脑血管疾病防治行动》，践行脑卒中防治策略，2023年，医院积极争取国家脑卒中高危人群筛查和干预项目落户我市。作为项目实施筛查基地医院，医院卒中团队联合内江市疾控中心、市中区疾控中心、市中区城西社区卫生服务中心及白马镇中心卫生院，依托项目工作，通过构建"市、县、乡"三级卒中防控网络，探索"医院—社区一体化"卒中防治模式，将脑卒中一、二、三级预防理念贯穿于脑卒中的综合防控中，为辖区群众提供全覆盖、全过程、全周期健康服务。一是开展以全人群为中心的卒中筛查。自2023年5月开始，中心在项目试点地区市中区对40岁以上人群进行脑卒中高危人群风险筛查，对前来参加筛查的居民建档，并对居民基本信息、生活方式、家族史、既往病史及控制情况开展调查，实施体格检查，以及血糖、血脂、糖化血红蛋白、同型半胱氨酸以及颈部血管彩超的检查，进行脑卒中风险评估。通过对风险评级和危险标识进行管理分级，针对不同的分级开展针对性的后期干预指导和定期随访，并对居民在生活中存在的不良习惯提出合理的健康指导意见，如图7-5所示。

二是开展以病人为中心的健康管理。脑卒中院外筛查只是脑卒中筛查干预项目的一部分。作为筛查基地医院，医院卒中中心组建了脑心健康管理师团队，针对院内诊断的脑卒中患者进行从入院到出院的全周期健康管理。脑卒中患者入院即建立健康档案，住院期间进行健康宣教，每月开设脑卒中患教会，给住院的脑卒中患者讲解脑卒中治疗及后期康复等知识，如图7-6所示。脑卒中患者出院后，脑心健康管理师团队对建档人群开展出院后3个月、6个月及12个月的随访，从而提高患者治疗依从性，改善患者预后，最大程度降低患者复发。

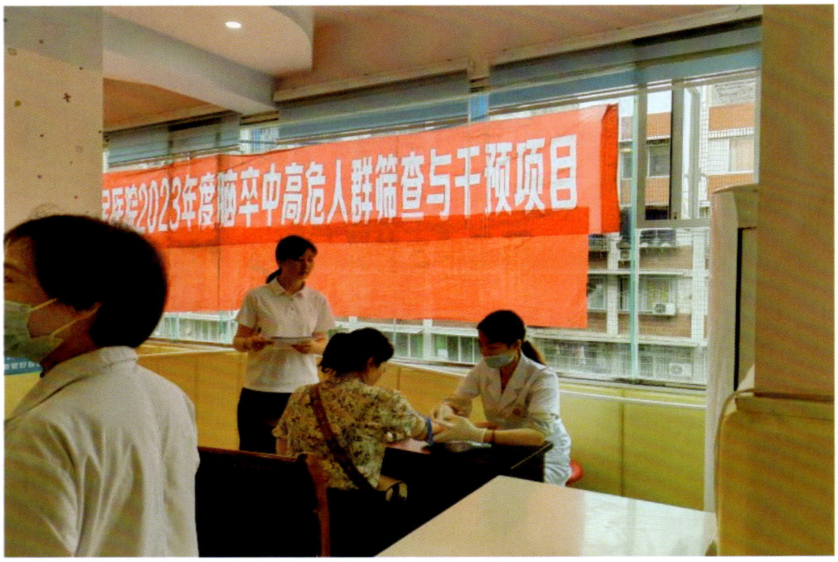

图7-5 脑卒中高危人群风险筛查

三、工作成效

（一）多学科联合，救治水平更上新台阶

内江市第一人民医院切实发挥高级卒中中心多学科团队（包括急诊科、神经内科、神经外科、心内科、内分泌科、康复科、放射科、检验科、超声科、介入科等）联合参与诊断和治疗的优势，推进脑卒中防治关键适宜技术。2021年，在全国559家高级卒中中心静脉溶栓单位排名中，内江市第一人民医院荣获全国第86名，西南地区第2名，四川省第1名，中位DNT时间缩短到33分钟。医院脑卒中救治能力得到了持续提升，治疗技术不断精进，治疗流程更加规范，能为患者提供更加快速而准确的诊断、风险评估，以及有效的技术治疗，从而切实为人民健康保驾护航。

（二）依托卒中地图，区域卒中防治一体化

依托区域卒中救治网络建设，全市9家卒中地图医院急性缺血性脑卒中患者溶栓总数持续增加，中位DNT时间明显缩短，2019—2023年，急性脑卒中患者发病后在时间窗内到达有救治能力的医院救治溶栓治疗的数据呈上升趋势（见表7-1所列），达到了内江地区急性缺血性脑卒中同质化救治。自2021年以来，在全国卒中急救地图管理医院排名中，内江市第一人民医院每月均位于全国前10位内。

表7-1　内江市卒中急救地图医院溶栓数量统计表（2019—2023年上半年）　（单位：人）

单位	2019年上	2019年下	2020年上	2020年下	2021年上	2021年下	2022年上	2022年下	2023年上
内江一院	37	26	31	72	88	94	92	96	95
内江二院	61	24	23	32	61	50	35	31	46
资中院人民医院	14	16	35	48	121	108	151	102	129
隆昌市人民医院	10	31	24	22	53	53	84	63	113
威远县人民医院	14	17	15	18	23	36	37	38	52
东兴区人民医院	16	12	14	20	19	22	20	28	29
市中区人民医院	0	0	4	6	12	34	23	11	26
内江市中医院	10	5	6	10	3	11	19	6	8
资中县中医院	5	9	2	3	1	8	8	8	6
合计	167	140	154	231	381	416	469	383	504

（三）卒中全程管理，医防融合走深走实

脑卒中高危人群筛查干预项目的实施，对卒中全程管理由"疾病为中心"模式转为"生物—心理—社会医学模式"起到了引导作用。项目实施以来，已对辖区内 2 921 名居民进行脑卒中初筛，累计筛查发现低危人群 1 539 例，中危人群 743 例，高危人群 639 例。对高危人群行颈部血管超声检查时，有阳性体征需要进行药物及手术干预的均已通知联系筛查对象进行就诊治疗。对筛查中有脑卒中危险因素的高血压、糖尿病、血脂异常吸烟、缺乏运动、体重超重等人群实施了健康管理告知。同时，2023 年 1 月—7 月，内江市第一人民医院高级卒中中心已完成院内建档 1 092 例，院内 3 个月及 6 个月随访 583 例，以患者为中心，全面全程、精准规范地实施脑卒中生活方式和药物干预，推进了医防融合防治脑卒中。

四、工作思考

（一）脑卒中防治任重道远

通过 2019—2023 年内江市卒中急救地图医院数据统计显示，发生脑卒中后在时间窗内到达医院进行救治的数量急剧增加，但这也说明了两个问题。一是老百姓对发生脑卒中后的救治有了一定的了解，知道发生脑卒中不能拖延时间，要及时就医；二是数据的上升，也代表着内江地区脑卒中发病率还很高。不过脑卒中是可防可控的，这些上升的数据也验证了"关口前移、重心下沉、宣教先行、高危筛查、规范防治"的重要性。

（二）扩大卒中筛查干预覆盖面至关重要

脑卒中筛查干预项目在我市的实施，只是内江地区脑卒中全程管理的起步。遏制脑卒中发病率和复发率，有必要全面加强我市脑卒中防控体系建设，提升基层诊疗能力，加大高危人群筛查和干预力度。以项目为抓手，"以点带面"在全市范围扩大脑卒中高危人群筛查和干预的覆盖面，最大限度发现和管理卒中高危人群，实施干预措施，控制疾病的发生与发展。同时，做好城乡群众脑卒中防治宣传教育，让人民群众不得病、少得病。

（三）持续构建卒中防治全程管理体系

一是加强卒中救治院前、院中及院后随访全流程闭环管理，以质量控制为抓手，做到规范化、制度化、常态化，提内涵、抓细节，实现救治水平再提升。二是将脑卒中一体化发现与风险管理的融合防控理念，注入到可构建全生命过程的健康管理服务之中，构建起以疾病筛查、健康风险评估、膳食运动等生活方式干预为主要内容的协同、医防融合一体化服务体系，形成多方合力推动、多学科协作干预的脑卒中防治格局。

夯实心脑血管疾病监测体系，筑牢心脑血管疾病防控基础

（成都市疾控中心）

近年来，随着国家对监测工作要求的变化及信息化的发展，我市不断完善报告内容和形式，逐渐形成了涵盖心脑血管疾病发病监测和心脑血管疾病相关行为危险因素监测的慢性病综合监测系统。监测系统对数据的分析和利用为制定社会经济发展规划和相关卫生政策提供数据支撑，对心脑血管疾病的防控工作效果开展评估。

一、主要做法

（一）建立长效保障机制，推进监测管理

我市下发了《成都市卫生和计划生育委员会关于启动成都市重点慢性病监测信息系统的通知》等文件，对我市推进心脑血管疾病监测工作提供了政策保障。市级财政每年下拨经费用于开展全市心脑血管疾病监测工作，为工作推进提供了经费保障。全市搭建了由卫生行政部门安排部署，疾病预防控制中心负责技术指导，以各级各类医疗卫生机构为主体的监测网络，为工作开展提供了稳定的平台。

（二）制定实施方案，确定发病报告病种

为做好全市急性心脑血管事件报告工作，中心制定了《成都市居民急性心脑血管事件登记报告管理实施方案》。方案中，确定了发病报告病种，包括致死性和非致死性脑卒中（I60-64）、急性心肌梗死（I21-22）和心脏性猝死（I46.1）。同时，明确了报告程序、报告要求、质量控制水平与组织实施计划。根据各级对心脑血管疾病监测的最新要求，不断更新和完善报告方案。

（三）建立信息化系统，提高监测效率

我市于2003年开始搭建市级平台，开展包括心脑血管疾病在内的重点慢病发病信息网络直报，从纸质报表升级为信息化报告，提高了监测效率和数据利用效率。随着信息化的发展和报告要求的变化，我市于2015年对报告平台进行了升级改造，将报告方式从手工填报升级为数据交换、批量导入和手工填报三种方式，报告机构不再依靠医生填写每一例信息，大大提高了报告效率。在监测系统运行中，针对更新的要求和出现的问题不断完善系统建设，并通过地址匹配小工具实现了系统内数据的推送和共享，通过随访模块实现了系统内部自动随访的抓取，借助信息化系统极大提高了数据管理效率。

（四）拓宽信息收集渠道，完善监测数据

我市历年来一直积极探索，逐步拓宽数据收集渠道，不断完善和补充监测数据。目前，我市通过定期与死因系统核对，进行死亡补报。对已有发病报告者，将死亡原因与死亡日期更新到监测系统；若确为未报病例，则补填报告卡，整合死亡信息录入监测系统，从而进一步完善了全市心脑血管疾病监测数据。

（五）建立多层次质控体系，提升监测质量

保障监测质量是使用监测数据的前提，如何提高监测数据质量是我市一直思考和积极落实的问题。随着不断地摸索和总结，我市形成了一套多层次、全覆盖的监测质量控制体系。一是针对区（市）县开展定期质量分析，每季度开展心脑血管疾病发病报告质量分析，分析指标根据工作推进情况进行动态调整。二是针对报告机构开展现场督导，根据工作情况选取县级以上医疗机构或基层医疗卫生服务机构，每年在每个区（市）县抽取1～2家各级医疗机构，针对监测数据漏报及报告质量进行督导。

二、成效

（一）建成心脑血管疾病综合监测体系，实现报告数量质量双提升

我市心脑血管疾病监测是从慢危险因素流行到发病再到死亡的全覆盖监测，为开展心脑血管疾病危险因素控制、患者管理等提供了数据支撑。目前监测系统覆盖全市23个区（市）县，600余家医疗卫生服务机构，运行顺畅，实现了全覆盖。报告数据主要来源于批量导入和数据交换，相对于手工填报报告效率大大提高，受到了医疗机构的欢迎。除手工填报的数据外，其余收集的信息均由医院的病案系统订正确定后再提取导入或交换至监测系统，既避免了手工填报过程中由于医生填写不清楚造成的错、漏填的情况，也避免了诊断尚不明确而出现错、漏报的情况，大大提高了报告准确性。

（二）监测数据产出丰富，推进数据多方位共享和利用

我市注重监测数据的利用和产出，每半年进行数据分析，结果上报至卫生行政部门，为开展心脑血管疾病控制提供建议。每年撰写全市人群健康状况白皮书，对心脑血管疾病监测发病及死亡情况进行分析和展示，为推进相关慢病防控工作奠定了坚实的基础。此外，我市为"国家重点研发计划—西南区域自然人群队列研究"等国家重点项目提供追踪及效果评估数据，实现了数据的横向共享，为心脑血管疾病精准防控提供了重要科学依据。

三、思考

目前，成都市心脑血管疾病监测报告病种与国家报告病种存在差异，尚未纳入心绞痛（做过冠脉

球囊扩张术、支架植入、冠脉搭桥术的案例）。报告术后心绞痛的前提是，电子病历收集了患者手术信息，报卡时筛选出有相关手术史的病例。由于不同医疗机构同一手术的名称不尽相同，需要各机构根据实际情况建立检索词典，使筛选结果尽量准确、全面。大型医疗机构病例多，通常采取数据交换、批量导入的方式报卡，如贸然加入心绞痛，筛选病例这一步将增加各机构的工作量，甚至影响报卡工作的进展。由于关系到数百家医疗机构，增加报卡病种还需要做好更充分的准备工作，我市将通过实地调研、专家讨论、参观学习等方式深入了解现有的条件与存在的问题，逐步探索完善监测报告病种。

　　心脑血管疾病监测是心脑血管疾病综合防控中非常重要的基础性工作，为如何开展重点防控找准方向，对防控开展效果提供评估。经过近年来的发展，监测网络基本健全，需要进一步在数据的深度和广度上进行思考和探索。一是继续提高数据质量，在原有质控手段上探索使用大数据进行质量审核的方法；加强数据的深入挖掘和分析。二是继续探索数据共享的常态化，在现有基础上推进与其他更广泛渠道数据的常态化共享，加强对数据的利用。

心脑血管疾病防治行动——警惕无声的杀手

（资阳市疾控中心 乐至县疾控中心）

一、主要做法

一是以项目为契机，拓展服务。在"心血管病高危人群早期筛查与综合干预项目"的基础上，我县以宝林镇作为试点，扩大了筛查人群范围，将35岁及以上未参加过筛查的人群均纳入免费检测。检测项目包括血压、快速血脂、血糖等。并进一步对检出的心脑血管疾病高危对象建立健康档案，开展心电图、心脏超声和颈动脉超声检查。最后，依据疾病防治指南，对其实施规范干预建议。二是充分利用健康小屋，开展自助健康监测。我县已设置4个健康小屋，为居民免费开展健康指标自助检测，检测项目包括血压、血糖、身高、体重等。通过自助检测对慢性病患者及高危人群进行筛查，助力早发现、早诊断、早治疗、早建立健康档案。三是我县依托家庭医生签约服务工作，为筛检出的心血管疾病高危人群提供签约、入户、健康咨询、健教知识宣教及人群干预等服务。将签约的心血管病高危对象纳入签约服务的重点人群，定期开展随访、健康教育、用药指导和健康生活方式干预；定期组织开展健康教育讲座和一对一健康咨询服务。四是充分利用创建"全国基层中医药工作示范县"这一契机，不断提高全县基层医疗机构的中医医疗标准化建设水平。通过营造浓厚的中医药文化氛围，改善中医就医环境，加强中医适宜技术培训，积极运用中医药技术预防和控制心血管疾病。加大中医药养生保健知识的宣传力度，使老百姓真正体会到中医在心血管病防治方面的简、便、廉、验。五是优化服务方式。大力推行健康大使在社区、在医院、在身边行动，赋予网格员、社区干部等社区服务人员"健康大使"身份，有机整合基层居民服务管理与健康管理。六是强化脑卒中、胸痛诊疗相关院前急救设备设施配备，推进完善并发布脑卒中、胸痛"急救地图"。建设医院急诊脑卒中、胸痛绿色通道，实现院前急救与院内急诊的互联互通和有效衔接，提高救治效率。让二级及以上医院卒中中心具备开展静脉溶栓的能力，脑卒中筛查与防治基地医院和三级医院卒中中心具备开展动脉取栓的能力。加强卒中中心与基层医疗卫生机构的协作联动，提高基层医疗卫生机构溶栓知识知晓率和应对能力。

二、经验成效

一是以项目为平台，营造心血管疾病防治的浓厚氛围。我县以开展国家重大专项工作为契机，关口前移、重心下沉，深入基层一线开展项目工作，将调查现场搬到了社区、村委会，零距离、面对面地与调查对象沟通交流，让群众"足不出户"就能接受免费彩超、心电图等检查，千里之外的专家为他们免费"把脉诊病"，接受健康教育、用药指导和健康生活方式干预。二是以项目为基础，拓展慢性病监测数据维度。项目通过开展国家重大专项监测，分享了我县约3万余名居民的体格检查及血液生化检查数据，并通过数据分析，掌握了我县35岁至75岁区间人群超重率、肥胖率、中心性肥胖率、血脂血糖异常率以及各类心脏病和颈动脉粥样硬化患者的数量和相关信息，掌握了全县心脑血管发病率、粗死亡率以及早死概率等。三是以项目为抓手，逐步提升健康生活方式形成率和心血管病防治知识知晓率。2018年，成人吸烟率为23.4%，每人每天食用盐摄入9.2 g，每人每天食用油摄入41.6 g，较2012年分别下降6.4%、2.2 g、8.8 g。2018年，慢性病核心知识知晓率为62.6%，高血压知晓率为66.6%，高血压治疗率为47.4%，高血压控制率为25.5%。较2012年分别上升了21.3%、8.3%、11.1%、11.3%。四是通过自助监测，进一步摸清了辖区内高血压、糖尿病等慢性病及高危人群的具体情况；提高了居民自我健康管理的意识，保障了辖区内居民健康。

三、问题及思考

（一）加强心脑血管疾病早期筛查，提高主要危险因素干预力度。通过门诊诊疗、主动筛查、健康体检多种手段，发现早期心脑血管疾病患者和高危人群，针对其危险因素进行干预和指导，减少或延缓心血管疾病的发生和发展，降低死亡率。

（二）加强健康教育和健康促进。通过开展多形式、多途径的健康知识宣传，提高居民自我健康管理的意识，充分利用赶集日、宣传日到健康小屋开展自助监测，从而使自助健康指标检测点的使用率提高。

（三）进一步整合资源。将慢性病防控工作与基本公共卫生服务项目、心血管病高危人群早期筛查与综合干预项目等工作充分、有机结合，取长补短、集中资源，为我县深入扎实开展心脑血管疾病防治起到积极推动作用。

（四）进一步加强中医院结合、协力心脑血管疾病防治。随着现代科学研究的进展，中医药在心血管疾病防治方面的应用也越来越规范和深入，一些大规模的临床研究也证实了中医药在心血管疾病一级预防、二级预防方面都有着很好的效果。将中医与西医结合起来，将实现一加一大于二，发挥出更大的作用。

建立科学监测体系，筑牢心脑血管疾病防治基础

（内江市疾控中心）

一、背景

心脑血管疾病作为慢性病的重要类型，已成为造成城乡居民死亡的首要原因。2022年，内江市因心脑血管疾病导致的死亡占到总死亡人数的39.94％，高于四川省的38.25%。心脑血管疾病病程长，医疗花费高，给经济和社会带来沉重负担。开展心脑血管疾病监测，建立监测评价体系，动态掌握我市主要心脑血管疾病的流行状况和变化趋势，对于制定科学的心脑血管疾病防控策略和措施，评价心脑血管疾病防控工作的效果意义重大。

内江市自2014年起，作为全省首批国家级心脑血管疾病监测点启动监测工作。随着监测覆盖面的不断扩大，医疗机构病例报告工作越来越繁重，报告内容也越来越复杂。同时，基层医疗卫生单位面临人员更替频繁，新进人员工作培训及交接不及时等问题导致报告质量面临极大挑战。为此，内江市结合自身实际，依托慢性病综合防控示范区建设，逐步推进监测体系建设，通过理顺工作机制、规范工作流程、扎实培训指导、及时评价质控等路径，推动监测信息化，不断提升心脑血管疾病监测服务水平，建立科学高效的监测模式，为制定慢性病防控政策和评价干预效果提供了科学依据。

二、主要做法

（一）加强组织管理，理顺工作机制

作为肩负全市心脑血管疾病监测工作的专业机构，内江市疾病预防控制中心切实履行工作职责，多次召开专题会议，研究部署各项工作措施，认真做好全市心脑血管疾病监测牵头工作。同时，中心加强与各级医疗卫生机构和区县疾控机构的协作，细化各级各类监测机构的职责和工作流程，完善各项工作制度，逐步理顺工作机制。2018年，心脑血管疾病监测工作纳入市、县两级政府目标管理考核，建立了稳定的长效工作机制。内江市卫生健康委员会印发了《内江市心脑血管疾病监测实施方案》，进一步明确了各级医疗卫生单位在心脑血管疾病监测工作中的职责。内江市第一人民医院、第二人民医院相继成立国家级胸痛中心、卒中中心，为全市心脑血管疾病监测提供技术支持。2019—2021年市、县两级财政共计提供监测专项工作经费15万元，为监测工作的开展奠定了坚实基础。

（二）构建网络体系，规范制度建设

全市建立了以各级疾控机构为中心，市、县医疗机构为枢纽，乡镇卫生院（社区卫生服务中心）、村卫生室为基础的监测报告体系。以点到面，实现市、县、乡监测网络系统100%全覆盖。各级直报机构按照规定的时限、方式上报信息，基层医疗卫生单位对死于心脑血管疾病的病例进行死亡补发报告，市、县疾控机构指派专人负责监测系统管理、数据质控、统计分析。同时，还对各级疾控机构、县级及以上医疗机构、基层医疗的监测工作在组织管理、制度建设、培训督导、工作流程化等方面进行系统再造，制定了适合不同机构类别的现场督导工作用表，使全市心脑血管疾病发病事件监测工作逐步走上规范化、制度化、程序化管理轨道。

（三）加强信息化建设，推动能力升级

作为区域心脑血管疾病监测工作的技术指导核心，近年来，内江市疾病预防控制中心以全面推进"数字疾控、智慧公卫"信息化工程为抓手，不断夯实监测工作信息化基础。中心投入百余万元改造专用机房，添置服务器、防火墙、安全网关等安全硬件设备，极大地夯实了监测数据信息化基础和提高了网络安全水平。中心还积极打造疾控系统和医疗机构之间的信息交换数字化架构。一是流程智能化。中心指导辖区县级及以上医疗机构将监测工作融入医院信息系统，进行系统改造，将原来需要大量人工进行信息收集和录入的环节以信息系统来代替。二是数据电子化。中心从医院电子病历系统中筛选、导出监测病种的病例信息，按照心脑血管疾病监测报告系统的上报格式要求整理，使用批量导入工具导入至监测报告系统，极大减少人工填写工作。三是数据信息化。中心推进医防信息融合，在疾控机构和医疗机构之间采用信息化手段存储和流转业务数据，减少大量纸质单据，提高工作效率，降低决策成本。

（四）坚持指标导向，做好质量控制

围绕"四川省重点慢性病防控工作任务及考核指标"心脑血管疾病监测内容及内江市政府目标考核要求，内江市疾病预防控制中心充分发挥考核指标在监测工作中的导向作用，全面落实心脑血管疾病发病事件发病报告、技术指导、人员培训等工作措施，建立了以考核指标为核心的监测工作报告机制和通报制度。各级医疗卫生机构按照报告时限要求，核对相关信息；区、县疾控中心发现误报、漏报后及时订正、补报并剔重。市疾控中心定期开展督导检查，发现问题，及时落实技术改进。中心通过持续的现场督导、技术指导、按月通报考核指标进展情况，切实保证了全市心脑血管事件发病报告数量和报告质量。

（五）加强数据分析，提升监测效率

内江市疾病预防控制中心定期对监测数据进行动态分析，一旦发现疾病发病水平异常波动，则及

时查找原因，并指导开展漏报补报工作。全市建立了重点慢性病数据监测、收集和定期分析制度。市、县级均实行月、季、年度分析，为有效掌握区域心脑血管事件发病水平奠定了基础，切实提高了监测系统的利用效率。

三、主要成效

（一）监测体系不断完善

中心通过理顺工作机制，明确了各级各类监测机构的职责和工作流程，完善了监测机构的各项工作制度，对各类机构监测系统进行规范化再造，全市心脑血管疾病监测"从点到面"，实现辖区各级各类医疗机构全覆盖，形成了"县级及以上医疗机构报告，乡镇/社区医院死亡案例补充发病报告，市、县疾病预防控制机构审核汇总"的心脑血管疾病监测报告体系。

（二）监测效率不断提升

通过落实相关措施，全市心脑血管疾病监测工作效率得到有效推升。一方面，围绕信息化建设，全市县级及以上综合医疗机构已全面建立了电子病历系统，就诊信息实现了电子化。各医疗机构根据心脑血管疾病监测要求，结合本院工作实际，不断优化报告及信息抓取流程，极大地提高了工作效率和质量。另一方面，全市逐步建立了"互联网+"为基础的心脑血管疾病监测新模式，实现了监测数量和质量的双提升。报告数量从2017年的4 551人次增加到2022年的17 942人次，报告发病率从208.88/10万上升到581.64/10万。心脑血管监测数据先后被政府工作报告与《内江市人群健康状况及重点疾病报告》采纳，同时还运用于区域慢性病防治中长期规划中期评估、慢性病综合防控示范区建设、慢性病患病干预等项目实施效果评估，为科学防控提供数据支撑。2022年，市本级和资中县分别荣获"全国心脑血管事件监测项目先进集体"。

（三）医防融合不断深化

通过构建科学的监测体系，疾控机构和医疗机构之间在心脑血管监测信息快速采集、上报管理及业务协同等方面得以不断融合拓展。一方面，医疗机构完善了电子病历系统。在临床医生端，凡是发现符合监测要求的病种，系统会自动弹出卡片供临床医生填报，预加载患者信息，临床医生审核、补充后，即自动上报至医院防保科。正常诊疗工作没有受到影响，并可从医院防保科获得数据信息反馈，工作积极性得以很好发挥。在医院防保科端，系统自动提醒监测信息报告卡的状况，包括修改待审核、未审核、已通过的数量及详情。同时，防保科还通过信息系统对各科室诊治的心脑血管疾病进行查重和补报，做好质控控制与数据统计等查询功能，使医院公共卫生人员从大量的手工报卡中解放出来，更多地关注技术管理与质量控制。另一方面，疾控机构更好地发挥技术指导、培训和质控优势，定期监测区县和各个医疗机构心脑血管监测数据的完整性、及时性和规范性，依托国家监测平台和医院电子病例系统推动机构间监测信息的应用和交流，促进医防深度融合。

四、工作思考

党的二十大报告提出了加强重大慢性病健康管理，为我们今后的慢性病防控工作提出了指导意见。2023年，第十三届中国慢病管理大会提出"推进智慧慢病管理，赋能数字健康发展"的主旨倡议，为贯彻落实党的二十大报告有关要求制定了关键路径，而慢性病监测与评估在其中发挥着基础性作用。

下一步，内江市将在前期科学构建监测体系的基础上，一是进一步构建市、县、乡监测信息资源池。包括丰富监测信息的采集手段和采集区域，建立基于慢性病监测系统、居民健康档案数据库、电子病历数据库等信息资源构成的具有统一、共享特性的公共卫生数据资源池等。二是实现以人为核心的慢性病监测数据主动抓取、推送交换模式。加快各区域全民健康信息系统建设进程，争取早日实现医疗机构开放病人就诊信息，实现医疗机构和公共卫生服务信息互联互通，市、县、乡医疗卫生服务机构医疗信息无缝对接，慢性病防治信息服务精准化、多途径化和可定制化，更好服务于政府、专业机构和群众。三是破解慢病监测、管理、结局一体化管理难题。以信息化建设为抓手，以基层慢性病管理电子档案为基础，将监测、筛查、就诊、治疗充分融合，一体化追踪目标人群疾病动态变化情况，掌握目标人群健康动态。在社区与医院之间建立数据传输与交换网络，将医院与周边社区卫生服务机构结合形成一个一体化的电子大医疗社区，延伸区域中心医院对社区服务的功能，建立一种切实可循的数字化的环状双向转诊模式（社区—医院—社区），提升社区卫生服务中心的健康管理和医疗服务能力。同时，指导全科医生给社区居民建立慢性心脑血管疾病管理档案，并对患者进行危险因素防治教育，实现数据效率的最大化。

项目引领，以点带面，全面推广减盐行动

（泸州市疾控中心　泸州市江阳区疾控中心　泸州市纳溪区疾控中心）

一、背景

泸州市慢性病及其危险因素调查结果显示，全市18岁及以上居民高血压患病率高达27.1%，急性心脑血管疾病报告发病率为764.02/10万，心脑血管疾病报告死亡率为320.04/10万，占全死因的35.48%，死因顺位居第一。受历史悠久的中华饮食文化影响，中国居民平均食盐摄入量一直居高不下，居民摄入的80%钠盐主要来源于家庭烹饪添加的食盐和酱汁。泸州市于2018年被列为"中英减盐行动"试点地区。龙马潭区、纳溪区、叙永县开展了基于APP的小学生及其家庭成员减盐干预整群随机对照研究（ASC项目），江阳区开展了以社区为基础的综合减盐干预研究（CIS项目）。这些地区在开展干预的过程中积累了很多实用的减盐干预技术，并在全市进行推广。

二、主要做法

（一）领导重视，部门协作，成立减盐行动干预推广领导小组

减盐行动得到了市卫生行政部门和教育部门的大力支持，在学校减盐项目领导小组的基础上，各县区成立了由卫生、教体、食药监、街道等部门组成的减盐行动推广行动领导小组，统筹推进减盐干预推广行动。

（二）专业支撑，培养一支减盐行动推广队伍

为确保基于APP的小学生及其家庭成员减盐干预整群随机对照研究和以社区为基础的综合减盐干预研究取得准确、有效的对照试验结果，经过项目组专家集中培训、线上指导，培养了1支训练有素的减盐干预和推广队伍。队伍由疾控、社区医院专业技术人员、班主任老师组成，定期开展减盐知识培训讲座和技能推广活动。同时学校将减盐纳入健康教育课，家校合作共促减盐行动。

（三）家校协作，分阶段推进小学生及其家庭减盐行动

根据整群随机抽样结果，项目在全市选定18所小学的三年级（约8~9岁）中抽取198名小学生及其396个成人家属参与实验，并分为对照组和干预组。对照组学生接受常规健康教育课程；干预组的学生在AppSalt的支持下帮助整个家庭减盐，在学校创造减盐环境（主要包括校园、学校食堂和班

级），老师指导学生家长正确使用Appsalt，并完成健康教育课程作业布置、提醒和核查工作。2018年10月，学校开展了基线问卷调查（知识，态度，行为等）、体格检查，随后开展了干预学校学生和家中的干预动员交流会。2018年12月—2019年12月，学校开展了24期干预课程和干预活动，包括家庭一周盐值测量、线上减盐课程学习、参与中英减盐行动组织的2019年全国减盐创意大赛等。2019年10月，学校开展了第一次评估（重复基线评估，增加膳食问卷调查内容）。2020年10月，学校开展了第二次评估（重复基线评估）。2021—2022年，全市全面推广减盐行动。

（四）以点带面，重点干预，开展减盐五进行动

一是减盐行动进社区。在江阳区所有社区/村开展减盐环境建设，通过在醒目位置张贴海报、悬挂标语，发放宣传册等形式传递减盐的核心信息。利用项目组精心录制的大喇叭广播内容，通过各村（社）广播站广播，同步在微信群将语音内容和文字进行分享，进一步加强宣传。在居民微信群内由辖区内的家庭医生及公卫人员每天发送减盐小知识及视频，并且及时为居民答疑解惑。二是减盐行动进超市。在健康超市（汇通超市）的调料区域张贴"少吃盐，更健康"的小贴纸。三是减盐行动进餐厅。在江阳区两家健康餐厅（沣泽苑、阿林晓馆）进行减盐环境的创建，张贴减盐海报、减盐小标识，设置减盐知识餐桌摆件、宣传册取阅处，循环播放减盐宣传视频，营造有利于减盐的餐馆环境。四是减盐行动进医院。江阳区疾控中心对镇卫生院、社区卫生服务中心/村卫生室相关人员每年开展至少两次培训，重点培训减盐相关知识和高血压患者减盐指导，依托国家基本公共卫生服务项目，基层医疗卫生机构医生对高血压患者及高危人群开展减盐精准指导，定期组织慢病自我管理小组活动与针对高血压患者减盐的健康讲座和减盐指导工作。中心共开展健康讲座80余次，结合慢病自我管理小组开展减盐知识活动100余次。

（五）全社会参与，全面推广减盐干预技术

一是拓展减盐行动学校范围。减盐干预学校中小学生及其家长减盐初显成效。为提高全市居民对减盐行动的参与度，2021年，龙马潭区、纳溪区、泸县、叙永县的学校开展了小学生减盐推广行动，带动家长减盐，举办减盐手抄报创作比赛。为激励小学生积极参与减盐行动，减盐行动工作组提供书包、文具等学习用品给予优秀作品创作者奖励。教育部门将减盐知识纳入学校健康教育课堂，通过发放宣传折页、限盐勺、观看视频、PPT宣讲、课前课后减盐知识问卷等向同学和教师介绍减盐相关知识，学校减盐行动得到进一步推广。二是开展减盐主题宣传活动。结合"世界减盐周"（3月4日—3月10日）、"世界高血压日"（5月17日）、"全民健康生活方式日"（9月1日）、"全国高血压日"（10月8日）等各大主题宣传日开展多种形式的减盐健康知识宣传活动，如集中宣传、义诊、讲座，并且发放宣传小册子、限盐勺，播放减盐宣传视频，传播减盐核心信息。三是开展群众减盐活动。江阳区发起关于"家庭烹饪减盐"的自制短视频征集活动，活动反响热烈，群众积极投稿。项目组选出10份视频参与网络投票，共有1.5万人次参与活动，最终选出5份优秀视频上报国家项目组。四是在

"全民营养周"举办相关活动。江阳区联合区妇幼保健院举办了"晒出您的平衡膳食的一餐"活动。通过微信公众号开展了线上晒"餐盘活动，号召居民根据《中国居民膳食指南》中推荐的"平衡膳食餐盘"搭配出少盐少油、营养健康的一餐，并且通过微信朋友圈"晒"出自己的搭配理念和食物照片，以"点"带"面"，提升了全民营养周社会影响力和全民参与度。五是大众媒体宣传。依托各类健康教育材料，宣传盐与健康知识。通过主题海报、报刊、电视、网站、微信公众号、微博以及公交车广告等媒介宣传减盐知识与技能，通过转发朋友圈点赞等方式宣传微信公众号和减盐小程序，以此提高宣传受众人群（特别是中青年职业人群）覆盖率。川江都市报对减盐相关活动进行了报道，并且在专栏"健康江阳"中普及了减盐核心知识。六是在我市公交车载电视上投放减盐宣传视频和减盐相关海报，据广告公司统计数据显示，投放减盐视频的130辆车单月宣传覆盖人次高达314.65万人次，线路覆盖企事业单位人员、企业高管、普通职员、退休人员、学生、自由职业、个体经商等各类人群。

三、成效

2021年泸州市慢性病及其危险因素调查结果显示，全区18岁及以上居民人均每日食盐食用量为8.5 g，低于全省9.3 g的水平。重点居民减盐知识高水平比例、减盐态度高水平比例、减盐行为高水平比例较基线调查均有所提高。泸州市18岁及以上居民高血压患病率为27.1%，高血压知晓率为54.5%，高血压治疗率为43.0%，高血压控制率为19.9%；高血压治疗控制率为36.2%，均优于国家调查水平。

四、启发

一是政府领导重视，多部门协作为减盐行动推进提供重要组织保障。建立政府主导、部门协作、全社会广泛参与的综合减盐干预工作机制，发挥疾控机构的作用，共同推动才能促进减盐措施的落实。二是依靠国家、省级师资指导力量，培训和发展好一批基层减盐健康指导员是减盐行动落实的技术保障。三是将减盐推进工作与其他工作融合可起到事半功倍的效果。将项目工作与创建"文明城市""健康城市"等工作有机结合，把减盐相关知识元素、健康元素融入社区文化建设。不断深化慢病防控工作内涵，实现项目工作与其他工作融合共促。通过全面的减盐干预后，居民的减盐知识知晓、态度和行为都有显著改善，愿意少吃盐和认为能够做到少吃盐的人数显著增加。高血压患者对高血压预防、治疗、管理认知水平提高，说明减盐行动行之有效，以小学生减盐带动家庭减盐以及推广全人群减盐行动不可或缺，全覆盖的减盐健康教育活动应持续推广，让更多的居民参与减盐行动。

构筑胸痛"心"防线，托起生命"心"希望

（绵阳市疾控中心　三台县人民医院　三台县疾控中心）

一、主要做法

（一）政府主导，职责明晰

三台县卫健局高度重视该项工作，整合院前急救、各级医疗机构、疾病预防控制机构等医疗卫生资源，推进院前急救与医院急诊科协同、医院内各相关科室协同、上下级医疗机构协同，构建全域覆盖、全民参与、全程管理、分工明确、协同有力、转运通畅、信息共享的救治模式。县里成立三台县胸痛中心胸痛救治单元建设工作领导小组、专家工作组和质控中心，明确胸痛中心组织架构，召开胸痛中心成立大会、胸痛中心业务培训会及工作推进会议。县人民医院成立胸痛中心委员会，明确委员职责。局领导、院领导多次现场办公，推进建设工作，督促问题整改，促进胸痛中心高质量建设和高效运行。

（二）多科联合，执行力强，协作顺畅

县人民医院通过急诊科、心血管内科、胸心外科、呼吸内科、消化内科、皮肤科、影像诊断中心、介入科、重症医学科、医学检验中心等多学科协作的方式，采用区域协同救治机制，统一诊疗规范，优化诊疗流程，为胸痛患者提供高效、便捷的治疗方案。

（三）区域协作，打造全县救治网络体系

县人民医院胸痛中心从创建起不断优化，累计将县内19家中心卫生院签约为胸痛中心网络协作医院，中心卫生院覆盖率100%。中心积极推动三台县胸痛救治单元建设，打通胸痛救治最后一公里，引导基层医疗机构对胸痛患者进行规范化诊疗救治，减少胸痛患者发病早期救治延误，降低心梗救治死亡率。县人民医院胸痛中心从2016年起多次组织全县乡镇卫生院进行胸痛救治培训，深入各乡镇卫生院胸痛救治单元建设现场指导，成功帮助8家中心卫生院创建胸痛救治单元，逐步建立和完善区域化协同救治体系。建立县级信息共享平台，即"三台县胸痛中心交流微信群"，方便患者信息快速传递及疾病诊断，完善"患者未到，信息先到"的救治模式。

（四）成立全县胸痛专委会，打造县级胸痛联盟

县内成立三台县医学会胸痛专委会和心血管学组，邀请了县域内主要的医疗机构和网络医院参加，旨在通过开展学术交流，全面提升我县胸痛医学专业人员素质和胸痛疾病的诊治水平，为胸痛患者提供快速诊疗通道，缩短诊疗时间，提高救治成功率。

（五）规范胸痛救治的配套功能区域设置及标识

1. 在医院周边地区的交通要道、医院门诊、急诊部的入口处设置醒目的胸痛中心或"胸痛"的指引标志，旨在使不熟悉医院环境的急性胸痛患者能顺利找到急诊科、胸痛中心或胸痛急诊；

2. 在门诊大厅、医院内流动人群集中的地方均设有指引通往急诊科/胸痛中心/胸痛抢救室的醒目标示，指引需要急救的患者快速进入急诊科/胸痛中心/胸痛抢救室；

3. 急诊科分诊、挂号、诊室、收费、抽血、检验、影像、心电图、超声、药房等均设有"急性胸痛优先"标示。便于多个患者同时就诊使用。急诊科配备了床旁心电图、床旁快速检测肌钙蛋白、D-二聚体的设备，确保20 min内获取检测结果。急诊建立了胸痛诊室、急诊抢救室、胸痛留观室等功能分区，同时上述分区均配备急性胸痛诊疗和抢救的所需设施（心电图机、供氧系统、监护仪、除颤仪、呼吸机等器材和急救药品）。

（六）不断优化，持续改进

2017年至今，各单位每季度组织召开一次质量质控会议、典型病历讨论会及持续改进会，每半年召开一次联合例会，不断优化流程，对胸痛救治存在的问题进行持续改进。

（七）加强广泛宣传，提高百姓认识

全县各级各类医疗机构通过宣传栏、宣传卡片、微信平台、开展形式多样的社区教育、健康讲座、科普手册、义诊服务、健康视频、心肺复苏培训、广播电台、电视台节目等方式普及胸痛救治知识，提高全民对胸痛症状及胸痛急诊的知晓率。

（八）建立心电网络体系

中心新购心电信息管理系统（CIS），配备院内所有临床科室，并对全院医生进行心电图操作培训，可在短时间内完成检查、分析和报告。

二、成效

县人民医院胸痛中心成立以来，由心血管内科、急诊科、介入手术室等多学科组建了一支胸痛急救快速反应团队，通过不断优化急性胸痛患者的救治流程，畅通急性心肌梗死患者救治绿色通道，全

天候开展急性心肌梗死患者的急诊介入治疗，为胸痛患者争取了宝贵的治疗时机。2017年至今共上报胸痛病历1 861例。本地冠状动脉介入治疗数量呈快速增长趋势，患者得到及时救治。冠状动脉介入治疗由2016年的93例/年增加到2022年的370例/年。急诊PCI数量由2016年的25例/年增加到2022年的116例/年。实施PPCI月平均入门—导丝通过时间由2017年的89.14分钟下降至82.7分钟。2017—2023年发病至首次医疗接触在12小时以内的早期再灌注治疗比例整体呈上升趋势（质控指标：>75%）。

县人民医院胸痛中心与县内19家医疗机构建立了急性胸痛联合救治网络体系，开通双向转诊绿色通道，实现了快速联动与诊治，大大降低了急性心肌梗死患者的死亡率与致残率，逐步实现急危重症救治水平的有效提高，更好地为三台县的心肌梗死患者生命安全和身体健康保驾护航。

三、挑战

我县地域广、人口多、留守老人多，胸痛的识别和胸痛急救知识普及存在一定困难，不少胸痛患者未能及时就医，错过了开通血管最佳救治时间。胸痛中心应举办更多的胸痛义诊及宣传活动，同时还需要帮助除中心卫生院以外的兼顾型乡镇卫生院和一般卫生院共同加入胸痛一张网，积极推动胸痛救治单元建设，打通胸痛救治最后一公里。目前由于人口老龄化及心血管疾病年轻化，心梗发病率呈增长趋势，但县人民医院目前只有一个导管室，经常面临占台，急性ST段抬高型心肌梗死患者D-to-B时间延长。目前医院正着手筹建第二导管室，进一步缩短急性ST段抬高型心肌梗死患者D-to-B时间。

"慢性病工作室" 探索心脑血管病、糖尿病等慢病管理新模式

（遂宁市疾控中心　遂宁市安居区保石镇卫生院　遂宁市安居区疾控中心）

为贯彻落实《中共中央 国务院关于深化医药卫生体制改革的意见》，促进医防融合，让家庭医生服务更好开展，做好心脑血管病、糖尿病等慢性病防治，切实提高辖区居民健康获得感、就诊体验感。近期安居区保石镇卫生院成立了"慢性病工作室"，探索建立了"慢性病之家"工作模式。

体验感良好　患者连连称赞

"老头子来的时候走都走不得，医院专门有人帮忙扶，针灸也扎得好，医生也很认真负责。"家住保石镇二黄沟村的邓某高兴地说，"老头子现在好多了，可以到处走了。"邓某的丈夫罗某某今年76岁，患脑梗、糖尿病10余年，因脑梗预后恢复较差、服药不够规律，血糖控制一直不太理想。近期，通过"慢性病工作室"医生团队专业、耐心、细心地诊治，住院10天后，罗某某的身体状况明显好转。

同样，家住保石镇广胜村的郑某患高血压、冠心病，今年已两次入院。近日，郑某在保石镇卫生院"慢性病工作室"治疗后好转出院。

创新慢病管理模式　促进医防融合发展

今年6月，保石镇卫生院试点成立了"慢性病工作室"，这在安居乃至全市都是走在前列。

据了解，"慢性病工作室"按照"1+N+N"配备人员，即固定一名临床医生坐诊，公卫、护理人员轮流在"工作室"辅助医生，为心脑血管等慢性病患者提供就诊前各项准备（包括引导就诊、查询/建立慢性病档案、就诊记录、提醒注意事项、诊前血压血糖测量等）和就诊后（引导缴费、检查、拿药、入院等）各项服务。工作室配备血压计、血糖仪、身高体重体脂秤等设备，展示慢性病处方、影视宣传，提供用药指导等，以此提高高血压和糖尿病等慢性病患者的自我管理和知识技能。

患者在候诊时，卫生院专门安排公共卫生人员，结合基本公共卫生服务内容，为其做好诊前准备，包括在公共卫生系统里查询其是否有高血压、糖尿病等慢性疾病，是否建立过慢性病档案，65岁以上人群是否已完成今年的健康体检等，再为其免费测量血压，必要时测量血糖，与患者沟通交流，促进医防融合，增进医患关系。

完善个体化治疗，提升心脑血管等慢病早诊早治率

"根据患者具体情况，我们选最合适的医生，为其提供最佳的治疗方案。罗某某患脑梗，手脚活

动度差，血糖控制也不好，我们便积极为其治疗高血压、糖尿病等疾病，并单独研究中医治疗方案做针灸推拿，加上医院优质的服务，患者的病情明显好转。"工作室主治医生介绍。

据了解，保石镇卫生院"慢性病工作室"以卫生院为核心、村卫生室为基础，从群体防治着眼、个体防治入手，探索建立公共卫生管理、家庭医生诊断、完善个体化治疗、各村卫生室随访管理的工作模式和机制。

在"慢性病工作室"就诊时，医护人员利用现有网络系统对新发的高血压、糖尿病等慢性病的病例进行登记建档，建立规范的慢性病健康档案，提高早诊率和早治率。同时，加强村卫生室对慢性病患者的随访管理，对连续两次随访不满意的，医院组织"健康服务小分队"免费上门提供健康服务。对确需住院治疗的，实行逐级转诊，提高慢性病的规范管理率和控制率。

以脑卒中项目为契机，推动心脑血管疾病综合防控

（乐山市沙湾区疾控中心　沙湾区疾控中心）

2022 年，乐山市共报告心脑血管疾病病例 13 374 例，发病率 423.20/10 万，其中脑卒中占 85.94%。乐山市沙湾区作为国家脑卒中筛查与干预项目的项目点之一，以脑卒中项目为契机，积极推进心脑血管疾病综合防控，取得了良好的效果。

一、主要做法

（一）积极参与脑卒中筛查与监测任务

心脑血管疾病监测和脑卒中项目工作相辅相成。沙湾区于 2018 年底启动心脑血管疾病监测工作，2019 年同步启动脑卒中高危人群筛查和干预项目，并将两项工作有机结合。通过心脑血管疾病监测，全面掌握沙湾区心脑血管疾病的发病水平及人群分布特点，为目标人群的干预和确诊患者的治疗提供更科学的依据；脑卒中高危人群筛查和干预项目拓宽了心脑血管疾病监测的渠道，通过项目筛查工作发现了更多高危人群和潜在患者，对监测工作进行有效补充，提高了监测工作质量。

（二）深入推进医防融合

沙湾区将基本医疗同基本公共卫生服务相融合，发挥家庭医生签约服务团队优势，通过脑卒中等慢病高危人群和患者随访干预工作，下沉到村/社区，为辖区居民提供面对面的管理服务，及时发现心脑血管疾病高危人群和潜在患者，提供健康教育、早期干预及转诊服务。

沙湾区将脑卒中高危人群筛查与干预项目与老年人体检结合，体检报告共享给家庭医生团队，由家庭医生对异常指标进行解释，并开展健康生活方式指导，针对不同等级的高危人群采取不同的干预措施，提高高危人群依从性，改善心脑血管疾病患者预后。

（三）逐步扩增健身休闲场所

没有全民的健康就没有全面的小康。近年来，为满足人民日益增长的健康需要，降低糖尿病、心脑血管疾病等慢性病给人民生活、社会经济带来的负面影响，沙湾区区委、区政府积极行动，先后创建了"省级慢性病综合防控示范区"和"全国健康促进示范区"。沙湾区积极融入乐山"世界重要旅游目的地"建设，按照"两廊并进，一条沿山走，一条伴水流"的全域旅游规划，以"山水为底，文

化为魂"，着力打造"大渡河百里风光骑游绿廊和峨沙康养走廊"，为人民群众创建起了适宜休闲、娱乐、运动、锻炼的公共空间。

（四）大力提升居民健康素养

沙湾区实施了严格的健康教育，从中小学生到老年人，广泛开展科普宣传，对心脑血管疾病防治知识进行普及。官方媒体"沙湾发布"的微信公众号上设立了"绥山论'健'"栏目，定期推送关于心脑血管疾病防治的文章和视频，教导广大居民如何识别心脑血管疾病的危险因素，如何通过科学的饮食、运动、戒烟等生活方式进行防治。

各乡镇/街道定期在社区组织健康讲座和咨询服务，邀请心脑血管疾病防治专家为居民进行现场讲解和答疑。健康讲座不仅向居民传授心脑血管疾病防治知识，还帮助居民制定健康生活方式计划，为居民提供健康生活方式建议，促使居民践行健康生活方式，积极主动预防心脑血管疾病的发生。

"乡村要振兴，健康来保障"。沙湾区立足乡村振兴战略，放眼长远。政府出资培养和建设了一支"贴众近、入得户、讲得来、稳得住"的乡村健康指导员队伍，在日常生活、工作之中传播健康知识，指导健康技能，强化健康理念，解决居民知行分离问题。

二、主要成效和体现

（一）高危人群干预效果显著

沙湾区在脑卒中筛查与干预项目中，针对高危人群采取了积极的干预措施。通过开展健康教育、生活方式指导、定期随访等，高危人群的发病风险得到了有效降低。同时，通过早期发现和及时干预，也减少了心脑血管疾病患者的致残率和死亡率。

（二）医防融合更加深入

沙湾区在医防融合和满足辖区居民医疗需求等方面均取得积极进展，组建了区—镇—村组成的三级家庭医生队伍，主动追踪脑卒中高危人群和患者，提供个性化的诊疗服务和健康指导。沙湾区三级家庭医生队伍拉近了与群众之间的距离，提高了脑卒中项目工作质量和心脑血管疾病防治水平，同时也给基层医院带来了更多的医疗资源，给群众带来了方便，很好地解决了看病难的问题，提高了居民的健康获得感和满意度。

（三）健身场所丰富多样

沙湾区已投资6亿多元，建成了乐沙大道、乐沙城际生态大道等交通干道和1条27.3公里的大渡河百里风光骑游绿廊，打造了1个健康主题广场、4条健康步道，逐步扩增了集休闲—娱乐—健身为一体的活动场所，为居民提供了方便、舒适的运动环境。2023年，村/居委会健身场所的覆盖率达到了100%。人均体育场地用地面积达到1.8 ㎡。

（四）居民健康素养大幅提升

沙湾区的乡村健康指导员队伍主动贴近群众，将健康知识带入寻常百姓家，大力提升了辖区居民健康素养，使其对心脑血管疾病的认知有了显著提高，形成了良好的社会氛围。居民们自觉采纳健康的生活方式，主动进行健康检查，心脑血管疾病的发病率和并发症均得到了有效控制。2022年，全区居民健康素养水平已达29.5%。

三、展望

在沙湾区委、区政府的坚强领导下，各部门的紧密配合和全体医务工作者的共同努力下，沙湾区心脑血管疾病的防治工作有了进一步的提升，居民的健康意识不断提高。未来，沙湾区将继续以心脑血管疾病监测和脑卒中干预项目为契机，积极推进心脑血管疾病综合防治工作，加强心脑血管疾病筛查和干预适宜技术的运用及推广；加强健康教育，进一步提高居民的健康素养；深入推进医防融合，有效利用医疗资源为人民群众提供更加优质、便捷的医疗卫生服务。

建立急性胸痛快速诊疗区域协同体系

(内江市第二人民医院　内江市疾控中心)

一、背景

2022年7月27日下午14点10分，内江市第二人民医院介入手术室里，一幕惊心动魄的生死大营救真实上演——一名77岁高龄的老人突发急性心肌梗死，命悬一线。内江市第二人民医院胸痛中心团队的医护人员接到预警平台通知后，迅速各就各位。病人上台，铺巾，消毒，桡动脉穿刺造影，迅速通过导丝，球囊扩张病变，前降支近段植入支架1枚，复查造影患者血流恢复正常，心律逐渐稳定，症状明显好转。整个手术过程一气呵成，从患者进入医院到导丝通过时间仅35分钟。经过医护人员的精心治疗与照顾，该患者很快康复出院。

令人深思的是，该患者早在7月25日就出现胸闷、气短、咳嗽等症状，仅在乡卫生院按上呼吸道感染治疗，症状无缓解。26日患者症状加剧，出现呼吸困难、心前区疼痛，遂由家属送至县中医院，被诊断为急性前壁心肌梗死，但该院无救治能力，而从该县紧急转院至最近的胸痛中心——内江市第二人民医院路程较远，患者转运风险也随之增加。从这个患者的救治经历也深刻地反映出当前我国急性心肌梗死救治中面临的问题，一是患者对急性胸痛防治知识掌握不多，发病后迟迟不呼叫120或及时到达医院。CPACS研究结果表明，急性冠状动脉综合征患者发病到就医的时间，二级医院平均为5小时，而三级医院为8小时。二是院前急救体系不适应急性心肌梗死救治的需要。长期以来我国急救体系是基于"急诊就近"的基本原则而设置的，没有考虑送达医院的救治能力。这种单纯就近原则导致包括急性心肌梗死、主动脉夹层和肺动脉栓塞等许多急性胸痛患者被就近送到不具备救治能力的医院，需要经过较长时间延误后才能到达具有救治能力的医院，这是造成延迟到达具有救治能力医院的主要原因之一。三是具有救治能力的医院内没有建立急性心肌梗死的快速救治通道。中国急性心肌梗死救治项目第一期的结果表明，2012年，全国53家大型心脏中心接受直接冠状动脉介入治疗患者的平均门—球时间DTB（患者进入医院至首次球囊扩张的时间）为112分钟；溶栓患者的平均门—针时间DTN（患者进入医院至溶栓开始时间）为138分钟，与指南要求的90分钟和30分钟具有较大的差距。

中国心血管健康与疾病年报显示，中国心血管病死亡率仍高居居民疾病死亡构成的首位，而急性心肌梗死患者的预后很差，院内死亡率和心力衰竭发生率分别高达10.1%~12.4%和18%，均显著高于同时期西方发达国家。急性胸痛快速诊疗区域协同救治体系是以具备直接经皮冠状动脉介入治疗（PPCT）能力的医院为胸痛中心，通过对医疗资源的整合建立起区域协同快速救治体系，提高急性胸痛患者的整体救治水平的工作模式。为降低地区急性心肌梗死发病率、死亡率，保护人民健康，内江市第二人民医院开展了急性胸痛快速诊疗区域协同救治体系建设管理实践。

二、主要做法

（一）建设标准版国家胸痛中心，提升急性胸痛的核心救治能力和效率

内江市第二人民医院始建于1949年12月，历经70多年的发展，现已成为集医疗、科研、教学、急救、妇幼保健、社区卫生服务、健康管理于一体的综合医院，医疗服务辐射本市及周边区县。该院心血管内科于2016年建成省级重点专科，2017年成为四川省首批国家基层版胸痛中心。医院领导高度重视心脏诊疗工作，在政策、资金、场地、设备、人员等方面均予以保障，2021年成功创建国家标准版胸痛中心，如图7-6所示。医院胸痛中心将心血管病学、导管介入技术、医学影像学、重症医学等整合进急诊医学，充分发挥多学科统筹协调优势，不断提升急性胸痛患者的医疗救治质量和效率。一是对标国际优化流程。医院胸痛中心立足国际视野，在筹备初期严格按照国际标准进行设置优化，建章立制，结合国内外诊疗指南和院内外专科优势，建立胸痛中心诊治流程，并持续改进，逐步形成符合区域实际、具备医院特色的诊治流程和管理方案。为了缩短DTW（患者进入医院到导丝通过）时间，医院建设了胸痛中心救治群。网络医院、120接诊急性心肌梗死患者后，可发心电图在救治群，确诊急性心肌梗死后，可立即启动导管室，然后绕行急诊科和CCU（冠心病监护病房），直接到达导管室，推动启动导管室时间前移。二是信息化支撑助力发展。中心依托智慧医院建设，利用5G技术，建设了急性胸痛患者移动护理、移动查房等基于5G技术的信息化系统，实现急性胸痛患者救治移动医护一体化，大幅提升医护救治工作效率，实现数据实时准确传输。一旦有胸痛患者，区域胸痛中心联盟立即启动远程会诊，第一时间上传相关诊疗信息。三是建强胸痛救治团队。医院定期对医务人员进行胸痛的诊断及鉴别诊断、心肺复苏、高危心电图鉴别、急性冠脉综合征诊治流程等相关培训，如图7-7所示。心内科介入团队全天候24小时待命，保证随时救治急性胸痛患者。

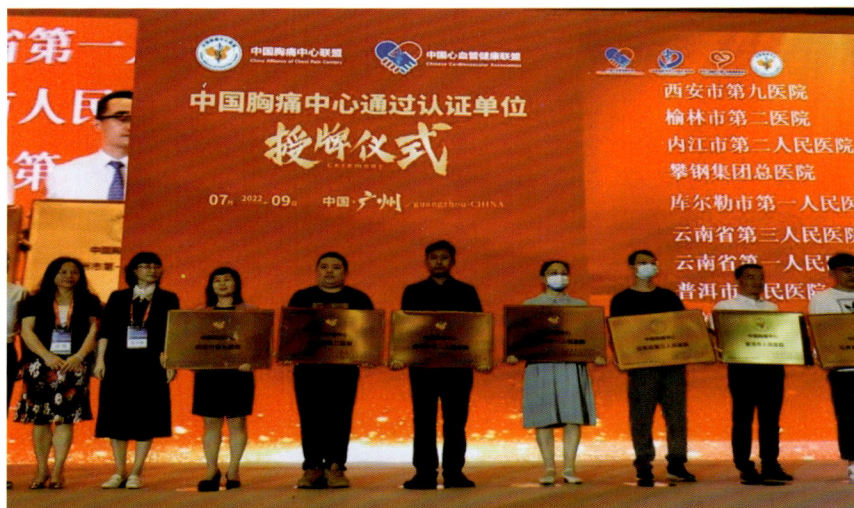

图7-6　内江市第二人民医院胸痛中心通过国家认证

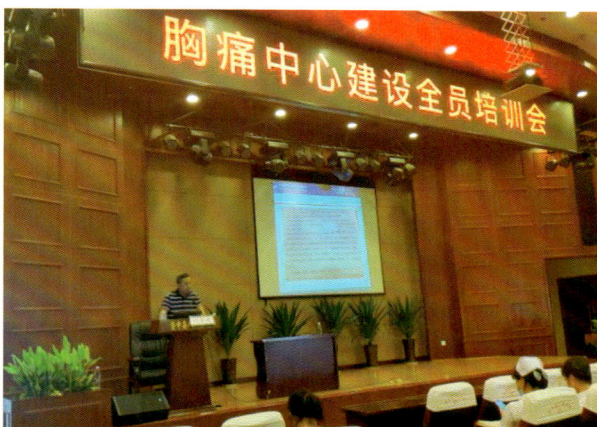

图7-7 胸痛团队培训

（二）布局区域胸痛急救网络，形成完整闭环救治链条

为贯彻落实分级诊疗、双向转诊、康复管理，内江市第二人民医院与内江市第四人民医院、内江市第五人民医院、威远县人民医院、威远县第二人民医院、资州医院、惠康医院、骅康医院、椑木镇卫生院等八家医院建立了网络医院，打造区域内急性胸痛急救网络体系，如图7-8所示。胸痛中心团队定期对网络医院开展区域协作救治体系胸痛中心基本概念、急性胸痛快速转诊机制及联络方式、高危急性胸痛及ACS早期症状识别、急性心肌梗死和常见心律失常的心电图诊断、初级心肺复苏等培训。团队指导网络医院不断优化急性胸痛诊疗流程，提高诊治能力，并通过胸痛救治群，强化了与网络医院联系，让急性心肌患者以最短的时间转诊至有介入能力的医院，缩短了FMCtW时间（首次医疗接触至导丝通过时间）。同时，各院积极派出团队进入社区，深入推进胸痛中心网络，打造由专科医院—120急救—社区医院—患者组成的集预防、急救、康复、科普四位于一体的健康网。

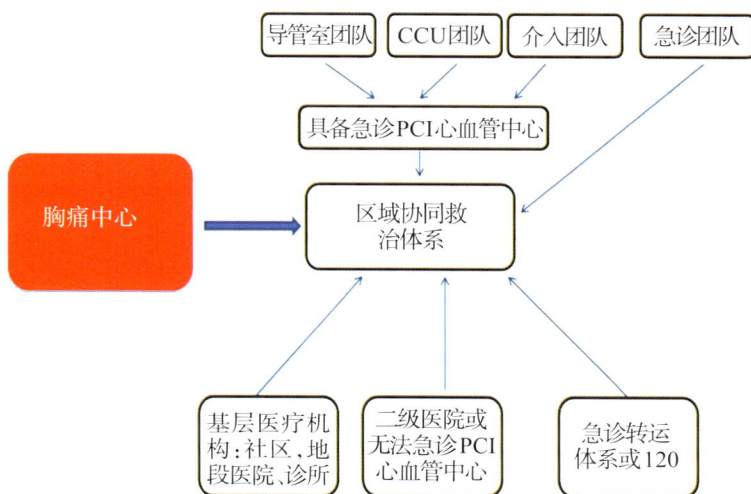

图7-8 区域内急性胸痛急救网络体系图

（三）开展急性胸痛宣教，普及防治健康知识

为了让更多的群众知晓胸痛快速识别与救治知识，在市卫健委的组织下，我院参与制作了胸痛短视频，并于公交车及各小区楼宇电梯循环播放，在内江公共电视频道每日黄金时间段播放胸痛防治视频。我院还在每年"中国心梗救治日"及平时定期开展义诊活动，分派医务人员到各镇（街）、村（社）、单位，为老百姓进行胸痛防治科普知识讲解，不断提升城乡群众胸痛防治知识和技能，促进胸痛防治关口迁移，如图7-9所示。

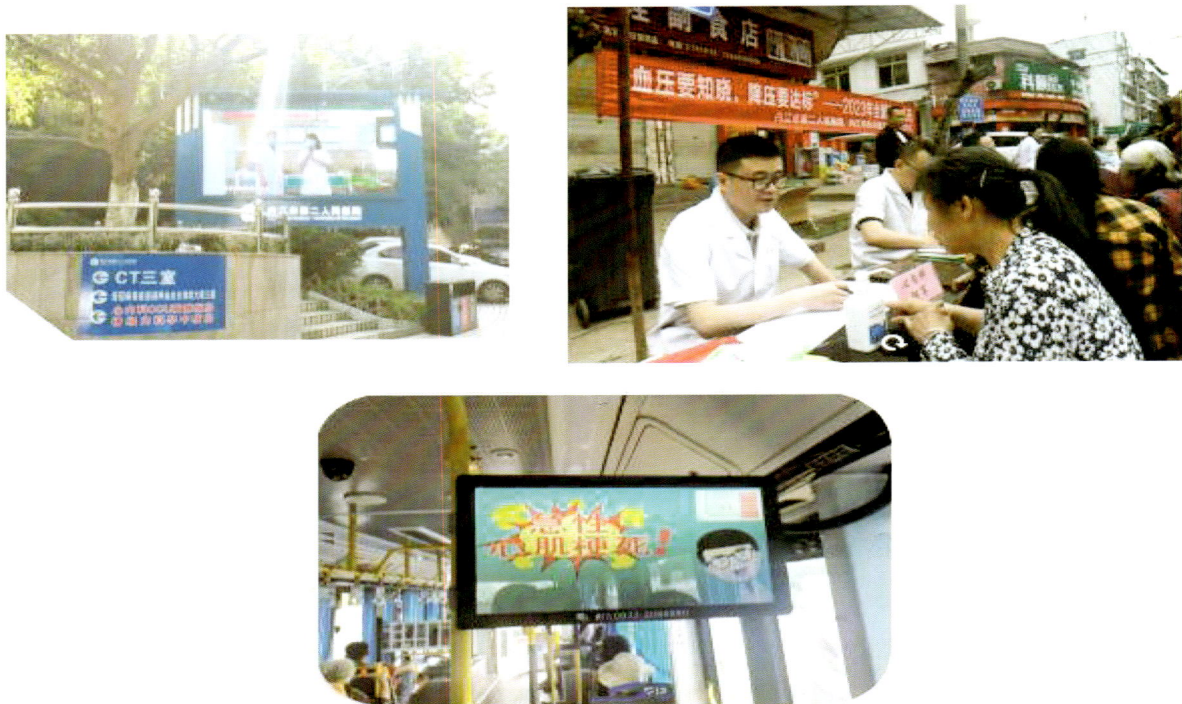

图7-9　胸痛防治义诊活动

三、工作成效

（一）患者进入医院到导丝通过（door-to-wite，DTW，胸痛中心认证指标）时间大幅缩短

医院持续改善DTW时间，近三年平均DTW时间均控制在60分钟左右，大大小于胸痛中心要求的90分钟标准，DTW达标率逐年上升，2022年达93.47%，极大地缩短了急性心肌梗死患者开通血管时间，（如图7-10所示）并完成内江市首例急性心肌梗塞患者ECMO（体外膜肺氧合）支持下冠脉支架植入术（如图7-11所示），让大量危重急性心肌梗死患者得到了更高效的治疗。

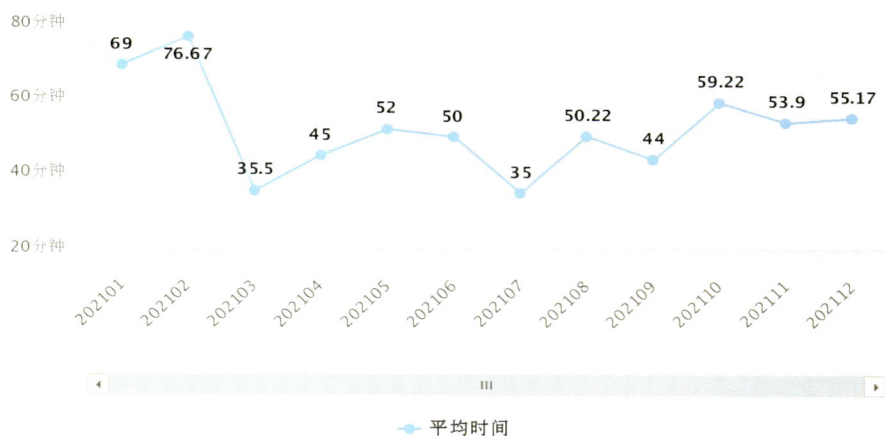

图 7-10　对于接受 PPCI 治疗的 STEMI 患者，月平均入门—导丝通过时间

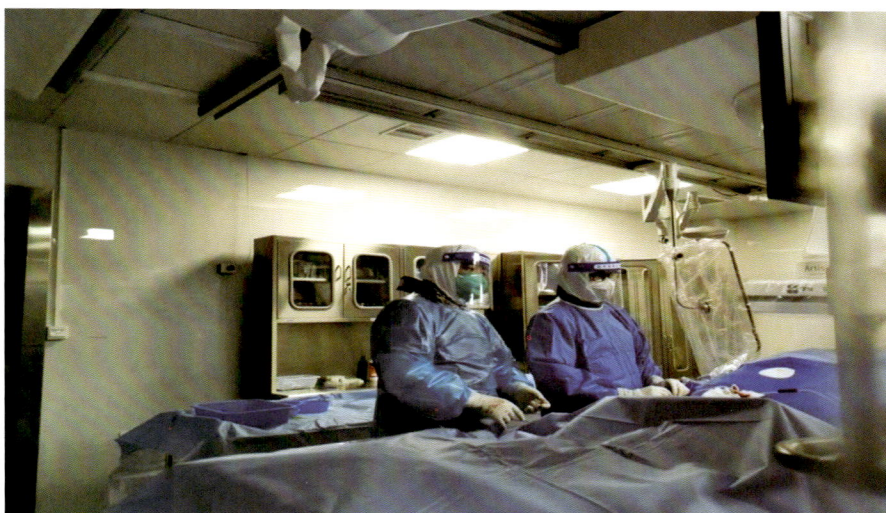

图 7-11　首例急性心肌梗塞患者 ECMO 支持下冠脉支架植入术

（二）急性心肌梗死救治能力明显提高

我院自成功创建国家标准版胸痛中心以来，2021—2023 年 6 月，CAG（冠状动脉造影）年均为 1222 台，PCI（经皮冠状动脉介入术）年均为 305 台，其中急诊 PCI 台次为年均 63 台，较 2017 年提升 32%。急性心肌梗死患者医疗指标呈明显改进趋势，且高危患者急救成功率明显提高，可见越来越多急性心肌梗死患者发病后能得到及时有效救治，患者预后得到改善。

（三）急性心肌梗死患者院内死亡率下降

自胸痛中心建设以来，内江市第二人民医院急性心肌梗死患者的院内死亡率逐年下降，从 2019 年的 3.66%，降至 2022 年的 2%。胸痛中心的建设使急性心肌梗死患者的生命健康得到保障。

（四）急性胸痛快速诊疗区域协同救治体系初具规模

在市卫健委的统一部署下，内江市第二人民医院与内江市第一人民医院携手共同推进胸痛中心区域化建设，加强对网络医院的培训和指导，积极帮助基层医院申报胸痛中心或胸痛单元。在多方共同努力下，目前已通过两家标准版胸痛中心单位（内江市第一人民医院、内江市第二人民医院），通过一家基层版胸痛中心单位（隆昌市人民医院），五家在建基层版胸痛中心单位（市中医医院、市中区人民医院、东兴区人民医院、资中县人民医院、威远县人民医院），促进了胸痛中心区域化建设。

四、工作思考

（一）急性心肌梗死防治任重道远

在市卫健委的统一部署下，全市胸痛中心建设取得了可喜成绩。但仍有多家医院未启动胸痛中心建设，需要更多医院参与推动胸痛中心区域化建设，覆盖更多人群，让更多老百姓受益。对公众的胸痛健康教育还需要加强，仍有许多患者因不清楚急性胸痛的危害而耽搁了宝贵的救治时间。对于急性心肌梗死患者而言"时间就是心肌、时间就是生命"。

（二）推动区域急救目标实现

按照医改背景下分级诊疗下沉的路径指引，进一步推动符合条件的医疗机构建立各类胸痛救治中心，并与院前医疗急救机构形成网络，在区域内构建快速、高效、全覆盖的急危重症医疗救治网络体系，建立起"三级医院—急救机构—社区医院—患者"的区域急救网络化联动模式，使分级救治与协同救治相结合，实现双向转诊、转运急救、资源共享，在全市范围内整合医疗资源，实行合理调配，实现区域协同急救。

（三）推动胸痛中心全市模式建设

全市模式是指建设"全域覆盖、全民参与、全程管理"的胸痛中心模式，在胸痛中心救治网络基础上实现心血管疾病"防、救、治、管、康"的有机结合和全流程、全生命周期管理，推动从"以疾病为中心"向"以健康为中心"的战略转移。我们仍需在上级主管部门的指导下，统筹各方资源，加快全市模式建设。

"心筛项目"为健康保驾护航

（攀枝花市疾控中心　米易县疾控中心）

一、项目实施

自 2019 年 10 月起，米易县作为新增项目点开始承担心血管病高危人群筛查与综合干预项目工作。我县建立了以疾控中心为技术指导、综合医院和基层医疗卫生机构为实施主体的工作模式。2019—2023 年，项目工作由县疾病预防控制中心、米易县医疗集团县中医医院、公共卫生医疗服务中心、丙谷镇中心卫生院、白马镇中心卫生院、草场镇卫生院、新山傈僳族乡卫生院共同完成。

（一）组织保障

米易县卫生健康局制定了《米易县心血管病高危人群早期筛查与综合干预项目实施方案》，并成立了项目工作领导小组和技术指导小组，负责项目工作的组织协调和指导实施。在米易县疾控中心设立了项目管理办公室，负责项目工作的日常监督管理和质量控制。在项目开始前，由县卫健局分管局长甘泉组织第六期项目实施单位分管领导、负责人、疾控中心项目负责人、技术管理人员、实验室人员到富顺县考察学习项目工作，对项目工作有了初步的了解。调研组回来后梳理了各项目单位工作流程、所需资料准备等，先后召开了 7 次协调会，保障项目顺利实施。

（二）宣传培训

项目组积极参与国家级、省级培训，并组织覆盖了米易县相关医疗机构项目参与人员的专题培训，通过集中课件讲解、视频播放、现场模拟操作等方式提升项目人员能力。项目工作人员通过微信平台、短信、宣传横幅、易拉宝、传单等多种形式宣传心血管病项目知识。

（三）项目工作流程

项目组按照工作需要购买符合参数要求的设备和物资，安装国家心血管病筛查信息采集系统。项目工作共分为初筛调查、高危对象调查、短期随访和长期随访四项内容，检查内容包括问卷调查、体格检查、实验室检查、干预和用药指导等。

（四）分工协作

初筛调查、短期随访由各项目单位所在的乡镇卫生院完成，高危对象调查和长期随访管理工作由县医疗集团、县中医医院完成，项目承担单位各自发挥优势、密切配合，共同完成任务。

（五）质量控制

县项目办成立了以疾控中心慢病科工作人员为主要成员的质量控制组，制定了项目督导和评估细则，定期不定期地对项目工作进展及质量进行督导检查和评估。对于在质控中发现的问题，项目组及时组织召开现场协调会议，就项目工作中出现的问题进行协商、解决。为确保项目质量，项目组还请省、市领导专家不定时进行现场指导。

（六）特色亮点

1. 精准化服务群众。为了促进该项目工作的顺利开展，各项目执行单位均作了充分准备，包括为每位调查对象准备了营养可口的早餐、发放了健康相关宣传品，从而提高了群众参与项目的积极性，宣传推广了项目工作。

2. 常态化项目衔接。目前基层医疗机构承担工作内容较多，尤其是基本公共卫生服务工作涉及的内容多、任务量大。我们在项目初筛、短随、长随时，与基本公共卫生服务同安排、同部署，将项目工作与基本公共卫生服务工作有机结合，双向兼顾，既方便了群众，又提高了时效。

3. 与家庭医生签约结合。为了切实将筛查出的高危人群通过干预，达到改变不良生活习惯、提高生活质量、降低心血管疾病发生风险的目的，各项目点乡镇卫生院依托家庭医生团队，认真落实各项干预措施。其中包括将心血管病高危筛查对象纳入家庭医生签约服务的重点人群，定期开展随访、健康教育、用药指导和健康生活方式干预；定期组织开展健康教育讲座，邀请市县级专家为高危人群讲解心血管病防治知识；开展一对一健康咨询服务，提高了群众的满意度和配合率。

二、成效

在四川省心筛项目办（省疾控中心）、四川省人民医院的技术指导和支持下，在攀枝花市疾控中心和米易县卫生健康局的正确领导下，县项目办（县疾控中心慢病科）及县医疗集团、县公共卫生医疗服务中心、丙谷镇中心卫生院、白马镇中心卫生院、草场镇卫生院、新山傈僳族乡卫生院6个项目单位累计投入医务人员（含村医）7 000余人次为攀莲镇、丙谷镇、白马镇、草场镇、新山乡居民免费提供心血管病现场筛查、随访、干预服务。

自项目开展以来，截至2023年11月，我县项目任务目标为初筛8 700人，实际完成8 746人，初筛完成率为100.53%；检出高危对象2 302人，高危检出率为26.32%；高危对象调查任务目标为2 175人，完成高危调查2 186人，高危对象调查及干预完成率为100.51%；完成高危对象调查表对照组2 575人；短期随访调查任务数2 175人，完成1 944人，短期随访完成率为89.38%；收集上报短期随访临床结局事件支持性材料3件；长期随访调查任务4 200人，完成3 128人，长期随访调查完成率为74.48%。发现的2 186名高危对象全部纳入心血管病高危对象随访管理。米易县的心血管病防控能力有了很大的提高。

2021年9月27日，国家心血管病中心在四川成都召开"健康中国心脑血管疾病防治行动工作推进会暨心血管病高危人群早期筛查与综合干预项目2021年度全国培训会"，会上，米易县被国家项目办授予"国家心血管病高危人群早期筛查与综合干预项目2020年度先进项目点"荣誉称号。

三、思考

1. 心血管病高危人群早期筛查与综合干预项目充分发挥了慢性病及危险因素的监测作用。采用这种新筛查技术，可根据个人信息由系统综合判定是否为高危对象。其优点为客观性强，并可推算出心血管病高危对象检出率。

2. 推动疾病管理向健康管理转变。通过项目开展中临床医生有针对性地干预，高危对象得到了面对面健康教育。对运动、膳食等生活方式，血压、血糖、血脂等危险因素，药物指导等方面进行干预，提高了高危人群健康知识知晓率和行为形成水平，有效降低了群众患心血管病疾病风险，改善了心血管病患者预后。

3. 心血管病项目运行促进慢性病防控体系建立。通过项目工作的开展，我县建立了县疾控中心、医院和基层医疗卫生机构协作指导及转诊机制，形成了心血管病防治体系；工作人员具备了使用软件开展大型调查的能力，提高了项目实施单位的专业人员的心血管病预防和控制工作的能力。

4. 实施项目带动，助推慢性病防控工作持续发展。心血管病高危对象早期筛查与综合干预项目与慢性病综合防控示范区工作及基本公共卫生服务有机结合，相互补充、相得益彰。进一步推进医防融合，不但可以有效地降低居民心血管病的发病风险，提高居民的健康水平和生活质量，还能提高居民心血管病自我识别能力，增加居民心血管疾病防控知识，以降低居民心血管病发病率和死亡率，进一步减轻心血管病给家庭和社会带来的负担，助力高质量建设"健康米易"，为慢性病综合防控示范区建设深入开展打下了良好基础。

审核：何　君　何予晋　秦小雲　胡狄慧　查雨欣

附录：备注和解释

1. 本报告中的中国人口标化发病（死亡率）采用2020年全国普查标准人口构成计算。

2. 本报告发病（死亡率）采用当年该地区平均常住人口数进行计算。

3. 参考《中国高血压防治指南（2018年修订版）》，静息状态下连续两次坐位血压测量收缩压（SBP）≥140 mmHg 和/或舒张压（DBP）≥90 mmHg，即被定义为血压升高。

4. 参考世界卫生组织标准和美国糖尿病学会标准，将空腹血糖≥7.0 mmol/L（空腹：禁食禁水至少8小时）和/或随机血糖≥11.1 mmol/L定义为血糖升高。

5. 参考《中国成人血脂异常防治指南（2016年修订版）》，将血脂异常定义为总胆固醇升高（TC≥6.2 mmol/L）和/或低密度脂蛋白胆固醇升高（LDL-C≥4.1 mmol/L）。

6. 参考《中国超重／肥胖医学营养治疗专家共识（2016）》，将BMI≥28.0 kg/m² 定义为肥胖。

7. 将自报当前吸烟定义为吸烟。

8. 将每周饮酒超过4次以上定义为饮酒。

9. 参考《中国居民膳食指南（2016）》，将每日摄入全谷物<5 g，定义为全谷物摄入不足。

10. 参考《中国居民膳食指南（2016）》，将每日摄入水果<200 g，定义为水果摄入不足。

11. 参考《中国居民膳食指南（2016）》，将每日摄入蔬菜<300 g，定义为蔬菜摄入不足。

12. 参考《中国居民膳食指南（2016）》，将每周摄入豆类<4天定义为豆类摄入不足。

13. 根据世界癌症研究基金会推荐标准，按频率和每次摄入量计算，平均每日红肉摄入量，猪肉、羊肉和牛肉累计日均摄入量≥100 g/d定义为摄入红肉过多。

14. 将每周累计中等强度有氧运动不足150分钟（或高强度有氧运动不足75分钟）定义为缺乏体力活动。

15. 知晓率

高血压知晓率：符合高血压患病，有自报高血压病史或自报服用降血压药物所占比例。

糖尿病知晓率：符合糖尿病患病，有自报糖尿病病史或自报服用降糖药物所占比例。

血脂异常知晓率：符合血脂异常患病，有自病史或自报服用降脂药物所占比例。

16. 治疗率

高血压治疗率：符合高血压患病，自报服用降血压药物所占比例。

糖尿病治疗率：符合糖尿病患病，自报服用降糖药物所占比例。

血脂异常治疗率：符合血脂异常患病，自报服用降脂药物所占比例。

17. 控制率

高血压控制率：符合高血压患病，服用降压药物后血压水平控制在 140/90 mmHg 所占比例。

糖尿病控制率：符合糖尿病患病，GLU<7 mmol/L，或空腹时长<8 时 GLU<11.1 mmol/L 所占比例。

血脂异常控制率：符合血脂异常患病，LDL 达到《中国成人血脂异常防治指南 2016 年修订版》定义的控制目标（极高危者 LDL-C<1.8 mmol/L；高危者 LDL-C<2.6 mmol/L；中危和低危者 LDL-C<3.4 mmol/L）所占比例。

参 考 文 献

［1］国家心血管病中心.中国心血管健康与疾病报告［M］.北京：中国协和医科大学出版社，2023.

［2］中国疾病预防控制中心慢性非传染性疾病预防控制中心.中国居民急性心脑血管事件发病监测报告（2014—2020）［M］.北京：人民卫生出版社，2023.

［3］国务院新闻办公室.中国居民营养与慢性病状况报告（2022）［R］.北京：国务院新闻办公室，2020.

［4］Derseh B，Li M C，Lorkowski S，et al. Global Burden of Cardiovascular Diseases and Risk Factors，1990-2019：Update from the Global Burden of Disease 2019 Study［J］. J Am Coll Cardiol，2020，76（25）：2982-3021.

鸣　谢

市州	市县区	单位	工作人员				
成都市	成都市	成都市疾病预防控制中心	钱 雯	韩明明	袁 韵	刘 璟	赖佳伟
	成华区	成华区疾病预防控制中心	刘 毅	周 静	张玉佳		
		核工业416医院	吴 奇	刘家开	刘瑞敏	杨 萍	王 纪
		成都市第六人民医院	苟加梅	游 波	周 琳	罗毓萍	周和平
		府青路社区卫生服务中心	罗自丽	冷恒悦			
		万年社区卫生服务中心	侯玉敏	许 倩			
		双桥子社区卫生服务中心	陈 璐	卢智萍			
		龙潭社区卫生服务中心	钟 丽	钱保超			
		二仙桥社区卫生服务中心	曹 玲	肖梓怡			
		跳蹬河社区卫生服务中心	李玉文	罗 丹			
	武侯区	四川大学华西医院	何 俐	周沐科	刘 翼	郭 建	周琛云
		成都市武侯区疾病预防控制中心	鲁 斌	蒋邱逃	张 静	钟训富	魏 莉
		华兴社区卫生服务中心	卢秋伶	王睿奇	张 玲	王 群	廖安琪
		浆洗街社区卫生服务中心	王守玉	张 琼	任春容	徐建辉	何薇薇
		机投桥社区卫生服务中心	王 琳	李晓兰	张雪玲	万智惠	周新燕
		浆洗街锦里社区卫生服务中心	张雯婷	李 媚	吴萍萍	蔡雅楠	汪 笠
	金牛区	四川省人民医院	李文华	张红梅	罗 炼	黄 婕	杨 树
		金牛区疾病预防控制中心	于 彤	杨 琼	雷 方	李彦青	刘佳欣
		沙河源社区卫生服务中心	徐 丹	胡晓凤	青雪仪	唐茂萍	赵文丽
		营门口社区卫生服务中心	朱 洁	卢丽英	李冬梅	杜 杉	王 沙
		曹家巷社区卫生服务中心	熊元成	蔡小林	向 柳	王莉友	黎凤霞
		五冶医院（荷花池肖家村社区卫生服务站）	王国松	刘素芳	李 莉	余 茬	陈 丽
	金堂县	金堂县疾病预防控制中心	何坤明	叶立力	钟 恒	李林容	李成成
		金堂县第一人民医院	张 磊	贺 蝶	吴 欢	左璐璐	廖赟璐
		金堂县第二人民医院	张 俊	肖祥军	何佳罕	周华骏	李林娟
		金堂县第三人民医院	李 斌	孙 迪	罗加龙	蒋和强	肖明蓉
		金堂县中医医院	徐志雄	徐 川	钟 姣	何 桃	邓 静

市州	市县区	单位	工作人员				
攀枝花市	攀枝花市	攀枝花市疾病预防控制中心	蓝 羲	邱 波	郑洪友	孟双江	屈 芳
		攀枝花市中心医院	王相明	蒲 丽			
	米易县	米易县疾病预防控制中心	罗 欢	廖长春	曾文海	董家君	曹 珊
		米易县人民医院	李贵香				
		米易县中医医院	陶云娟				
		白马镇中心卫生院	张兴顺	瞿 萍			
		丙谷镇中心卫生院	张合伦	张月虹			
		草场镇卫生院	庄琼贤	范胜红			
		新山傈僳族乡	刘道圯	唐 路			
		攀莲镇卫生院	冯单云	杨冬玲			
	东区	东区疾病预防控制中心	张 琳	唐 智	李 燕	周川楠	许 鑫
		攀枝花市中西医结合医院	王 瑜	余青龙	李 佳		
		大渡口社区卫生服务中心	王 英	杨 艳			
		银江镇卫生院	鲜 翠	廖 彬			
	仁和区	仁和区疾病预防控制中心	马 玲	毛 鹏	周玉萍	汪 杰	聂天莹
		同德镇卫生院	邱福燕	苏建琼			
		仁和镇社区卫生服务中心	雷 蓉	段玉燚			
乐山市	乐山市	乐山市疾病预防控制中心	秦利平	彭 亮	姚 锐	张 瑶	汪佳欣
		乐山市人民医院	黄惠英	佐小丽	钟 琼	李勤靖	邹 杨
	峨眉山市	峨眉山市疾控中心	刘 强	刘 成	吴 洁	伍毕英	费 琳
		峨眉山市人民医院	谢 东	吴海洲	谢蜀锋		
		峨眉山市中医医院	樊 松	熊文中	吴小玲	万 佳	
		峨眉山佛光医院	张昌明	胡 芳	赵 琴	王 琳	何小明
		九里镇中心卫生院	吴良东	程 凌	何艳萍	毛 辉	万洁美
		桂花桥镇卫生院	林 杰	夏新容	凌丽琴	刘 曦	张 燕
		罗目镇卫生院	张峰林	李 丽	王菲扬	杨 浩	彭 芳
		绥山镇卫生院	梁国平	唐 瑶	周永红		
	沙湾区	沙湾区疾病预防控制中心	朱 攀	苟 伟	何 羽	张春霞	
		文豪社区卫生服务中心	阳 庆	朱丽春	张 萍	王 娇	王诗晴
		踏水镇中心卫生院	刘 萍	徐 剑	王丽娜	刘群蓝	许翰魏

续表

市州	市县区	单位	工作人员
内江市	内江市	内江市疾病预防控制中心	王婉薇　唐慧　周思韩
		内江市第一人民医院	赖成虹　周立　李亮　伍艳　刘雪东
		内江市第二人民医院	刘全未　何军
	市中区	内江市市中区疾病预防控制中心	董永年　唐纯丽　何文丽
		内江市市中区人民医院	彭郁云
		凌家镇中心卫生院	蒋会
		玉溪社区卫生服务中心	尤婷婷
		城南社区卫生服务中心	黄敏　张梅
		白马镇中心卫生院	邓捷
	资中县	资中县疾病预防控制中心	梁英凤　孙于茹　刘莉
广元市	广元市	广元市疾病预防控制中心	王晓燕　曹玲敏　安峻颉
	朝天区	朝天区疾病预防控制中心	李志强　马凤奎　刘艳平　李清泉
		朝天区妇幼保健院	周森林　文丽　何玮
	旺苍县	旺苍县疾病预防控制中心	周军勇　冷杰　杨红梅　杨显路
		旺苍县人民医院	王文伟　杨菊芬　苟青华
		旺苍县中医院	侯虎先　张红　母娟　余丽　杨佳
		东河镇中心卫生院	杜勇　欧秀清　严丽　王香
遂宁市	遂宁市	遂宁市疾病预防控制中心	唐武　付晓伟　唐萍　李志豪
		遂宁市中心医院	喻明　张运伟　刘宇　幸文利　赵磊
		遂宁市第三人民医院	柏丽　陈小冬　黄卫　喻名书　周泽彪 周根正　林涟
	船山区	船山区疾病预防控制中心	夏君　何素蓉　伍丽萍　叶明玲　刘淼
		凯旋社区卫生服务中心	全敏　周红宇　赵文芳　郑渝凡　代红梅
		育才社区卫生服务中心	杨秋香　姚海　曾智　周莉萍　唐娜
		高升社区卫生服务中心	闫利　何迎春
		保升镇卫生院	赵庆锋　卢生军　杨鹏程　王清富　唐志军
		龙凤镇中心卫生院	肖瑶　张业英　蒋子兴　胡春林　雷春艳
		河沙镇中心卫生院	吴蓉　田义林　张素华　向杰　付文平
		永兴镇中心卫生院	陈怡帆　唐敏　向婷　刘佳　廖琪
绵阳市	绵阳市	绵阳市疾病预防控制中心	史映红　高玲　童菲　杨天宇　肖文娟
		绵阳市中心医院	朱伦刚　唐宇凤　李宗平　王忠　王雪钢
		绵阳市第三人民医院	侯丽　侯英芳　张弟文　蔡国才　徐剑峰

市州	市县区	单位	工作人员				
绵阳市	游仙区	游仙区疾病预防控制中心	陈 涛	罗文爽	郑 东	王 丽	
		绵阳市游仙区人民医院	严 涛	曾 烜	赵艳平	王翠荣	苟敏强
		忠兴中心卫生院	陈 凤	杨 洋	杨银花		
		信义中心卫生院	陈 勇	涂海清	张金林	蔡德培	许义娟
		仙鹤中心卫生院	王 勇	贾 波	吉文学	徐天端	蒋金凤
	涪城区	涪城区疾病预防控制中心	李 洁	陈绍辉	王蒙杰	李 康	侯 萍
		石塘社区卫生服务中心	胥 兵	谷亚维	张 英	张忠贤	王凤娇
		新皂镇卫生院	林作伟	吕春蓉	刘小虹	黄艳芝	郭 雨
	梓潼县	梓潼县疾病预防控制中心	石 刚	应宇辉	白 斌	刘晓琴	帖映伟
		梓潼县人民医院	陈 川	王 琼	王 方	杨正芳	何 肖
		文昌镇中心卫生院	邓兵桥	贾仲林	王金涛	张萍萍	孙 丽
		许州镇中心卫生院	宋森林	陈 辉	张建辉	郭秀峰	王 莉
		玛瑙镇卫生院	冯德勇	殷 鹏	白 凡	张 琴	张 竹
		长卿卫生院	白科碧	吴小勇	郑冬艳	陈林英	贾 蓉
自贡市	自贡市	自贡市疾病预防控制中心	宁 柱 周红梅	郑庆梅	李 明	万剑秋	饶 赢
		自贡市第一人医院	邱 涛 蒲洋洋	黄琳明 黄向群	陈 扬 桂记龙	王 丽 李 俊	张 萍
		自贡市第四人民医院	周厚容	邹雪娜	易从炜	罗 裕	陈云波
	自流井区	自流井区疾控中心	冯小伟 李 刚	高志赟 魏莉娟	刘筱颖 周兴强	商 静	张 洁
		新街社区卫生服务中心	曾 燕	王多桂	历光艳	刁会梅	王维禄
		东街社区卫生服务中心	曾华芬	袁 春	邹 庆	曹仁芳	李婷婷
	沿滩区	沿滩区疾控中心	何丽香	明晓雪	苟俊伟	易洪安	漆 航
		瓦市镇中心卫生院	万家利	曹德平	魏文斌	邓 萍	曾明全
		沿滩镇中心卫生院	李 英	华 娟	杨兴聪	陈泽芬	曾国东
	富顺县	富顺县疾控中心	胡永彬	黄 敏	牟 莉	刘兴莉	曾雪萍
		富顺县人民医院	高凌燕	穆 异	陈 英	杨 柳	
		富顺县晨光医院	虞朝位	兰 莉	熊 超		
		龙万乡卫生院	陈阿兰	张宏英			
		代寺镇中心卫生院	何 星	胡开建	黄 勇		
		永年镇中心卫生院	李泽辉	刘永浩	曹雪梅		

市州	市 县 区	单位	工作人员				
达州市	达州市	达州市疾病预防控制中心	王 卓	张 旭	吴 伟	侯 英	
		达州市中心医院	邓 万	廖祥伯			
	达川区	达州市达川区疾病预防控制中心	庞 楠	王 强	罗 玲	熊舒书	周 莉
		达川区三里坪街道社区卫生服务中心	潘华良	吕 锐	刘继明	刘 军	汪 艳
		达川区大树镇卫生院	柏化川	宋伯华	王海刚	谢其芳	王燕妮
	通川区	达州市通川区疾病预防控制中心	苏 什	王朝刚			
		达州市通川区朝阳社区卫生服务中心	陈 敏	龙海涛			
		达州市通川区碑庙中心卫生院	李 松	赵 娟			
	宣汉县	宣汉县疾病预防控制中心	陈春林	桂国尧	郑 云	庞 海	李 进
		宣汉县人民医院	梅天远	张 舒	张 尧	金国春	陈 爽
		宣汉县第二人民医院	李 念	宋礼萍	张 莉	董 杰	冯 军
		宣汉县茶河镇卫生院	李海东	肖杨术	李和平	郭 芳	蒲 静
		宣汉县胡家中心卫生院	沈承军	冯 程	李相平	符 松	符雪冰
德阳市	德阳市	德阳市疾病预防控制中心	徐 阳	曾 玲	段丽娟	王永盛	黄丽君
		德阳市人民医院	麦 刚	韩杨云	蒋 帅	徐 宏	王 淳
	旌阳区	德阳市旌阳区疾病预防控制中心	郑 伟	陈 思	何盛嘉	周小华	李佳滨
		孝感社区卫生服务中心	代 敏	王 晴	江 红	肖 乙	林 洋
		黄许镇卫生院	郑 伟	江 露	何 婧	李 林	王 艺
		八角井镇卫生院	文志洋	邓国君	王 丹	杜 萍	杨 婷
		新中镇卫生院	周 鹏	胡 春	旷 宇	胡 丽	廖成勇
	广汉市	广汉市疾病预防控制中心	肖昌华	王 玲	龙小刚	吴 浩	向芸菲
		广汉市中医医院	何 英	周继明	姜 涛	蒋 娟	肖文芳
		广汉市人民医院	胡 娟	冯 宇	赖晓文	朱亚兰	文华培
		雒城街道顺德路社区卫生服务中心	王会蓉	王丽君	曾 佩	游 娟	聂文静
		广汉市三星堆镇中心卫生院	莫松涛	黄若丹	牟 娟	麦 凤	廖 婷
		广汉市南丰镇卫生院	张兴萍	王 静	王 佳	蒋青雪	刘 佳
南充市	南充市	南充市疾病预防控制中心	杨千三	何爱学	周 岚	吴 林	邹雪平
		川北医学院附属医院	唐晓平	王晓明	吴碧华	蒋国会	苟 婷
		南充市中心医院	帅世全	王尚君	季一飞	刘学彬	刘 宇
			杜娇莹				
	高坪区	高坪区疾病预防控制中心	王 东	彭麒龙	蒲华星	何 黎	蒋馨雨

市州	市县区	单位	工作人员				
	高坪区	东观中心卫生院	王 远	李 波	罗文铅	蒋仁龙	邓 维
		擦耳镇卫生院	袁春梅	李 杰	何全益	张昭明	辛开胜
	顺庆区	顺庆区疾病预防控制中心	罗洪美	黄 涛	徐 捷	肖 强	母 盟
		荆溪街道社区卫生服务中心	唐 榕	冉龙军	贾俊卿	郭 英	李璐汐
		舞凤街道社区卫生服务中心	唐文平	刘荷花	陈 丹	周洪宇	杨双霜
		金台镇卫生院	欧海军	罗相涛	许舒琼	程玲淑	孙国锋
		芦溪镇中心卫生院	曾荣奉	张钰凤	范雪梅	何 双	李 香
	嘉陵区	嘉陵区疾病预防控制中心	赵秋萍	黄 维	唐李蓉	彭小倩	祝 倩
		李渡镇中心卫生院	张德义	罗 基	郎 热	贺 喜	
		金凤镇中心卫生院	任 林	周彦军	潘 涛	陈 霞	
	蓬安县	蓬安县疾控中心	林 波	罗 容	王俊霞		
		蓬安县中医医院	罗 钦	曹 云	李 伟		
宜宾市	宜宾市	宜宾市疾病预防控制中心	黄雁林	于力力	王 文	邓 楷	肖 叶
		宜宾市第一人民医院	魏 俊	王加才	李 浩	李 丽	伍 燕
		宜宾市第二人民医院	刘 沁	舒慧敏	牟凌梅	黄兴莲	丁顺贵
	叙州区	叙州区疾病预防控制中心	王月康	席殿飞	胡友平	高丽梅	张晓洁
		南岸社区卫生服务中心	罗瑞芸	周 萍	周秀梅	鲜雨勍	任太琴
	翠屏区	翠屏区疾病预防控制中心	张 伟	黄 浩	李清华	戴自强	陈显秋
		思坡镇卫生院	韩奕平	宛 亮	吴向梅	杨 洋	邱雨薇
	兴文县	兴文县疾病预防控制中心	刘 爽	曾楚强	甘国涛	邵世宗	唐 华
		兴文县中医医院	易遵军	赵智珍	杨志勇	李 勇	谢小鸿
		古宋镇卫生院	严 叶	秦 远	张业志	曾 巧	王 炜
泸州市	泸州市	泸州市疾病预防控制中心	吴田勇	雷 智	杨龙玲	王小艳	刘 玲
		西南医科大学附属医院	江 涌	吕沐瀚	付文广	袁正洲	陈睦虎
	江阳区	江阳区疾病预防控制中心	杨廷婷	李娅凌	邵 红	谢林伯	
	叙永县	叙永县疾病预防控制中心	刘 瑶	涂 兴	彭中粒		
	泸县	泸县疾病预防控制中心	熊 君	汪正刚	谢 婧		
	古蔺县	古蔺县疾病预防控制中心	张习超	龙巧林	滕其磊		
	纳溪区	纳溪区疾病预防控制中心	黄玉平	林 利	杨 凤		
		新乐镇卫生院	熊永香	舒子洪	卓晓艳	梁媛媛	
		安富街道社区卫生服务中心	刘秋霞	杜 艳	刘 佳	袁值梅	万学梅

市州	市县区	单位	工作人员				
泸州市	龙马潭区	龙马潭区疾病预防控制中心	雷启云	李春艳	刘骏	唐伟	曾瑜
		红星街道社区卫生服务中心	先大勇	尹华丽	谭聪	肖晗	王倩
		双加镇卫生院	邱顺伟	庞西琴	张燕萍	李婉秋	李小菊
	合江县	合江县疾病预防控制中心	王蓉	黎溢	胡东	李佳	马欣
		九支中心卫生院	夏伟	张克容	袁俊	马春梅	邓琳
		尧坝镇卫生院	龚晓容	蒲先琼	瞿红钰	牟琴	刘茜
		望龙中心卫生院	唐林	赵江梅	周燕	刘宇	陈海波
		白米镇卫生院	吴玲伶	杨科容	冯庆林	尹翠松	胡春勤
雅安市	雅安市	雅安市疾病预防控制中心	张刚	熊江	魏余琴	陈莉萍	刘清霞
		雅安市人民医院	王建	陈钊	张彬阳	黄可	范洋
	雨城区	雨城区疾病预防控制中心	朱春明	廖杪椤	范娟	梁又可	王登琪
		华兴街社区卫生服务中心	罗勇	赵晓斌	郝丽莎	徐松	张华珉
		碧峰峡镇中心卫生院	田建红	李万富	邓巧	罗静	梁永健
	名山区	雅安市名山区疾病预防控制中心	丁明刚	罗惠	朱茂薇		
		雅安市名山区人民医院	宋孝烨	郑敏	巫敏	宴如意	杨秋实
		百丈镇中心卫生院	李文涛	唐霞	李艳虹	周云淑	杨瑞顿
		万古镇卫生院	卢桂萍	竹梦星	李自南	任洪亮	
		中峰镇卫生院	王丹	罗玲	杨雪	杨姣	李璇
广安市	广安市	广安市疾病预防控制中心	王海云	李依健	吕璐	李思艺	李江
	邻水县	邻水县疾病预防控制中心	刘健	张书玮	袁亮	包忠鑫	李红
		邻水县人民医院	谢进辉	杜明	冯杜丽	李磊	王霈威
		鼎屏社区卫生服务中心	王惠	甘余琼	杨雪梅	曾伟	叶珊
		梁板镇卫生院	冯娟	胡洪建	廖雪	董小艳	卢秀丽
		北城社区卫生服务中心	邱云	卢文超	游春霞	黄攀	李林蓉
		邻水县城北镇卫生院	袁梅	张小桃	李阳	陈文	姜文丽
巴中市	巴中市	巴中市疾病预防控制中心	王继明	陈鑫	陈海平		
	通江县	通江县疾病预防控制中心	刘德泉	赵廷明	张劲	李鑫	陶小娥
		通江县广纳中心卫生院	张萍	赵国民	胡照星	陈翠红	张莉梅
		通江县涪阳中心卫生院	纪道全	刘旦生	王霞	张怡	
		通江县民胜中心卫生院	屈建军	谭青松	皮秀国	邓晓兰	冯楠
		通江县南街社区卫生服务中心	李飞	王茂琼	陈义朝	陈俊	

市州	市县区	单位	工作人员				
眉山市	眉山市	眉山市市疾病预防控制中心	辛正利	张兴强	廖宇丽	熊文思	冯国珊
	洪雅县	洪雅县疾病预防控制中心	吴莹	赖兵	杨利琴		
		洪雅县人民医院	刘满堂	蒋志科	杨睿瑶	李平	宋进
		柳江中心卫生院	尹文	曹正东	邓涛	陈晓东	王小霞
		洪川镇社区卫生服务中心	黄涛	江岫芬	伍艳红	杨静	吴晓玲
		洪雅县中山镇卫生院	杨仕新	徐逦	彭韵潇	王宇婷	朱琳
资阳市	资阳市	资阳市疾病预防控制中心	吴华英	肖远华	彭景	王嫒	杨皎
	乐至县	乐至县疾病预防控制中心	雷方君	李光	卢心悦	肖洋	朱亚西
		劳动镇卫生院	宋俊龙	简谋涛	陈虹均	刘柱	杨晓晓
		高寺镇卫生院	赖欣	江曼	陈小凤	张翠翠	宋云
		宝林镇中心卫生院	杨露霞	蒋琼芳	贺舒欣	肖长红	熊佩文
阿坝州	阿坝州	阿坝州疾病预防控制中心	苏元秀	李雨轩	许阳		
		汶川县疾病预防控制中心	杨涛	姚云	余小芳	程苏桃	张诗卓
		汶川县人民医院	谭刚	余希	谭勇	黄丽	苟佰春
		汶川县中医院	张通瑶	聂强	邓华艳	何敏	杨树
		威州镇中心卫生院	李莎	杨廷霖	葛梅	王翠群	尚卓玉
凉山州	凉山州	凉山州疾病预防控制中心	廖强	朱天宇	陈傲兰	吉木木甲	
			阿都嬷李扎				
	会东县	会东县疾病预防控制中心	李顺波	张明博	胡俊明		
		会东县人民医院	黄绍军	徐光玲	谢兴莲	张席军	杨在友
		铁柳镇中心卫生院	高祥华	刘安清	王洪文	和凤婷	
		鲹鱼河镇中心卫生院	何树钰	刘晓鸣	殷朝玉	刘朝兰	
		金江街道社区卫生服务中心	况代兵	杨正宇	张国梅		
		大崇镇中心卫生院	赵英杰	杨元朝	孔维敏	张祖波	